职业教育健康管理类
系 ∕ 列 ∕ 教 ∕ 材

医学营养学基础

于娓娉　主编

化学工业出版社
·北京·

内容简介

《医学营养学基础》共分为12章，包括人体需要的营养素和能量、营养与健康、特定人群的营养与膳食、特殊作业人群的营养与膳食、心血管系统疾病的营养治疗、神经系统疾病的营养治疗、消化系统疾病的营养治疗、呼吸系统疾病的营养治疗、代谢性疾病的营养治疗、泌尿系统疾病的营养治疗、肿瘤的营养治疗、营养教育与营养咨询。教材在超星平台辅以精品在线教学资源，包括课件、视频、思政素材等，以方便读者对教材涵盖知识技能的学习与理解。

本书可供高职高专类院校健康管理、医学营养、老年保健与管理、食品营养与健康等专业师生作为教材使用，也可作为行业从业人员及自学者参考用书。

图书在版编目（CIP）数据

医学营养学基础 / 于娓娉主编. -- 北京 ：化学工业出版社，2025. 5. --（职业教育健康管理类系列教材）. -- ISBN 978-7-122-47302-8

Ⅰ. R151

中国国家版本馆 CIP 数据核字第 2025LQ6451 号

责任编辑：刘红萍　迟　蕾　李植峰　　装帧设计：刘丽华
责任校对：李　爽

出版发行：化学工业出版社
（北京市东城区青年湖南街 13 号　邮政编码 100011）
印　　装：北京云浩印刷有限责任公司
787mm×1092mm　1/16　印张 15¼　字数 371 千字
2025 年 6 月北京第 1 版第 1 次印刷

购书咨询：010-64518888　　售后服务：010-64518899
网　　址：http://www.cip.com.cn
凡购买本书，如有缺损质量问题，本社销售中心负责调换。

定　　价：48.00 元　

编写人员名单

主　编　于娓娉

副主编　刘　芳　张　静　杨静秋

编　者（按姓名笔画顺序排列）

于娓娉（东营职业学院）

王长军（东营职业学院）

王彦力（临沂职业学院）

朱　蒿（菏泽医学专科学校）

刘　芳（东营职业学院）

李建云（东营职业学院）

李钦浩（东营市鸿港医院）

李营营（菏泽医学专科学校）

杨静秋（德州职业技术学院）

张　静（山东胜利职业学院）

张晨希（东营职业学院）

谭晓青（东营职业学院）

缪金伟（东营职业学院）

前言

营养是人类维持生命、生长发育和健康的重要物质基础，国民营养健康事关国民素质提高和经济社会发展。近年来，随着经济迅速发展、人们生活水平提高，以及老龄化时代的到来，我国疾病谱发生了较大变化，心脑血管疾病、糖尿病、肿瘤等慢性非传染性疾病的发病率逐年上升。我国虽然营养供给能力不断增强，但营养相关疾病增多、营养健康生活方式尚未普及等问题依然存在。2016年10月，中共中央、国务院印发了《“健康中国2030”规划纲要》；2017年，国务院办公厅印发《国民营养计划（2017—2030年）》。《纲要》和《计划》都提出要坚持以人民健康为中心，大力普及营养健康知识，关注国民生命全周期、健康全过程的营养健康。随着人们对健康与营养的认识更加深刻，对营养学知识也更加渴望。这对健康管理人员、医务工作者的医学营养学知识及其应用能力提出了更新、更高的要求，也对健康管理、医学营养、老年保健与管理、食品营养与健康等专业学生提出了更高的要求。因此，《医学营养学基础》已经成为相关专业的一门专业必修课程。但由于健康管理等专业是近几年新兴专业，配套教材匮乏，目前可用教材多为中西医临床、护理专业等对应的教材，且多为本科教材，高职教材较少，因此，我们组织精干力量，在充分调研的基础上，编写了本教材。

教材综合考虑了高职阶段健康管理、医学营养、老年保健与管理、食品营养与健康等专业学生在医学营养方面的实际需求，内容精炼，编排合理，知识系统性好，深入浅出，注重学生基本技能的培养，符合教学规律。教材采用案例化编写，极大提高了学生的学习兴趣，并通过“学术视野”引入医学营养学最新知识与技能，具有很强的前沿性和科学性。

教材由学校及合作企业共同完成。其中绪论、第三章由杨静秋编写，第一章由刘芳、李建云编写，第二章、第十二章由于娓娉编写，第四章由张静编写，第五章由谭晓青、李钦浩编写，第六章由张晨希编写，第七章由王长军编写，第八章由缪金伟编写，第九章由李营营编写，第十章由朱蒿编写，第十一章由王彦力编写。

本教材在使用中，如发现存有不当之处，敬请广大读者批评指正。

编者

2025年02月

目录

第五章
心血管系统疾病的
营养治疗
110

第六章
神经系统疾病的
营养治疗
122

绪　论

营养是生命的物质基础，营养素组成了成千上万的食物，而各种各样的食物又组成风格各异的饮食，随着营养科学的迅速发展，营养在预防和治疗疾病的过程中受到更广泛的关注，并成为医疗预防体系中不可或缺的组成部分。

一、医学营养学的概念与研究内容

1. 营养与营养学的概念

“营养学”一词，来源于现代营养学，营养学是研究食物与机体的相互作用，以及食物营养成分（包括营养素、非营养素、抗营养素等成分）在机体里分布、运输、消化、代谢等特征的一门学科。通过对营养学的历史、起源、发展、特征、层次等方面的学习，可以了解营养学的发展脉络。营养学对社会、行业、健康、政策等具有深远影响。

2. 医学营养学的概念

医学营养学是一门新兴学科，是在营养学的基础上，以疾病的治疗和预防为重点，根据各种疾病的生理代谢特点，通过营养学的调理，促进患者的生理功能的恢复，调节机体的免疫力，使临床治疗发挥最佳效果，达到早日康复的目的，并通过日常营养的均衡调节达到预防疾病的效果。

3. 医学营养学的研究内容

医学营养学包括营养学基础和临床（疾病）营养学，营养学基础部分重点阐述了各种营养素分类、生理功能、营养与健康及营养与疾病的关系。临床营养则侧重于营养性疾病的诊断和营养治疗。

营养性疾病指因体内某种或几种营养素过多或过少，不能适应生理需要量，营养素相互之间比例不平衡和以营养因素为主要病因、营养疗法为主要治疗手段的一些疾病。营养性疾病在发展中国家以营养低下为主，如各种营养缺乏病（缺铁性贫血、佝偻病、维生素和矿物质缺乏症等）。在发达国家以营养过剩和营养失调性疾病为主（如糖尿病、肥胖、高脂血症、高胆固醇血症、心脑血管疾病、痛风等）。我国既有营养缺乏病，又有营养过剩和营养失调性疾病。

营养治疗是通过膳食营养措施对疾病进行治疗的方法，是对疾病进行综合治疗的一个重要组成部分。

二、医学营养学发展简史

医学营养学的发展与各个历史时期的社会、文化、生产力和科学技术等条件密切相关，我国作为世界四大文明古国之一，在营养学的形成中作出了不可磨灭的贡献。早在《黄帝内经·素问》中即提出“五谷为养，五果为助，五畜为益，五菜为充”的营养模式，这是我们祖先根据实践经验加以总结而形成的朴素的古代营养学说，迄今仍为国内外营养学家所称道，认为这是理想的饮食模式，应加以推广。

具有现代科学意义的医学营养学起源于18世纪中叶，整个19世纪到20世纪初是发现和研究各种营养素的鼎盛时期，基础营养学侧重于从生物科学和基础医学角度揭示营养与机体间的一般规律，从19世纪中叶开始，经过长期探索人们逐渐认识到蛋白质、脂肪、糖类、矿物质以外的营养素，即维生素的生理作用。对微量元素的大量研究始于20世纪30年代，当时世界范围内出现原因不明的人畜地区性疾病，研究认为与微量元素有关，如1931年发现的氟斑牙与饮水中氟含量过多有关；1937年发现仔猪营养性软骨障碍与锰缺乏有关等。从此，揭开了微量元素研究的热潮，在以后的40年间，铜、锰、硒、锌等多种微量元素被确认为是人体所必需的微量元素。

第二次世界大战以后，生物化学及分子生物学的发展为探索生命奥秘奠定了理论基础，分析技术的进步又大大地提高了营养学研究的速度和有效性。酶、维生素及微量元素对人体的重要作用不断地得到深入揭示，营养与疾病、营养与美容的关系也得到进一步阐明。营养科学进入了立足于实验技术科学的鼎盛时期。对营养科学规律的认识也是从宏观转向微观、更微观方向发展。以分子营养学的研究手段阐述各种营养相关疾病的发病机制，探讨营养素之间的相互作用，并从分子水平利用营养素预防和控制这些相关疾病，已成为21世纪营养学的又一研究热点。

近年来，对基础营养的研究又有许多新的进展，例如对膳食纤维的生理作用及其预防某些疾病的重要性逐渐被认识，对多不饱和脂肪酸特别是ω-3(n-3)系列的α-亚麻酸及其在体内形成的二十碳五烯酸（EPA）和二十二碳六烯酸（DHA）的研究越来越受到重视，α-亚麻酸已被许多学者认为是人体必需的营养素。叶酸、维生素B_{12}和维生素B_6与出生缺陷及心血管疾病病因关联的研究已深入到分子水平。维生素E、维生素C、β-胡萝卜素及微量元素硒、锌、铜等在体内的抗氧化作用及其机制的研究已成为当前热点。微量元素、维生素等营养物质对人体美容的影响也日渐深入。

三、医学营养学研究趋势

随着社会的发展和科学技术的进步，医学营养学的概念也在逐渐发生改变，从营养充足转向“均衡营养”“营养最佳”，从强调温饱、防止饥饿到强调食品安全、保证生存，在我国已发展到强调饮食营养，促进身体健康，改善人们生理和心理健康，减少疾病，延缓衰老，达到长寿的目的。如今我国人均寿命在增加，老龄社会提前到来，医疗、保健费用正在增加，人们对高水平生活质量的期待也在增加，这些都促进了医学营养学观念的转变。

医学营养学已经成为一个系统的，包含多个领域的独立学科，近年来在宏观和微观领域的研究工作都取得了进展。在宏观研究领域，医学营养学对各种营养素生理功能的认识逐渐趋于完善和系统化；在微观研究领域，医学营养学和现代医学一样，立足于还原论，从整体到器官，从器官到组织，从组织到细胞，从细胞到分子，正逐步把对营养素生理功能的认识由整体器官水平推进到细胞分子水平。

进入21世纪以来，人类物质生活水平显著提高，健康意识日益增强，医学营养学正面临着营养缺乏和营养过剩的双重挑战，特别是由于不良生活及饮食习惯引起的多种慢性病，使疾病的饮食营养治疗备受关注。另外，随着人类基因组测序工作的完成，把基因组信息研究成果转化应用于医学营养学成为新的热点，为解决现有的和未来的医学营养学问题带来了新的手段和机遇。

中医营养学在几千年的历史沿革中形成了独特的理论体系，具有极其丰富的科学内涵和独特优势。中医营养学也是自然科学和社会科学的交叉产物，其研究以“医食同源”“药食同源”思想为基础，注重整体饮食营养观，辨体与辨证饮食营养观，以及肾为先天之本、脾胃为后天之本的饮食营养观。人体是以五脏为核心的有机整体，人与自然相统一的观念，遵循因地制宜、因时制宜、因人制宜的原则等正深刻影响着营养学的研究与发展。中西医结合、交叉渗透、相辅相成、相互学习，用现代科学研究成果诠释中医、发展中医，是21世纪医学营养学发展创新的又一趋势。

近年来，随着医学营养学的深入发展和向各个领域渗透，一些与医学营养学密切相关的边缘学科应运而生，如营养心理学、营养地理学、生态营养学等，另外儿童、孕妇、老年人等特殊人群的健康、系统疾病和亚健康状态下的合理营养和膳食治疗研究，也是21世纪医学营养学的研究重点。

四、医学营养学与健康

医学营养学可以通过消除病因、改善症状、诊断疾病、辅助治疗、提高营养五个途径，或消除病因，或辅助治疗，或调节体内代谢，或增强机体免疫能力，帮助患者尽快恢复健康状态，对健康人群还能起到预防营养性疾病的作用。

1. 消除病因

营养性疾病的发生、发展、诊断、治疗都与营养直接相关，合理营养可预防疾病的发生，去除病因。如单纯营养性贫血，通过纠正不良饮食习惯，补充富含铁、维生素C和蛋白质的膳食即可治愈；佝偻病在补充富含钙、维生素D的膳食基础上，充分晒太阳，症状可改善或消除；饮食治疗已成为糖尿病的基本治疗方法；胃肠道疾病、肝炎、高脂血症等，临床上多以饮食治疗为主。

2. 改善症状

低脂肪膳食可减轻或消除胆囊炎的症状，高纤维膳食可减轻或消除便秘的症状，低苯丙氨酸的饮食可控制苯丙酮尿症病情的发展，低嘌呤膳食可减轻痛风的症状、控制痛风发作。

3. 诊断疾病

通过给予维生素治疗可确诊维生素缺乏病。另外，还可以用一些试验诊断疾病，如隐血试验餐可检查消化道是否出血，胆囊造影餐可检查胆囊浓缩功能。

4. 辅助治疗

药物治疗、手术治疗、放射治疗等疗法都离不开饮食治疗的密切配合。胃肠炎患者除使用药物治疗以外，饮食治疗也十分重要。手术前通过饮食营养增加体内营养素储备，增强机体抵抗能力，是提高手术成功率的重要条件。患者接受放射治疗后，往往食欲降低，出现一些消化道症状，若及时辅以合理的饮食治疗，对提高治疗效果大有益处。

5. 提高营养

不管患什么疾病，饮食营养都是一种基本的支持疗法，它可提供能量和营养素，全面调节体内代谢，增强机体免疫能力。

第一章
人体需要的营养素和能量

学习目标

知识目标： 1. 了解六大营养素的食物来源及供给量
2. 了解食物营养价值的评价标准
3. 掌握六大营养素的生理功能及特点
4. 掌握营养素缺乏或过量对人体健康的影响

能力目标： 1. 能够对日常摄入膳食进行简单的营养结构分析
2. 能够指导日常膳食均衡营养
3. 能够通过调整饮食缓解营养缺乏病
4. 能够倡导健康营养的生活方式

素质目标： 1. 树立求真务实、科学严谨的工作态度
2. 具有爱岗敬业、诚实守信的职业精神
3. 具有良好的健康自律意识
4. 具有倡导健康生活方式、服务百姓健康的意识

用于维持人体生长发育和新陈代谢等生理功能的物质统称为营养素，主要有蛋白质、脂类、碳水化合物、维生素、矿物质和水等。这些营养素对人体具有独特的生理功能，其中碳水化合物、蛋白质和脂类的需求量大，在人体饮食中占有很大的比例，被称为常量营养素，又因为它们是机体能量的主要来源，也被称为产能营养素；矿物质和维生素因为需要量相对较少，在膳食中所占比重较小，被称为微量营养素。

第一节　蛋白质

案例点击

患者，男，55岁，公司高管，身高175cm，体重75kg。公司外派其到非洲某国家进行项目技术支持。由于水土不服，日常饮食极不规律，蛋白质摄入极少。1年后，患者出现明显消瘦、皮肤干燥、毛发细黄无光泽、对疾病的抵抗能力下降等症状。

患者健康状况分析

序号	主要健康问题	原因分析
1	明显消瘦	蛋白质摄入不足导致蛋白质缺乏
2	皮肤干燥	
3	对疾病的抵抗能力下降	

蛋白质是生命物质的基础，人体的组织细胞都含有蛋白质，占体重的15%～18%。蛋白质分子中除含碳、氢、氧外，还含有氮，故也称含氮有机物，其功能是碳水化合物和脂类所不能替代的。

蛋白质的基本构成单位是氨基酸，组成蛋白质的氨基酸有20多种。其中在人体内不能合成或合成速度不能满足人体需要，必须由食物供给的氨基酸称为必需氨基酸。成年人必需氨基酸有8种，即缬氨酸、苏氨酸、亮氨酸、异亮氨酸、甲硫氨酸、苯丙氨酸、色氨酸、赖氨酸。婴幼儿必需氨基酸有9种，除了成年人必需的8种氨基酸外，还有组氨酸。其余的氨基酸称为非必需氨基酸。非必需氨基酸并非机体不需要，而是指体内可以利用一些前体物质来合成的氨基酸。

一、蛋白质的生理功能

1. 构成、更新和修补组织

蛋白质是构成人体细胞和脏器的重要成分，而体内细胞又不断地在分解、破坏、修复和更新蛋白质。青少年的生长发育、人体组织器官损伤和疾病过程中均需用蛋白质来补充和修复。

2. 调节生理功能

人体内有很多种酶，化学本质大多是单纯蛋白质或结合蛋白质，其对体内各种化学反应的进行起催化作用。体内很多激素、抗体也都是由蛋白质组成，可以调节人体生命活动和新陈代谢，提高机体免疫力。

3. 供能

蛋白质在体内分解代谢时产生大量能量，是人体能量主要来源之一。1g蛋白质在体内彻底氧化分解可释放约16.7kJ（4kcal）的能量。

二、蛋白质缺乏

胎儿时期蛋白质供应不足会影响脑细胞的分裂速度，致使细胞总数目减少，影响大脑的功能，造成出生后记忆力差、观察能力差、智力低下等功能性障碍。成人缺乏蛋白质则出现机体消瘦、肌肉萎缩、血浆蛋白浓度降低，严重时出现营养不良性水肿。蛋白质缺乏常与能量缺乏同时存在，称为蛋白质-能量营养不良。此病儿童和成人均可发生，多发于婴幼儿，是影响儿童健康、引起死亡的重要原因之一。临床上可分为干瘦型营养不良和水肿型营养不良两种。

干瘦型营养不良是以能量缺乏为主，伴有蛋白质摄入不足引起的状态，表现为生长发育迟缓、明显消瘦、体重减轻、皮下脂肪减少或消失、肌肉萎缩、皮肤干燥、毛发细黄无光泽、对疾病的抵抗能力降低等。

水肿型营养不良是蛋白质严重缺乏但能量摄入尚能勉强维持机体需要的极度营养不良症，表现为精神萎靡、冷淡、哭声低弱、食欲减退、体重减轻、下肢凹陷性水肿、皮肤干燥、色素沉着、毛发稀少无光泽、肝脾肿大等。

三、食物蛋白质的营养价值评价

食物蛋白质营养价值的高低，主要是看该食物的蛋白质含量、氨基酸组成和机体的吸收利用程度。常用的评价指标有如下几种。

1. 蛋白质含量

是评价食物蛋白质营养价值的基础。一般采用凯氏定氮法测定食物中的含氮量。多数蛋白质的平均含氮量为16%，所以测得的含氮量乘以系数6.25即为食物蛋白质的含量。一般动物性食物蛋白质含量较高，可达20%左右，而植物性食物蛋白质含量除豆类较高外，其他均较低。

2. 蛋白质消化率

是指蛋白质被消化酶分解的程度。消化率高表明该蛋白质被利用的可能性大，其营养价值也高；消化率低则表明该蛋白质被利用的可能性较小，其营养价值也相对较低。一般来说，蛋白质的消化率以吸收氮量与摄入氮量的比值表示：

$$\text{蛋白质消化率}(\%)=\frac{\text{吸收氮}}{\text{摄入氮}}=\frac{\text{摄入氮}-(\text{粪氮}-\text{粪代谢氮})}{\text{摄入氮}}\times 100\%$$

式中 摄入氮——从食物中摄入的氮；

吸收氮——摄入氮减去粪氮与粪代谢氮的差；

粪氮——食物中未被消化的氮及粪代谢氮之和；

粪代谢氮——来自消化道脱落的肠黏膜细胞、死亡的肠道微生物及由肠黏膜分泌的消化液中所含的氮，亦即摄入无氮膳食时的粪氮。

如果不计算粪代谢氮，所得结果为表观消化率。通常表观消化率易于测定，其数值比实际消化率低，应用时具有较大安全性，故较多采用。

食物蛋白质消化率受食物种类及加工、烹调方法等因素的影响，如植物性食物蛋白质比动物性食物蛋白质消化率低，植物性食物蛋白质的消化率只有80%左右，而动物性食物蛋白质的消化率在90%以上。通过加工、烹调等方法可以提高蛋白质的消化率，如整粒大豆消化率约为60%，加工成豆腐或豆浆后其消化率可提高到90%以上。按常用方法烹调食物时，奶类蛋白质消化率为97%～98%，肉类为92%～94%，蛋类约为98%，大米约为82%，玉米面约为66%，马铃薯约为74%，混合膳食可提高蛋白质消化率。

3. 蛋白质生物价

是指食物蛋白质吸收后在体内储留被利用的氮量与被吸收氮量的比值，用来反映蛋白质在体内被利用的程度。生物价越高该蛋白质的利用率越高。

$$\text{蛋白质生物价}(\%)=\frac{\text{氮储留量}}{\text{氮吸收量}}\times 100\%=\frac{\text{氮吸收量}-(\text{尿氮}-\text{尿内源氮})}{\text{摄入氮}-(\text{粪氮}-\text{粪代谢氮})}\times 100\%$$

式中，尿内源氮是指机体不摄入氮时尿中所含有的氮，它主要来自组织蛋白的分解。

一般动物性食物蛋白质生物价都显著高于植物性食物蛋白质生物价（见表1-1）。

◎ 表 1-1　几种常见食物蛋白质生物价

食物	蛋白质生物价/%	食物	蛋白质生物价/%
牛奶	90	小麦	67
牛肉	76	大米	77
全鸡蛋	94	小米	57
鸡蛋黄	96	大豆	64
鸡蛋白	83		

特别需要指出如小麦、小米、牛肉、大豆各个单独食用时，其蛋白质生物价分别为67%、57%、76%、64%，而混合生物价可高达89%。

4. 必需氨基酸的含量与比值

食物中蛋白质营养价值的高低还取决于食物蛋白质中必需氨基酸的含量与比值。不同食物蛋白质中的必需氨基酸含量和比例不同，《中国医学百科全书·营养与食品卫生学》中提供了不同食物蛋白质必需氨基酸的含量（表 1-2）。食物蛋白质中必需氨基酸的含量与比值越接近人体需要的模式越容易被人体充分利用，该食物蛋白质的营养价值就高，如肉、鱼、蛋、奶及大豆蛋白，这类蛋白质被称为优质蛋白。如果食物蛋白质中一种或几种必需氨基酸含量相对较低，如大米和面粉蛋白质中赖氨酸含量较低，导致其他必需氨基酸在体内也不能被充分利用而浪费，这类蛋白质被称为非优质蛋白，而其中含量相对较低的必需氨基酸被称为限制氨基酸。不过通过将不同种类的食物相互搭配，可以优化氨基酸模式，提高食物蛋白质的营养价值。比如将大米或面粉与大豆或肉类混合食用，其中所含有的必需氨基酸能够取长补短，相互补充，从而达到较好的比例，提高蛋白质的利用率，这种作用被称为蛋白质的互补作用。

◎ 表 1-2　几种食物蛋白质必需氨基酸的含量（mg/g）及比值

必需氨基酸	人体氨基酸模式		全鸡蛋蛋白质		牛奶蛋白质		牛肉蛋白质		大豆蛋白质		面粉蛋白质		大米蛋白质	
	含量	比值	含量	比值	含量	比值	含量	比值	含量	比值	含量	比值	含量	比值
异亮氨酸	40	4.0	54	3.2	47	3.4	53	4.4	60	4.3	42	3.8	52	4.0
亮氨酸	70	7.0	86	5.1	95	6.8	82	6.8	80	5.7	71	6.4	82	6.3
赖氨酸	55	5.5	70	4.1	78	5.6	87	7.2	68	4.9	20	1.8	32	2.3
甲硫氨酸＋胱氨酸	35	3.5	57	3.4	32	2.4	38	3.2	17	1.2	31	2.8	30	2.3
苯丙氨酸＋酪氨酸	60	6.0	93	5.5	102	7.3	75	6.2	53	3.2	79	7.2	50	3.8
苏氨酸	40	4.0	47	2.8	44	3.1	43	3.6	39	2.8	28	2.5	38	2.9
色氨酸	10	1.0	17	1.1	15	1.0	12	1.0	14	1.0	11	1.0	13	1.0
缬氨酸	50	5.0	66	3.9	64	4.6	55	4.6	53	3.2	42	3.8	62	4.8
总计	360	—	490	—	477	—	445	—	384	—	324	—	359	—

四、蛋白质的来源

蛋白质的食物来源可分为两大类：一类为动物性食物，如牛奶、鸡蛋、瘦肉、鱼类等，这类食物富含优质蛋白。另一类为植物性食物，包括粮谷类、豆类、水果、蔬菜等。除大豆所含蛋白质为优质蛋白外，其余如米、面、杂豆、蔬果中的植物蛋白均为非优质蛋白。

五、蛋白质的参考摄入量

膳食营养素参考摄入量（dietary reference intakes，DRIs）是为了保证人体合理摄入营养素而设定的每日平均膳食营养素摄入量的一组参考值，主要包括四个指标：平均需要量（estimated average requirement，EAR）、推荐摄入量（recommended nutrient intake，RNI）、适宜摄入量（adequate intake，AI）和可耐受最高摄入量（tolerable upper intake levels，UL）。不同年龄、性别的人群膳食蛋白质的参考摄入量标准不同。一般健康成年人蛋白质摄入量以 1.16g/(kg·d) 为宜，或按蛋白质产能占总能量的 10%～15%计算，优质蛋白应该占到总蛋白质的 30%左右。中国居民膳食蛋白质参考摄入量详见表 1-3。

◈ **表 1-3 中国居民膳食蛋白质参考摄入量**

年龄/阶段	EAR/(g/d)		RNI/(g/d)	
	男性	女性	男性	女性
0 岁～	—	—	9(AI)	9(AI)
0.5 岁～	—	—	17(AI)	17(AI)
1 岁～	20	20	25	25
2 岁～	20	20	25	25
3 岁～	25	25	30	30
4 岁～	25	25	30	30
5 岁～	25	25	30	30
6 岁～	30	30	35	35
7 岁～	30	30	40	40
8 岁～	35	35	40	40
9 岁～	40	40	45	45
10 岁～	40	40	50	50
11 岁～	45	45	55	55
12 岁～	55	50	70	60
15 岁～	60	50	75	60
18 岁～	60	50	65	55
30 岁～	60	50	65	55
50 岁～	60	50	65	55
65 岁～	60	50	72	62
75 岁～	60	50	72	62
孕早期	—	+0	—	+0
孕中期	—	+10	—	+15
孕晚期	—	+25	—	+30
乳母	—	+20	—	+25

资料来源：摘自中国营养学会《中国居民膳食营养素参考摄入量（2023 版）》。未设定参考值用“—”表示，“+”表示在同龄人群参考值基础上的额外增加量。

注：1. EAR 为平均需要量，是根据个体需要量的研究资料制定的，可以满足某一特定性别、年龄及生理状况群体中 50%个体需要量的摄入水平。EAR 是制定 RNI 的基础。

2. RNI 为推荐摄入量，是健康个体的膳食营养素摄入目标。长期摄入 RNI 水平，可以维持组织中有适当的储备。如果某个体的平均摄入量达到或超过了 RNI，可以认为该个体没有摄入不足的危险；当低于 RNI 时并不一定表明该个体未达到适宜营养状态，只是提示有摄入不足的危险。

学术视野：优质蛋白十佳食物——科学选择，优化健康

问题探讨

1. 案例分析

针对案例中患者的情况，请分析该患者属于哪一种营养不良？如何解决？

2. 蛋白质的生理功能有哪些？
3. 什么是必需氨基酸，人体必需氨基酸有哪些？
4. 如何评价食物蛋白质的营养价值？

第二节 脂类

案例点击

患者，男，45岁，从事办公室工作，身高170cm，体重100kg。日常膳食以外卖为主，油炸食物多，蔬菜摄入少，聚餐较多，几乎不运动。最近一次单位组织体检发现患有高脂血症、脂肪肝、高血压、冠心病等疾病。

患者健康状况分析

序号	主要健康问题	原因分析
1	肥胖、高脂血症、脂肪肝	1. 运动少 2. 膳食结构不合理
2	高血压、冠心病	

脂类包括脂肪和类脂。在室温下呈液态的叫油，固态的叫脂。其特点是难溶于水而易溶于有机溶剂，可溶解其他脂溶性物质。人体脂类总量占体重的10%～20%，肥胖者可占体重的30%。脂肪又称甘油三酯，由1分子甘油和3分子脂肪酸组成，主要储存在皮下、肌肉、腹腔及内脏周围包膜中，占体内总脂量的95%左右。类脂主要是磷脂和固醇，占全身脂类总量的5%左右，存在于细胞质和细胞膜内，是生物膜的重要组成成分。脂肪酸是构成甘油三酯、磷脂的重要成分。

一、脂肪酸的分类

1. 按脂肪酸碳链的长短分类

可分为长链脂肪酸（C_{14}～C_{20}）、中链脂肪酸（C_8～C_{12}）和短链脂肪酸（C_6以下）。一般食物所含的脂肪酸大多是长链脂肪酸。

2. 按脂肪酸的饱和程度分类

可分为饱和脂肪酸和不饱和脂肪酸。不饱和脂肪酸又可分为单不饱和脂肪酸和多不饱和脂肪酸。饱和脂肪酸过量摄入会升高血脂，促进动脉粥样硬化，而不饱和脂肪酸有降血脂的功效，但易产生脂质过氧化反应，生成自由基和活性氧等物质，对细胞和组织可造成一定的损伤。

3. 按脂肪酸的空间结构分类

可分为顺式脂肪酸和反式脂肪酸。在自然状态下，大多数脂肪酸是顺式，油脂的氢化过程和高温加热会使一些不饱和脂肪酸由顺式转化为反式。反式脂肪酸摄入过多可使血清高密度脂蛋白胆固醇降低，低密度脂蛋白胆固醇增高，从而增加心血管疾病发生的风险。

二、脂类的生理功能

1. 供能

脂肪是人体重要的储备能源。1g 脂肪在体内氧化可产生约 37.7kJ（9kcal）能量，正常情况下脂肪氧化提供的能量以占每日摄入总能量的 20%～30%为宜。

2. 构成人体细胞和组织

磷脂和胆固醇是细胞膜和细胞器膜的重要组成成分，尤其在神经组织中含量较高，对维持生物膜的流动性和通透性具有重要作用。磷脂和胆固醇也是血浆脂蛋白的重要组成成分。胆固醇在体内可合成维生素 D_3、胆汁酸和类固醇激素等重要物质。

3. 供给人体必需脂肪酸

在多不饱和脂肪酸中，ω-6 型亚油酸和 ω-3 型 α-亚麻酸是维持机体正常代谢不可缺少的，但人体自身不能合成，必须由食物供给，被称为必需脂肪酸。必需脂肪酸是构成线粒体膜和细胞膜的重要组成成分，还与胆固醇代谢有密切关系，并且在体内可以合成一系列具有重要生理功能的多不饱和脂肪酸及其衍生物，如花生四烯酸（AA）、前列腺素、二十碳五烯酸（EPA）和二十二碳六烯酸（DHA）等。EPA 和 DHA 对调节血脂、维持大脑和视网膜的发育具有重要作用。

4. 促进脂溶性维生素的吸收

脂肪是维生素 A、维生素 D、维生素 E、维生素 K 等的良好溶剂。有些脂肪含量高的食物本身就含有丰富的脂溶性维生素，如鱼肝油和肝脏脂肪中含丰富的维生素 A、维生素 D，麦胚油含丰富的维生素 E，这些维生素随着脂肪的吸收同时被吸收。当膳食中脂肪缺乏时，脂溶性维生素亦缺乏。

5. 其他功能

膳食脂肪可增加食物美味、增进食欲、增加饱腹感、延迟胃排空，但摄入过多对人体健康不利，会导致肥胖，增加高脂血症、高血压、冠心病等患病风险。

三、脂类的营养价值评价

1. 脂肪的消化率

食物脂肪的消化率与其熔点有密切关系，而熔点与脂肪中所含的脂肪酸组成有关。植物油脂含不饱和脂肪酸比例高，熔点低，所以消化率高于动物油脂。

2. 必需脂肪酸的含量

植物油脂中含有较多的必需脂肪酸，故营养价值较动物油脂高。

3. 脂溶性维生素的含量

植物油脂中含有较多的维生素 E，动物脂肪中几乎不含维生素。

4. 油脂的稳定性

稳定性与不饱和脂肪酸的多少和维生素 E 的含量有关。不饱和脂肪酸不稳定，容易被氧化发生酸败，而植物油脂中含有丰富的维生素 E，是天然的抗氧化剂，可防止不饱和脂肪酸被氧化。

四、脂类的来源

膳食脂类主要来源于动物的脂肪组织、内脏和植物的种子。动物脂肪中饱和脂肪酸含量高，如肥肉、奶油等，但鱼虾、贝类富含多不饱和脂肪酸，尤其深海冷水鱼体内富含 EPA 和 DHA。动物内脏及蛋黄、鱼籽、虾卵、蟹黄中胆固醇含量高，具体情况可见表 1-4。植物性油脂多富含不饱和脂肪酸，特别是必需脂肪酸含量丰富，如高油脂坚果和植物油等，但椰子油和棕榈油中含较多饱和脂肪酸。

◎ 表 1-4 部分食物中胆固醇含量

食物名称	胆固醇/[mg/100g(食部)]	食物名称	胆固醇/[mg/100g(食部)]	食物名称	胆固醇/[mg/100g(食部)]
猪肉(瘦)	77	牛肉(瘦)	63	羊肉(瘦)	65
猪肉(肥)	107	牛肉(肥)	194	羊肉(肥)	173
猪脑	3100	牛舌	102	鸡肝	429
猪舌	116	牛心	125	鸡肉	117
猪心	158	牛肝	257	鸡血	149
猪肝	368	牛肺	264	鸭肉(填鸭)	101
猪肺	314	牛肚	132	鸭肉(普通)	80
猪肾	405	牛肉松	178	鸭肝	515
猪肚	159	牛乳	13	鸭蛋(全)	634
猪大肠	180	鸡蛋(全)	680	鸭蛋(咸)	742
猪肉丝	163	鸡蛋黄	1705	鸭蛋黄	1522
青鳝	186	带鱼	97	松花蛋	649
大黄鱼	79	草鱼	81	鸽肉	110

五、脂类的参考摄入量

成年男子每人每天摄入 40～50g 脂类为宜，女子可适量减少。一般可根据年龄、劳动强度增减，也可按脂肪产热占总能量的 20%～30% 折算。其中饱和脂肪酸、单不饱和脂肪酸和多不饱和脂肪酸的摄入比例以 1∶1∶1 为宜，亚油酸与 α-亚麻酸的摄入比例以（4～6）∶1 为宜。反式脂肪酸不应超过总能量的 1%。

学术视野：揭秘心血管系统与美食的活力对话

问题探讨

1. 案例分析

针对案例中患者的情况，请分析该患者存在哪一种健康状况？如何解决？

2. 脂肪酸可分为哪些类别？
3. 动物性油脂和植物性油脂的区别有哪些？
4. 脂类的食物来源有哪些？

第三节 碳水化合物

案例点击

患者，女，14 岁。最近经常出现头晕、眼花、上课注意力不集中，总打瞌睡。班主任与父母沟通后发现，因为处于青春期，患者特别注意自己的形象，为了减肥经常不吃早饭，而且一日三餐也拒绝摄入主食。

患者健康状况分析

序号	主要健康问题	原因分析
1	头晕	1. 低血糖。长期碳水化合物摄入不足，体内血糖浓度较低；无法给大脑提供能量，上课注意力会不集中 2. 饮食不规律
2	眼花	
3	注意力不集中	

碳水化合物又称糖类，是由碳、氢、氧三种元素组成的一大类化合物。它们在自然界中构成植物碳骨架，并作为能源储备，对人体有重要的生理作用。

一、碳水化合物的分类

根据联合国粮食及农业组织（FAO）、世界卫生组织（WHO）的报告，碳水化合物分为单糖、双糖、寡糖和多糖，如表 1-5 所示。

1. 单糖

单糖是结构最简单的碳水化合物，是构成各种寡糖和多糖的基本组成单位，易溶于水，可不经消化酶的作用直接被人体吸收和利用。

2. 双糖

包括蔗糖、乳糖、麦芽糖。双糖是 2 个相同或不相同的单糖分子生成的糖苷。

3. 寡糖

又称低聚糖，由 3～9 个单糖分子通过糖苷键构成的聚合物，不能被人体消化酶分解，但部分可在结肠中消化利用。

4. 多糖

由 10 个以上单糖分子构成的高分子聚合物，无甜味，不易溶于水。多糖可分为淀粉和非淀粉多糖。

（1）淀粉　是植物储存性碳水化合物，多贮存在植物种子和根茎中，因聚合方式不同分为直链淀粉和支链淀粉。为了增加淀粉的用途，淀粉经改性处理后获得了各种各样的变性淀粉。淀粉可在胃肠道酶的作用下水解为单糖被吸收利用。

（2）非淀粉多糖　主要指来自植物细胞壁的复合碳水化合物，包括纤维素、半纤维素、果胶及亲水胶体物质（如树胶及海藻多糖等），这类多糖是膳食纤维的主要成分。所谓膳食纤维，主要是指不能被人体利用的多糖，即不能被胃肠道消化酶所消化，且不被人体吸收利用的多糖。除了上述非淀粉多糖，膳食纤维还包括植物细胞壁中所含有的木质素。近年来，又将一些同样不能被人体消化酶分解的物质，如抗性淀粉及抗性低聚糖、美拉德反应产物、甲壳素等归入膳食纤维之列。膳食纤维有可溶性和不可溶性之分，可溶性膳食纤维主要包括果胶、豆胶、藻胶和部分半纤维素，不可溶性膳食纤维主要包括纤维素、木质素和部分半纤维素。

◈ 表 1-5　碳水化合物分类

分类	糖分子聚合度	组成
单糖	1	葡萄糖、半乳糖、果糖
双糖	2	蔗糖、乳糖、麦芽糖
寡糖	3～9	麦芽糊精、棉籽糖、水苏糖、低聚果糖
多糖	≥10	淀粉：直链淀粉、支链淀粉、变性淀粉
		非淀粉多糖：纤维素、半纤维素、果胶、亲水胶质物

二、碳水化合物的生理功能

1. 供能

1g 碳水化合物在体内氧化可产生约 16.7kJ（4kcal）能量。维持健康成年人所需的能量中，55%～65%由碳水化合物提供。糖原是碳水化合物在肝脏和肌肉中的储存形式，一旦机体需要，糖原可分解为葡萄糖快速提供能量。心脏活动主要靠磷酸葡萄糖和糖原供给能量，脑组织所需要的能量几乎全部由葡萄糖氧化来供给。所以，碳水化合物对维持心脏、神经系统的正常功能，提高工作效率具有重要意义。当血糖降低时，会出现头晕、心悸、出冷汗，甚至昏迷等症状。

2. 构成机体组织

糖蛋白、核酸、糖脂等都有糖参与组成。糖蛋白是抗体、某些酶和激素的组成成分，核糖和脱氧核糖是生物遗传物质核酸的重要组成成分。

3. 保肝解毒作用

摄入充足的碳水化合物可增加肝糖原的储存，增强肝细胞的解毒能力和再生能力，肝脏中的葡萄糖醛酸能与许多有害物质如细菌毒素、酒精、砷、四氯化碳等结合，以消除或减轻这些物质的毒性，具有解毒作用。

4. 蛋白质节约作用

健康成年人机体所需的能量主要由碳水化合物供给，当碳水化合物供给不足时，机体会通过糖异生作用动用蛋白质和脂肪供能。当碳水化合物充足时，可减少蛋白质作为能量的消耗，使更多的蛋白质参与构成组织、调节生理机能等重要的生理功能，因此碳水化合物具有蛋白质节约作用。

5. 抗生酮作用

脂肪在体内的代谢需要碳水化合物参与。当膳食中碳水化合物供给不足时，脂肪酸不能被彻底氧化，会产生过多的中间产物酮体，酮体在体内蓄积就会造成酮症酸中毒。膳食中有充足的碳水化合物可以防止酮体在体内蓄积，因此称碳水化合物具有抗生酮作用。

6. 增强肠道功能

膳食纤维具有吸水膨胀的特性，可增加粪便量，促进肠蠕动，缩短食物残渣及有毒物质在肠道内的存留时间，有利排便。膳食纤维在结肠中可部分或全部被微生物酵解，生成短链脂肪酸，提供结肠黏膜所需的能量，调节肠道内环境，抑制有害菌增殖，可以起到预防肠癌的作用。

7. 防治慢性病

膳食纤维能抑制机体对胆固醇的吸收和增加胆酸的排泄，降低血清胆固醇水平，从而预防动脉粥样硬化和心血管疾病的发生。膳食纤维还能延缓淀粉在小肠的消化，减慢葡萄糖在小肠内的吸收，从而降低餐后血糖水平，有利于糖尿病的控制。

8. 控制体重

膳食纤维热量低，体积大，易使人产生一定的饱腹感，可减少热量摄入，达到控制体重的作用。但摄入过多可影响蛋白质及其他营养素在体内的消化吸收，并易产生肠胀气、大便次数过多等不适症状。

三、碳水化合物的食物来源

碳水化合物中，糖类主要来源于甜味水果、蜂蜜、糖果、糕点、蜜饯、含糖软饮料等；淀粉主要来源于植物性食物，如谷类、杂豆类、薯类等，一般谷类碳水化合物含量为70%～80%，杂豆类为45%～60%，薯类为15%～40%；可溶性膳食纤维来源于水果、豆类、海藻等；不溶性膳食纤维来源于谷类、杂粮和豆类种子的外皮，如麦麸、豆皮、豆渣、米糠及蔬菜的茎和叶等。

四、碳水化合物的参考摄入量

中国营养学会建议除2岁以下的婴幼儿外，碳水化合物以占膳食总能量的50%～65%为宜，其中精制糖占总能量10%以下。一般成年人膳食纤维的适宜摄入量约为25g/d。但由于不同人群饮食习惯差别很大，不同年龄、性别、生理特点及身体状况等对增加膳食纤维的反应也不一样，应灵活掌握。人们日常膳食中只要不过于精细，不偏食，粗、细粮合理搭配，多吃些蔬菜和水果，膳食纤维一般能够满足机体需要。

学术视野：让全谷物食品回归餐桌

问题探讨

1. 案例分析

针对案例中患者的情况，请分析该患者存在哪一种健康状况？如何解决？

2. 膳食纤维对人体健康有什么好处？

3. 为什么人们不宜过多地摄入碳水化合物，尤其是不宜过多地摄入蔗糖？

第四节　能量

案例点击

患儿，女，10个月，2个月体重未见增长，活动减少。无抽搐、晕厥，无体温上升，无呕吐、便血。7月龄前接受纯母乳喂养，奶量尚可。后因母亲患急性乳腺炎停止哺乳，改为人工喂养。但患儿拒绝吃奶瓶，尝试3天不成功后遂放弃。此后，患儿白天以米粉、稀饭等淀粉类食品喂养，睡前吸吮少量母乳。经体格和实验室检查后诊断为蛋白质-能量营养不良症。

患儿健康状况分析

序号	主要健康问题	原因分析
1	体重不增	停止哺乳后，拒绝奶瓶，以淀粉类食物喂养为主，能量、蛋白质摄入不足
2	活动减少	

人体每时每刻都在消耗能量，这些能量主要靠食物中的碳水化合物、脂肪和蛋白质来提供。

一、能量的表示方法

常用的能量单位一般以千卡（kcal）表示，就是指1kg纯水由15℃升高到16℃时所需要的能量。1984年改用国际单位制，以焦耳（简称为J）表示。1J表示1牛顿的力将1千克重的物体移动1米所消耗的能量，常用其1000倍（千焦耳，kJ）或10^6倍（兆焦耳，MJ）作为单位，两种单位的换算方法为：

1kcal＝4.184kJ　　1kJ＝0.239kcal

1000kcal＝4184kJ　　1000kJ＝239kcal

1000kcal＝4.184MJ　　1MJ＝239kcal

二、能量来源与产能比

能量的来源与产能比见表 1-6。

◈ 表 1-6　能量来源与产能比

能量来源	产能系数	占总能量百分比/%
碳水化合物	4	55～65
脂肪	9	20～30
蛋白质	4	10～15

三、人体能量的消耗

成年人每日的能量消耗包括三方面，即维持基础代谢、食物的特殊动力作用及各种体力活动所需要的能量。对于某些特殊年龄阶段人群，还有生长发育等额外的能量消耗。

1. 基础代谢所消耗的能量

基础代谢是指人体在空腹（饭后 10～12 小时）、清醒、静卧、适宜气温（18～25℃）的状态下用以维持生命最基本的活动所消耗的能量，例如心脏跳动、肺的呼吸、腺体分泌、神经活动等所需要的能量。基础代谢所消耗的能量占总能量的 60%～70%。单位时间内人体每平方米体表面积（或每千克体重）所消耗的基础代谢能量称为基础代谢率。基础代谢率的高低受年龄、性别、气候和内分泌器官功能的影响。年龄越小，相对基础代谢率越高。随着年龄的增加，基础代谢率则缓慢降低。机体发热与甲状腺功能亢进时，基础代谢率明显增高。

2. 食物的特殊动力作用

也称食物热效应，是指摄入食物后引起体内能量消耗增加的现象。即摄食使基础代谢率升高，3～4 小时后恢复正常。能量消耗增加的多少随食物而异，摄入脂肪消耗的能量相当于本身产能的 0～5%，摄入碳水化合物为 5%～10%，蛋白质的特殊动力作用最大，相当于本身产能的 20%～30%。成人摄入一般的混合性膳食时，食物的特殊动力作用所消耗的能量相当于总能量的 10%。

3. 各种体力劳动所消耗的能量

通常各种体力活动所消耗的能量占人体总能量的 25%～50%。体力活动包括职业活动、社会活动、家务活动、休闲活动等，其能量消耗受活动强度、维持时间及动作熟练程度等的影响，其中活动强度是主要的影响因素。中国营养学会建议将劳动强度分为轻、中、重三个等级（表 1-7）。各种活动的能量消耗估计见表 1-8。

◎ 表 1-7 体力活动水平分级表

活动水平	职业工作时间分配	工作内容举例
轻	75%的时间坐或站立 25%的时间站着活动	办公室工作、手机贴膜、销售、一般实验操作、老师讲课等
中	25%的时间坐或站立 75%的时间特殊活动	学生日常活动、机动车驾驶、电工安装、医疗活动等
重	40%的时间坐或站立 60%的时间特殊职业活动	非机械化农业劳动、体育运动、舞蹈、装卸、采矿等

◎ 表 1-8 各种活动的能量消耗估计（每公斤体重每小时所需的热量）

活动项目	所需能量/kcal	活动项目	所需能量/kcal
走路(慢走)	2.0	跳舞	3.8
走路(快走)	3.4	打乒乓球	4.4
走路(极快)	8.3	大声朗读	0.4
跑步	7.0	唱歌	0.8
骑自行车(快)	7.6	游泳	7.9
骑自行车(慢)	2.5	体操	3.1
滑冰	3.5	打字	1.0
乘坐汽车	0.6	看书学习	0.3
坐着休息	0.3	洗碗	1.0
穿脱衣物	0.7	扫地(轻)	1.4
吃饭	0.4	扫地(重)	1.7
洗衣服	1.3	写字	0.4
拖地	1.2	洗澡	1.0

注：1kcal＝4.184kJ。

4. 生长发育所消耗的能量

婴儿、幼儿、儿童、青少年的生长发育需要能量；孕妇的子宫、乳房、胎盘的生长发育及体脂储备，胎儿的生长发育等均需要能量；乳母合成和分泌乳汁也需要补充额外的能量。

四、能量不足和过多对机体的影响

若人体膳食能量长期摄入不足，不能满足正常生理代谢需要，体内储存的糖原、脂肪甚至蛋白质就会被用来氧化供能，从而发生营养不良，临床表现为体重减轻、消瘦、贫血、精神不振、神经衰弱、皮肤干燥，甚至发生肌肉和内脏萎缩，严重影响健康和工作效率。这些症状的出现，不一定由于单纯能量不足，也可能因蛋白质缺乏引起。因为能量不足时，也需要蛋白质氧化供能，这就加重了蛋白质的缺乏。

若人体膳食能量长期摄入过多，超过人体正常代谢的需要，多余的能量就会在体内以脂肪的形式储存起来，形成肥胖。如果脂肪沉积在内脏，就会出现相应的疾病，如脂肪肝、动脉粥样硬化等。大量医学研究证实，肥胖和高血压、高脂血症、糖尿病、冠心病、胰腺炎、胆石症、睡眠呼吸暂停综合征、骨关节疾病，甚至某些癌症的发生关系密切。

五、能量的参考摄入量

能量消耗受很多因素影响，应根据不同的年龄、性别、劳动强度、生理、病理状况等供给，中国居民膳食能量需要量（EER）详见表 1-9。

◇ 表 1-9　膳食能量需要量

人群	男性						女性					
	PAL Ⅰ		PAL Ⅱ		PAL Ⅲ		PAL Ⅰ		PAL Ⅱ		PAL Ⅲ	
	MJ/d	kcal/d	MJ/d	kcal/d	MJ/d	kcal/d	MJ/d	kcal/d	MJ/d	kcal/d	MJ/d	kcal/d
0 岁～	—		0.38MJ/(kg·d)	90kcal/(kg·d)	—		—		0.38MJ/(kg·d)	90kcal/(kg·d)	—	
0.5 岁～	—		0.31MJ/(kg·d)	75kcal/(kg·d)	—		—		0.31MJ/(kg·d)	75kcal/(kg·d)	—	
1 岁～	—		3.77	900	—		—		3.35	800	—	
2 岁～	—		4.60	1100	—		—		4.18	1000	—	
3 岁～	—		5.23	1250	—		—		4.81	1150	—	
4 岁～	—		5.44	1300	—		—		5.23	1250	—	
5 岁～	—		5.86	1400	—		—		5.44	1300	—	
6 岁～	5.86	1400	6.69	1600	7.53	1800	5.44	1300	6.07	1450	6.90	1650
7 岁～	6.28	1500	7.11	1700	7.95	1900	5.65	1350	6.49	1550	7.32	1750
8 岁～	6.69	1600	7.74	1850	8.79	2100	6.07	1450	7.11	1700	7.95	1900
9 岁～	7.11	1700	8.16	1950	9.20	2200	6.19	1550	7.53	1800	8.37	2000
10 岁～	7.53	1800	8.58	2050	9.62	2300	6.90	1650	7.95	1900	8.79	2100
11 岁～	7.95	1900	9.20	2200	10.25	2450	7.32	1750	8.37	2000	9.41	2250
12 岁～	9.62	2300	10.88	2600	12.13	2900	8.16	1950	9.20	2200	10.25	2450
15 岁～	10.88	2600	12.34	2950	13.81	3300	8.79	2100	9.83	2350	11.09	2650
18 岁～	9.00	2150	10.67	2550	12.55	3000	7.11	1700	8.79	2100	10.25	2450
30 岁～	8.58	2050	10.46	2500	12.34	2950	7.11	1700	8.58	2050	10.04	2400
50 岁～	8.16	1950	10.04	2400	11.72	2350	6.69	1600	8.16	1950	9.62	2300
65 岁～	7.95	1900	9.62	2300	—		6.49	1550	7.74	1850	—	
75 岁～	7.53	1800	9.20	2200	—		6.28	1500	7.32	1750	—	
孕早期	—		—		—		+0	+0	+0	+0	+0	+0
孕中期	—		—		—		+1.05	+250	+1.05	+250	+1.05	+250
孕晚期	—		—		—		+1.67	+400	+1.67	+400	+1.67	+400
乳母	—		—		—		+1.67	+400	+1.67	+400	+1.67	+400

资料来源：摘自中国营养学会《中国居民膳食营养素参考摄入量（2023 版）》。

注：PAL Ⅰ、PAL Ⅱ和 PAL Ⅲ分别代表低强度身体活动水平、中等强度身体活动水平和高强度身体活动水平；未曾定参考数值用“—”表示，“+”表示在同龄人参考数值基础上额外增加的量。

问题探讨

1. 案例分析

针对案例中患儿的情况，请分析其存在哪一种健康状况？如何解决？

2. 何为基础代谢？影响基础代谢的因素有哪些？

3. 怎样通过合理膳食防止人体能量失衡及相应疾病的发生？

第五节　矿物质

案例点击

患儿，男，8岁。最近经常出现多汗、易惊、哭闹等现象，生长发育缓慢，比其他同龄小朋友都矮。与父母沟通后发现，患儿在婴幼儿时期就发育缓慢，换牙期较晚，骨骼、牙齿发育不良。

患儿健康状况分析

序号	主要健康问题	原因分析
1	多汗、易惊、哭闹	缺钙。钙是构成骨骼和牙齿的主要成分，缺钙可导致生长发育迟缓，牙齿发育不全等
2	生长发育缓慢	
3	骨骼、牙齿发育不良	

人体由许多元素组成，在这些元素中，除了碳、氢、氧、氮以有机化合物的形式出现外，其余各种元素统称为矿物质或无机盐。矿物质在人体内的种类和数量与外界环境中的种类和数量密切相关。已发现有20多种矿物质是构成人体组织、维持生理功能及生化代谢所必需的。为便于研究，将占人体总重量0.01%以上的矿物质称为常量元素或宏量元素，有钙、镁、钾、钠、磷、硫和氯7种。将占人体总重量0.01%以下的矿物质称为微量元素或痕量元素，有铁、锰、锌、铜、碘、硒、氟、钼、铬、镍、锡、矾、硅、钴等数十种。它们是酶系统或蛋白质系统的关键成分，可激活人体新陈代谢中多种物质的活性，调整人体的生理机能，是人体的必需微量元素。1996年，联合国粮食及农业组织（FAO）、国际原子能机构（IAEA）、世界卫生组织（WHO）三个国际组织的专家委员会重新界定必需微量元素的定义，并按其生物学的作用将之分为三类：①人体必需的微量元素，共8种，包括碘、锌、硒、铜、钼、铬、钴和铁；②人体可能必需的微量元素，共5种，包括锰、硅、硼、钒和镍；③具有潜在的毒性，但在低剂量时，可能具有人体必需功能的微量元素，有氟、铅、镉、汞、砷、锂、铝和锡，共8种。

一、钙与磷

钙是人体含量最多的元素之一，成人体内钙含量为1000～1200g，其中约99%的钙集中在骨骼和牙齿中。磷在体内的含量仅次于钙，正常人骨中含磷总量为600～900g，约占体内磷总量的80%。

1. 生理功能

钙与磷是构成骨骼和牙齿的成分，可支撑身体、坚固牙齿，是神经活动、核酸和能量代谢不可缺少的物质。

2. 临床意义

人体对钙的吸收利用，受诸多因素的影响。钙与磷的比例要适当，若磷过高形成过量的磷酸钙，则不利于钙的吸收；食物中草酸、植酸、膳食纤维过多也会抑制钙的吸收；维生素D、乳糖则能够促进钙吸收。若钙吸收利用障碍，儿童易患佝偻病，成人易出现骨质疏松症，老年人骨骼受到外伤易骨折。

3. 食物来源

奶及奶制品含钙丰富且钙磷比例适宜，钙吸收率高，是钙的良好来源。海产品中的虾皮、海带，以及蛋类、大豆及其制品、芝麻酱等均含丰富的钙，吸收利用率较高。某些蔬菜中的钙含量虽然较高，但受草酸、膳食纤维等物质影响，钙的吸收利用率较低。磷在食物中含量丰富，一般不易缺乏。

4. 参考摄入量

钙的推荐摄入量成人约为800mg/d，孕妇、乳母及儿童适量增加，详见表1-10。

二、镁

镁在人体内的含量为20～30g，是常量元素中含量最少的，其中60%～65%集中在骨骼和牙齿，剩余的大部分存在于细胞内液和软组织中。分布于细胞外液的镁仅占总量的1%，但却发挥着极为重要的生理作用，如唾液、胆汁、肠液、胰液等都含有镁。

1. 生理功能

镁与钙、磷构成骨盐。钙与镁既协同又拮抗。当钙不足时，镁可略微代替钙；而当摄入镁过多时，又阻止骨骼的正常钙化。镁是多种酶的激活剂，在体内许多重要的酶促反应中，镁像辅基一样起着决定性的作用。镁离子浓度降低，可阻止脱氧核糖核酸的合成和细胞生长，减少蛋白质的合成与利用，降低血浆白蛋白和免疫球蛋白含量。

2. 临床意义

镁是心血管系统的保护因子，为维护心脏正常功能所必需。缺镁易发生血管硬化，心肌损害。补充镁盐可降低心肌梗死的死亡率。镁是细胞内液的主要阳离子，与钙、钾、钠一起和相应的负离子协同，维持体内酸碱平衡和神经肌肉的应激性，保持神经肌肉兴奋与抑制平衡。血清镁浓度下降，镁钙失去平衡，可出现易激动、心律不齐、神经肌肉兴奋性极度增强，幼儿可发生癫痫、惊厥。

3. 食物来源

镁的膳食来源主要是植物性食物，粗粮、大豆、坚果及绿叶蔬菜中均含丰富的镁，动物性食品、精制加工的食品及油脂中镁的含量较低。

4. 参考摄入量

镁的推荐摄入量成人为330mg/d，详见表1-10。

三、铁

铁是人体必需的微量元素。成人体内含铁量为4～6g，其中72%以血红蛋白、3%以肌红蛋白、0.2%以其他化合物形式存在，其余为储存铁，以铁蛋白、含铁血黄素的形式存在于肝、脾和骨髓中。在人体的各部位中，肝、脾的含铁量最高，其次为肾、心、骨骼肌与脑。在传染病及恶性病变时，肝脏含铁量大增，可高达10g。

1. 生理功能

铁是血红蛋白、肌红蛋白、细胞色素和其他呼吸酶的重要成分，参与氧的运输和组织的呼吸过程。

2. 临床意义

如果机体缺铁可使血红蛋白减少，发生营养性贫血，临床表现为食欲减退、烦躁、乏力、心悸、头晕、眼花、指甲脆薄、反甲，儿童出现虚胖、注意力不集中等。

3. 食物来源

食物中的铁以血红素铁和非血红素铁的形式存在。血红素铁主要来自肉、禽和鱼类的血红蛋白和肌红蛋白，吸收率为10%～30%。非血红素铁主要存在于植物性食物中，吸收率仅为5%。因为非血红素铁必须在十二指肠和空肠上段被酸性胃液离子化，还原为二价铁的状态才能被吸收。食物中的柠檬酸、维生素C、维生素A、动物蛋白质等可促进铁的吸收；植物性食物中的草酸、植酸、鞣酸、膳食纤维、茶和咖啡则抑制铁的吸收。含血红素铁较多的食物有动物血、肝脏、瘦肉（如牛肉、羊肉、猪肉）等。植物性食品中含铁量较高的有豆类、黑木耳、芝麻酱等。

4. 参考摄入量

铁的推荐摄入量成年男性为12mg/d，成年女性为18mg/d，详见表1-10。

四、锌

锌是人类和许多动物生长发育必需的微量元素之一，在人体内的含量为1.4～2.3g，分布在人体所有的组织、器官、体液及分泌物中。95%以上的锌存在于细胞内。

1. 生理功能

锌主要参与体内多种酶的组成，促进酶的活性。锌与核酸、蛋白质的合成，碳水化合物、维生素 A 的代谢，以及胰腺、性腺和脑下垂体活动都有密切关系。

2. 临床意义

缺锌时，可出现生长发育迟缓，性成熟受抑制；食欲减退，味觉异常，有异食癖；伤口不易愈合等表现。

3. 食物来源

锌的食物来源较广泛，但含量差异较大。牡蛎、鲱鱼等海产品含锌丰富，其次为牛肉、动物肝脏、蛋类等。牛乳的锌含量高于人乳，但吸收率人乳高于牛乳。植物食品锌吸收率低。

4. 参考摄入量

锌的推荐摄入量成年男性为 12.0mg/d，成年女性为 8.5mg/d，详见表 1-10。

五、碘

碘在人体内的含量为 20～50mg，其中 70%～80%存在于甲状腺，参与甲状腺激素的合成，其余存在于皮肤、骨骼、内分泌腺及中枢神经系统等。

1. 生理功能

碘是甲状腺激素的主要成分。甲状腺激素能调节体内的基础代谢，维持人体的生长发育，促进三羧酸循环中的生物氧化过程，维持脑正常发育和骨骼生长，保持身体健康。

2. 临床意义

缺碘时可出现甲状腺肿大，孕妇早期缺碘可使小儿生长发育迟缓、智力低下、聋哑、身体矮小。即所谓“克汀病”。

3. 食物来源

碘的来源主要为海带、紫菜、海蛤及海蜇等海产品。有的食物本身存在抗甲状腺素物质，如洋白菜、菜花、萝卜、木薯等。在缺碘的地区还应改良水土，提高环境碘的质量，并摄入碘盐进行预防，但要防止矫枉过正。高碘同低碘一样会危害人体健康，长期摄入碘过量可能导致甲状腺功能减退症、自身免疫性甲状腺病，并可能增加乳头状甲状腺癌的发病风险。

4. 参考摄入量

碘的推荐摄入量成人为 120μg/d，孕妇、乳母适量增加，详见表 1-10。

◇ 表 1-10　膳食矿物质推荐摄入量或适宜摄入量

年龄/阶段	钙/(mg/d)	磷/(mg/d)	钾/(mg/d)	钠/(mg/d)	镁/(mg/d)	氯/(mg/d)	铁/(mg/d)		碘/(μg/d)	锌/(mg/d)		硒/(μg/d)	铜/(mg/d)	氟/(mg/d)	铬/(μg/d)		锰/(mg/d)		钼/(μg/d)
	RNI	RNI	AI	AI	RNI	AI	RNI		RNI	RNI		RNI	RNI	AI	AI		AI		RNI
							男	女		男	女				男	女	男	女	
0岁～	200(AI)	105(AI)	400	80	20(AI)	120	0.3(AI)		85(AI)	1.5(AI)		15(AI)	0.3(AI)	0.01	0.2		0.01		3(AI)
0.5岁～	350(AI)	180(AI)	600	180	65(AI)	450	10		115(AI)	3.2(AI)		20(AI)	0.3(AI)	0.23	5		0.7		6(AI)
1岁～	500	300	900	500～700[a]	140	800～1100[b]	10		90	4.0		25	0.3	0.6	15		2.0	1.5	10
4岁～	600	350	1100	800	160	1200	10		90	5.5		30	0.4	0.7	15		2.0	2.0	12
7岁～	800	440	1300	900	200	1400	12		90	7.0		40	0.5	0.9	20		2.5	2.5	15
9岁～	1000	550	1600	1100	250	1700	16		90	7.0		45	0.6	1.1	25		3.5	3.0	20
12岁～	1000	700	1800	1400	320	2200	16	18	110	8.5	7.5	60	0.7	1.4	33	30	4.5	4.0	25
15岁～	1000	720	2000	1600	330	2500	16	18	120	11.5	8.0	60	0.8	1.5	35	30	5.0	4.0	25
18岁～	800	720	2000	1500	330	2300	12	18	120	12.0	8.5	60	0.8	1.5	35	30	4.5	4.0	25
30岁～	800	710	2000	1500	320	2300	12	18	120	12.0	8.5	60	0.8	1.5	35	30	4.5	4.0	25
50岁～	800	710	2000	1500	320	2300	12	10[c]	120	12.0	8.5	60	0.8	1.5	30	25	4.5	4.0	25
								18[d]	120	12.0								4.0	25
65岁～	800	680	2000	1400	310	2200	12	10	120	12.0	8.5	60	0.8	1.5	30	25	4.5	4.0	25
75岁～	800	680	2000	1400	300	2200	12	10	120	12.0	8.5	60	0.7	1.5	30	25	4.5	4.0	25
孕早期	+0	+0	+0	+0	+40	+0	—	+0	+110	—	+2.0	+5	+0.1	+0	—	+0	—	+0	+0
孕中期	+0	+0	+0	+0	+40	+0	—	+7	+110	—	+2.0	+5	+0.1	+0	—	+3	—	+0	+0
孕晚期	+0	+0	+0	+0	+40	+0	—	+11	+110	—	+2.0	+5	+0.1	+0	—	+5	—	+0	+0
乳母	+0	+0	+400	+0	+0	+0	—	+6	+120	—	+4.5	+18	+0.7	−4	—	+5	—	+0.2	+5

a 1岁～为500mg/d，2岁～为600mg/d，3岁～为700mg/d。

b 1岁～为800mg/d，2岁～为900mg/d，3岁～为1100mg/d。

c 无月经。

d 有月经。

资料来源：摘自中国营养学会《中国居民膳食营养素参考摄入量（2023版）》。

注：“—”表示未涉及；“+”表示在相应年龄阶段的成年女性需要量基础上增加的需要量。

学术视野：
科学补钙之老年人

问题探讨

1. 案例分析
针对案例中患儿的情况，分析其存在哪一种健康状况？如何解决？
2. 试述小学生正确的补钙方法。
3. 碘的缺乏会对人体造成何种危害？它的食物来源有哪些？

第六节　维生素

案例点击

患者，女，28岁，上班族，最近在节食减肥。体重下降很快，但同时出现了一些其他健康问题：皮肤角质层干燥无光泽，尤其以眼睛、皮肤、呼吸道最为显著，同时伴有眼球结膜干燥、变厚、失去透明度，看东西模糊等症状。

患者健康状况分析

序号	主要健康问题	原因分析
1	皮肤角质层干燥无光泽	缺维生素A。维生素A可维持上皮细胞的正常生产和分化。长期摄入较少或不食用油脂，会导致维生素A缺乏症
2	眼球结膜干燥、变厚失去透明度，看东西模糊	

维生素是维持机体正常生理功能和细胞内特异代谢反应所必需的一类微量低分子有机化合物。维生素具有许多共同的特性：酶或辅酶的重要组成成分；人体不能合成或合成很少，不能满足机体需要，必须由食物来提供；不构成机体组织，不提供能量，但在调节物质代谢过程中有重要作用。维生素的种类很多，根据其溶解性可分为两大类，即脂溶性维生素和水溶性维生素。

一、脂溶性维生素

脂溶性维生素包括维生素A、维生素D、维生素E和维生素K，在食物中与脂肪共存，其吸收与肠道中的脂类密切相关。脂溶性维生素主要储存于肝脏中，过量摄入可造成体内积聚，导致中毒；摄入过少，则会出现营养缺乏病。

1. 维生素A

维生素A，又称视黄醇。天然存在的维生素A有两种类型，即维生素A_1（视黄醇）和维生素A_2（3-脱氢视黄醇）。维生素A_1主要存在于海鱼和哺乳动物的肝脏中；维生素A_2存在于淡水鱼中，其生物活性仅为维生素A_1的40%。植物中的类胡萝卜素有部分能在体内转化为维生素 A，被称为维生素 A 原。目前已知至少有 50 余种类胡萝卜素可转化为维生素 A，其中主要有 α-胡萝卜素、β-胡萝卜素、γ-胡萝卜素和隐黄素四种，以 β-胡萝卜素的活性最高。

（1）特性 维生素 A 和 β-胡萝卜素溶于脂肪，不溶于水，对热、酸和碱均稳定，一般烹调方法对其影响较小，但经空气氧化极易失去生理作用，紫外线照射亦可破坏。食物中所含的磷脂、维生素 E、维生素 C 及其他抗氧化物质，有助于维生素 A 和类胡萝卜素的稳定。

（2）表示单位 维生素 A 的活性表达方式包括国际单位（IU）、视黄醇当量（RE）和视黄醇活性当量（RAE）。

膳食中总视黄醇当量(μgRE)＝视黄醇(μg)＋β-胡萝卜素(μg)×0.167＋其他维生素 A 原(μg)×0.084。

1IU 维生素 A＝0.3μgRE　　　1μg 视黄醇＝1.0μgRE

1μg β-胡萝卜素＝0.167μgRE　　　1μg 其他维生素 A 原＝0.084μgRE

（3）生理功能与临床意义

① 维持上皮细胞的正常生长与分化。维生素 A 能保护全身内外的一切上皮，包括内分泌腺体的上皮。当缺乏维生素 A 时，腺体分泌减少，上皮组织细胞萎缩，皮肤粗糙、干燥、发生鳞状等角化变化，以臂、腿、肩等部位较为明显；皮肤防御能力降低，易感染疾病。

② 参与视紫质的合成，维持正常视觉。维生素 A 具有保护夜间视力，维持视紫质的正常功能。当缺乏时，暗适应能力下降，严重时可致夜盲症。由于角膜、结膜上皮组织、泪腺等退行性变，可致角膜干燥、发炎、溃疡等一系列变化，球结膜上可出现毕脱氏斑（泡状银灰色斑点）。

③ 促进人体正常生长和骨骼发育。维生素 A 可以促进蛋白质的合成和骨组织的正常分化，有助于细胞的增殖和生长。孕妇缺乏时，胎儿生长发育障碍，甚至引起胎儿死亡；幼儿缺乏时，可出现发育不良或停滞。

④ 维持机体的免疫功能，有抑癌作用。

⑤ 改善铁的吸收和运转。

摄入过多的维生素 A 也可引起中毒，一般多发生在服用维生素 A 过多或食入过多含维生素 A 的食物时。维生素 A 过多症的表现有头痛、头晕、厌食、腹泻、激动，骨质脱钙、骨脆性增加、骨关节疼痛、皮肤干燥而粗糙、鳞皮、脱发、指（趾）甲易脆、肝大等。

（4）来源及参考摄入量 维生素 A 最好的来源是动物肝脏、鱼肝油、蛋黄、奶油，β-胡萝卜素最丰富的来源是绿色和黄色的蔬菜和水果，如胡萝卜、菠菜、红薯、西蓝花、哈密瓜等。

膳食维生素 A 推荐摄入量成年男性为 770μgRAE/d，成年女性为 660μgRAE/d，详见表 1-11。

膳食 RAE 的计算方法为：RAE＝膳食补充剂来源全反式视黄醇(μg)＋1/2 补充剂纯品全反式 β-胡萝卜素(μg)＋1/12 膳食全反式 β-胡萝卜素(μg)＋1/24 其他膳食维生素 A 类胡萝卜素(μg)。

2. 维生素 D

维生素 D 是类固醇的衍生物，包括维生素 D_2（麦角钙化醇）与维生素 D_3（胆钙化醇），分别由麦角固醇和 7-脱氢胆固醇经紫外线照射后转化而成。人和动物的皮肤和脂肪组织中都含有 7-脱氢胆固醇，故皮肤经紫外线照射后可形成维生素 D_3，然后被运送到肝、肾，转化成具有活性的形式后，再发挥其生理作用。

(1) 特性 维生素 D 为白色结晶、无气味、溶于脂肪和脂溶剂，性质比较稳定，在中性和碱性环境中耐高温和氧化。一般在食物烹调加工过程中不会损失，但脂肪酸败可影响维生素 D 的含量。

(2) 生理功能与临床意义 维生素 D 可促进钙和磷的吸收、利用，以构成健全的骨骼和牙齿。体内缺乏维生素 D 时，钙、磷代谢紊乱，血液中钙、磷含量降低，影响骨骼钙化，导致骨质软化、变形。婴幼儿易致佝偻病，表现为多汗、烦躁不安、手足抽搐，严重时骨质脱钙、软化、骨骼畸形。成人易出现骨质软化症和骨质疏松症，尤其是孕产妇，可出现长骨、扁骨软骨变形，易骨折；全身疼痛，尤以夜间为甚，多在腰背部，沿脊椎放射。X 射线检查可见骨质疏松、骨皮质变薄、骨盆畸形。

维生素 D 过多会引起中毒，主要由于长期大剂量服用浓缩鱼肝油所致，临床表现为食欲不振、恶心、呕吐、腹泻、多尿、体重下降、易疲劳、烦躁不安，血清钙磷浓度明显升高，动脉、心肌、肺、肾等软组织出现转移性钙化及肾结石，结石阻塞肾小管可引起继发性肾水肿，严重时可致肾功能衰竭。

(3) 来源及参考摄入量 维生素 D 的良好来源是鱼肝油、各种动物肝脏和蛋黄，奶类也含有少量的维生素 D。经常接受日光照射者一般无需补充维生素 D。婴幼儿经常晒太阳是获得维生素 D 的最好途径。

维生素 D 推荐摄入量成年人为 10μg/d，相当于 400IU（100IU＝2.5μg），详见表 1-11。

3. 维生素 E

维生素 E，又称生育酚或生育醇。作为“抗不育维生素”是来自早期的动物实验，由于大鼠缺乏维生素 E 引起不育现象，故称为生育酚。维生素 E 是 α、β、γ、δ 生育酚和 α、β、γ、δ 三烯生育酚等八种物质的总称。它们都具有维生素 E 的活性，其中以 α-生育酚的活性最高。

(1) 特性 维生素 E 在无氧条件下，对热及酸性环境稳定，紫外线、碱、氧及铁、铜盐能使其迅速破坏。脂肪酸败能加速维生素 E 的破坏。

(2) 生理功能与临床意义 维生素 E 可作用于性腺体的上皮和生殖细胞，维持生殖机能。它又是一种重要的抗氧化营养素，可以防止多不饱和脂肪酸被氧化，还能保护 T 淋巴细胞、红细胞，抗自由基氧化，抑制血小板聚集等，因而可延缓人体的衰老进程，对预防疾病的发生有一定的作用。维生素 E 缺乏时，可引起红细胞数量减少及缩短红细胞的生存时间，出现大细胞性溶血性贫血。临床上经常应用维生素 E 治疗溶血性贫血、习惯性流产和不孕症。

(3) 来源及参考摄入量 维生素 E 的食物来源广泛，各种油料种子及植物油，如麦胚油、芝麻油、花生油及坚果中含量丰富，乳类、肉类、蛋类、豆类、蔬菜、水果中也都含有维生素 E。

人体对维生素 E 的需要量受膳食中其他成分的影响，特别是膳食中多不饱和脂肪酸摄入量增加时，应相应增加维生素 E 的摄入量。一般膳食中维生素 E 与多不饱和脂肪酸的比值为 0.4～0.5。此外，服用避孕药、阿司匹林及饮用酒精饮料时，应增加维生素 E 的摄入量。维生素 E 亦与维生素 C 有协同关系。维生素 E 的适宜摄入量为成年人 14mgα-TE/d，详见表 1-11。

α-TE 为 α-生育酚当量，总 α-TE(mg)＝1×α-生育酚(mg)＋0.5×β-生育酚(mg)＋0.1×γ-生育酚(mg)＋0.3×α-三烯生育酚(mg)＋0.02×δ-生育酚(mg)。

◈ 表 1-11　膳食维生素推荐摄入量（RNI）或适宜摄入量（AI）

年龄/阶段	维生素 A /(μgRAE/d) RNI		维生素 D /(μg/d)	维生素 E /(mgα-TE/d)	维生素 K /(μg/d)	维生素 B_1 /(mg/d) RNI		维生素 B_2 /(mg/d) RNI		烟酸 /(mgNE/d) RNI		维生素 B_6 /(mg/d)	叶酸 /(μgDFE/d)	维生素 B_{12} /(μg/d)	泛酸 /(mg/d)	生物素 /(μg/d)	胆酸 /(mg/d) AI		维生素 C /(mg/d)
	男	女	RNI	AI	AI	男	女	男	女	男	女	RNI	RNI	RNI	AI	AI	男	女	RNI
0 岁～	300(AI)		10(AI)	3	2	0.1(AI)		0.4(AI)		1(AI)		0.1(AI)	65(AI)	0.3(AI)	1.7	5	120		40(AI)
0.5 岁～	350(AI)		10(AI)	4	10	0.3(AI)		0.6(AI)		2(AI)		0.3(AI)	100(AI)	0.6(AI)	1.9	10	140		40(AI)
1 岁～	340	330	10	6	30	0.6		0.7	0.6	6	5	0.6	160	1.0	2.1	17	170		40
4 岁～	390	380	10	7	40	0.9		0.9	0.8	7	6	0.7	190	1.2	2.5	20	200		50
7 岁～	430	390	10	9	50	1.0	0.9	1.0	0.9	9	8	0.8	240	1.4	3.1	25	250		60
9 岁～	560	540	10	11	60	1.1	1.0	1.1	1.0	10	10	1.0	290	1.8	3.8	30	300		75
12 岁～	780	730	10	13	70	1.4	1.2	1.4	1.2	13	12	1.3	370	2.0	4.9	35	380		95
15 岁～	810	670	10	14	75	1.6	1.3	1.6	1.2	15	12	1.4	400	2.5	5.0	40	450	380	100
18 岁～	770	660	10	14	80	1.4	1.2	1.4	1.2	15	12	1.4	400	2.4	5.0	40	450	380	100
30 岁～	770	660	10	14	80	1.4	1.2	1.4	1.2	15	12	1.4	400	2.4	5.0	40	450	380	100
50 岁～	750	660	10	14	80	1.4	1.2	1.4	1.2	15	12	1.6	400	2.4	5.0	40	450	380	100
65 岁～	730	640	15	14	80	1.4	1.2	1.4	1.2	15	12	1.6	400	2.4	5.0	40	450	380	100
75 岁～	710	600	15	14	80	1.4	1.2	1.4	1.2	15	12	1.6	400	2.4	5.0	40	450	380	100
孕早期	—	+0	+0	+0	+0	—	+0	—	+0	—	+0	+0.8	+200	+0.5	+1.0	+10	—	+80	+0
孕中期	—	+70	+0	+0	+0	—	+0.2	—	+0.1	—	+0	+0.8	+200	+0.5	+1.0	+10	—	+80	+15
孕晚期	—	+70	+0	+0	+0	—	+0.3	—	+0.2	—	+0	+0.8	+200	+0.5	+1.0	+10	—	+80	+15
乳母	—	+600	+0	+3	+5	—	+0.3	—	+0.5	—	+4	+0.3	+150	+0.8	+2.0	+10	—	+120	+50

资料来源：摘自中国营养学会《中国居民膳食营养素参考摄入量（2023 版）》。

注："—"表示未涉及；"+"表示在相应年龄阶段的成年女性需要量基础上增加的需要量。DFE：膳食叶酸当量。NE：烟酸当量。

4. 维生素 K

维生素 K，又叫凝血维生素。天然的维生素 K 有两种，即从绿色植物中提取的维生素 K_1 和肠道细菌（如大肠杆菌）合成的维生素 K_2。

（1）特性　维生素 K 的化学性质较稳定，能耐酸、耐热，正常烹调中只有很少损失，但对光敏感，易被碱和紫外线分解。

（2）生理功能与临床意义　维生素 K 是凝血因子 γ-羧化酶的辅酶，而凝血因子Ⅶ、Ⅸ、Ⅹ的合成也依赖于维生素 K，所以有促凝血的作用。若体内缺乏维生素 K，会导致凝血时间延长，出现牙龈出血、流鼻血、尿血、胃出血等各种出血症状。维生素 K 还参与合成维生素 K 依赖蛋白质，后者能调节骨骼中磷酸钙的合成。

（3）来源及参考摄入量　维生素 K 的来源有两方面：一方面由肠道细菌合成；另一方面来自食物，绿叶蔬菜含量高，其次是奶及肉类，水果及谷类含量低。

维生素 K 的适宜摄入量为成年人 80μg/d，详见表 1-11。

二、水溶性维生素

水溶性维生素主要有 B 族维生素和维生素 C 两大类。B 族维生素包括维生素 B_1（硫胺素）、维生素 B_2（核黄素）、维生素 PP、维生素 B_6、维生素 B_{12}（钴胺素）、叶酸、泛酸和维生素 H（生物素）等。其共同特点是易溶于水，不溶于脂肪及脂溶剂；在体内不易储存，过量时很快从尿中排出，供给不足时易出现缺乏症状；在体内绝大多数是以辅酶或酶基的形式参与各种酶的功能。

1. 维生素 B_1

（1）特性　维生素 B_1，又称硫胺素、抗神经炎素。维生素 B_1 溶于水，在酸性环境中很稳定，加热至 120℃仍不分解，一般烹调温度下破坏较少，但油炸食物时极易被破坏；在碱性溶液中不稳定，室温下即迅速分解，加热会全部被破坏。

（2）生理功能与临床意义　维生素 B_1 是脱羧酶的辅酶成分，主要作用于糖代谢；还可抑制胆碱酯酶的活性，对于促进食欲、维持胃肠道的正常功能和消化液的分泌等起到重要的作用。缺乏时，糖代谢及有关的代谢不能正常进行，需要糖来支持的组织就会受到损害，如神经组织。维生素 B_1 缺乏时还易患脚气病，该病有以下几种类型：①干性脚气病：以上行性对称性周围神经炎为主，表现为肢端麻木、肌肉酸痛、压痛或功能障碍。②湿性脚气病：以急性心力衰竭、下肢水肿为主。③混合型脚气病：既有神经炎又有心力衰竭和水肿的症状。婴幼儿的脚气病多发生在 2～5 月龄，表现为紫绀、水肿、心力衰竭，可引起心脏性猝死。

（3）来源及参考摄入量　维生素 B_1 广泛存在于天然食物中，含量较丰富的食物有谷类、豆类、酵母、坚果、动物内脏、瘦肉类、蛋类、芹菜、白菜等。食物中维生素 B_1 的含量与谷类的碾磨程度、水洗次数、浸泡时间、烹调方法有关。

维生素 B_1 的推荐摄入量为成年男性 1.4mg/d，成年女性 1.2mg/d，详见表 1-11。

2. 维生素 B_2

（1）特性　维生素 B_2，又称核黄素，耐热，在酸性和中性溶液中较稳定，但遇光和碱易被破坏。因此，应避光保存，烹调食物时不加碱。

（2）生理功能与临床意义　维生素 B_2 既参与细胞氧化还原系统传递氢的反应，又是多种酶的辅酶；能促进生长，维护皮肤和黏膜的完整性；对眼的感光过程、水晶体的角膜呼吸过程具有重要作用。缺乏时会影响细胞的氧化作用，使物质代谢发生障碍，可引起各种炎症，如口腔炎、口唇炎、舌炎和眼睑炎，出现怕光、流泪、视力模糊等，还可出现脂溢性皮炎、阴囊炎、外阴炎。

（3）来源及参考摄入量　富含维生素 B_2 的食物主要有动物的肝脏、乳类、蛋类等，绿叶蔬菜中维生素 B_2 的含量高于其他蔬菜。烹调食物时损失较大，如淘米次数多、煮面去汤均可使食物中的核黄素丢失。

维生素 B_2 的推荐摄入量为成年男性 1.4mg/d，成年女性 1.2mg/d，详见表 1-11。

3. 维生素 PP

（1）特性　维生素 PP，主要指烟酸（又称尼克酸），在体内以具有生理活性的烟酰胺形式存在。维生素 PP 易溶于水，耐热，在酸、碱性溶液中比较稳定。

（2）生理功能与临床意义　烟酸是辅酶Ⅰ及辅酶Ⅱ的重要组成成分，辅酶Ⅰ及辅酶Ⅱ在组织细胞氧化还原过程中起到传递氢的作用，是氢的供体或受体。此外，烟酸还可促进消化，维持神经及皮肤的健康。缺乏时可出现糙皮病（又叫癞皮病）：发病初有乏力、口腔及舌烧灼感、食欲不振、腹痛、腹泻；以后出现皮肤角化、晒斑、变黑，有干燥、脱屑现象，双颊呈蝴蝶样色素沉着；神经精神系统出现肌肉震颤、精神失常或痴呆。此即所谓“3D”（皮炎 dermatitis、腹泻 diarrhea 和痴呆 dementia）症状。

（3）来源及参考摄入量　烟酸广泛存在于动植物食物中，含量较丰富的食物有肉类、肝脏、豆类、大米、花生等。玉米中烟酸的含量也不低，甚至高于大米，但以玉米为主食的地区容易发生癞皮病，原因是玉米中的烟酸为结合型，不能被吸收利用。所以，食用玉米时可加入 0.6% 的碳酸氢钠（小苏打），使烟酸变成游离型，能够得到充分吸收。

膳食烟酸参考摄入量以烟酸当量来表示：烟酸当量(NE，mg)＝烟酸(mg)＋1/60 色氨酸(mg)。

维生素 PP 的推荐摄入量为成年男性 15mgNE/d，成年女性 12mgNE/d，详见表 1-11。

4. 维生素 C

（1）特性　维生素 C，又称抗坏血酸，可防治坏血病。是一种白色结晶状的有机酸，易溶于水，在酸性环境中稳定，在有氧、热、光和碱性环境下不稳定，特别是有氧化酶及微量铜、铁等金属离子存在时，可促使其氧化破坏。

（2）生理功能与临床意义　维生素 C 是一种活性很强的还原性物质，对机体内多种羟化反应起重要作用，可促进组织中胶原的形成；可将运铁蛋白中的三价铁还原为二价铁，利于铁的吸收，促进贫血的恢复；能促进无活性的叶酸转化为有活性的亚叶酸，有效地防止婴儿患巨幼红细胞性贫血；还可与各种金属离子络合，减少铅、汞、镉、砷等毒物的吸收；参与肝脏内胆固醇的羟化作用，形成胆酸，可降低血中胆固醇的含量。维生素 C 缺乏时可出现坏血病，早期症状为食欲不振、乏力、肌肉痉挛、精神烦躁，口腔出现齿龈发炎、红肿、出血；严重者可出现皮下、肌肉、关节出血及血肿。儿童缺乏维生素 C 常见下肢肿胀、疼痛，出血症状较成人严重，有时出现胸膜腔及骨膜下出血等。

（3）来源及参考摄入量　维生素 C 的主要来源为新鲜蔬菜和水果，特别是青椒、西蓝花、豌豆苗、柑橘、鲜枣、猕猴桃等含量丰富。

维生素 C 的推荐摄入量为成年人 100mg/d（表 1-11）。

三、类维生素

类维生素是指具有某些维生素特性和类似维生素的功能，但不完全符合维生素的定义，且在体内可以正常合成的一类有机化合物的总称，包括牛磺酸、肉碱、肌醇、辅酶 Q、对氨基苯甲酸等。由于这类物质在生物学功能及食物中的分布与 B 族维生素类似，因此，通常将其归于 B 族维生素范畴。

1. 牛磺酸

（1）特性　牛磺酸是体内一种含硫的非蛋白质氨基酸，在体内以游离状态存在，不参与蛋白质的生物合成，但与胱氨酸、半胱氨酸的代谢关系密切。人体合成牛磺酸的半胱氨酸亚硫酸羧酶活性较低，主要依靠摄取食物中的牛磺酸来满足机体需要。纯品为无色或白色斜状晶体，无臭。牛磺酸化学性质稳定，易溶于水，不溶于乙醚等有机溶剂，对热稳定，300℃可被分解破坏。

（2）生理功能与临床意义　牛磺酸在脑内含量丰富、分布广泛，能促进神经系统的生长发育和细胞的增殖、分化；在视网膜中浓度较高，对视网膜的发育分化具有促进作用；肝脏中牛磺酸与胆汁酸结合形成牛黄胆酸，能增加脂质和胆固醇的溶解性，有助于脂类的吸收和胆固醇的代谢；能抑制血小板凝集，降低血脂，预防动脉粥样硬化，对心肌细胞有保护作用。母乳中牛磺酸含量较高，尤其初乳中含量更高，如果补充不足，会使婴幼儿生长发育缓慢、智力发育迟缓。

（3）来源及参考摄入量　动物性食物是膳食牛磺酸的主要来源，海产品中含量尤其丰富，如海鱼、贝类、紫菜等，而一般植物和菌类几乎不含牛磺酸。

中国营养学会在《中国居民膳食营养素参考摄入量（2023 版）》中暂没有给出牛磺酸的参考摄入量标准。

2. 肉碱

（1）特性　肉碱，又名肉毒碱、维生素 BT，是一种具有多种生理功能的氨基酸类物质。自然界的肉碱有左旋（L）和右旋（O）两种形式，只有左旋肉碱具有生理活性，右旋肉碱是其竞争性抑制剂。左旋肉碱为白色粉末，易吸潮，稳定性较好，能耐 200℃以上高温。

（2）生理功能与临床意义　左旋肉碱作为载体协助中长链脂肪酸通过线粒体膜，促进脂肪氧化供能。当左旋肉碱缺乏时，除供能不足外，还可造成中长链脂肪酸在细胞内异常堆积，导致脂质代谢紊乱，血浆游离脂肪酸和甘油三酯水平升高。此外，左旋肉碱还具有维持膜的稳定、抗氧化、清除自由基的作用。

（3）来源及参考摄入量标准　肉碱在人体肝脏中可由赖氨酸和甲硫氨酸合成，但某些特殊情况下体内的合成不能满足人体需要。动物性食物中的肉碱含量高，瘦肉和乳制品是肉碱的良好食物来源，植物性食物中肉碱含量很低。

中国营养学会在《中国居民膳食营养素参考摄入量（2023 版）》中暂没有给出肉碱的参考摄入量标准。

学术视野：维生素的命名

问题探讨

1. 案例分析

针对案例中患者的情况，分析其存在哪一种健康状况？如何解决？

2. 维生素有哪些共同特点？
3. 引起维生素缺乏常见的原因有哪些？

第七节 水

案例点击

患者，男，37岁，从事快递工作。因工作繁忙，平时很少喝水，有时口渴就喝瓶饮料。最初的感觉眼睛有点肿胀，以为是劳累引起视力问题，并没有放在心上，后来偶尔有脸色发红、心悸，而且喝水量变多，也没有过于在意。一天感觉特别口渴，晚上睡觉抽筋疼得厉害，随后被送到医院，检查发现，诊断为急性肾衰竭。随即进行了血液透析治疗。

医生诊断其为长期饮水不足引起肾衰。

患者健康状况分析

序号	主要健康问题	原因分析
1	心悸	长期饮水不足，引起肾衰竭
2	血糖高、血肌酐高、尿蛋白高	

水是生命之源，是人类赖以生存的重要营养物质。为维持正常生命活动，人体必需每天摄入一定量的水。健康的机体可通过自我平衡机制来调节水分的摄入与排出，以维持组织中的水分处于最佳水平。

一、生理功能

1. 构成人体组织

水是人体中含量最多的组成成分，占成人体重的45%～60%，主要分布在细胞、细胞外液和身体的固态支持组织中。在代谢活跃的肌肉和内脏细胞中，水的含量最高。年龄越小体内含水量越多，胚胎含水约98%，婴儿约75%，成年女性约50%，成年男性约60%。机体脂肪含量增加时含水量下降。

2. 参与机体代谢和运送营养物质

水在体内直接参与物质代谢，体内的各种营养物质和代谢产物大部分溶于水。水作为载体将营养物质运送到体内各组织和细胞中，发挥其生理作用，同时又把体内的代谢废物通过肺、皮肤、肠道和肾脏排出体外。

3. 调节体温

水的比热大，它能吸收体内不断分解代谢产生的大量能量，使体温维持在36.5℃左右的正常范围内。当外界气温增高或体内生热过多时，可通过皮肤蒸发水分或出汗的形式散热，使体温恒定；而在寒冷时，由于水储备热量的潜力大，人体不致因外界温度低而使体温发生明显波动。

4. 维持消化吸收功能

食物进入胃肠道后，必须依靠消化道器官分泌的消化液进行消化，包括唾液、胃液、肠液、胰液和胆汁，而这些消化液的含水量可达90％左右。

5. 润滑作用

以水为基础的体液在体内各个部位发挥着润滑剂的作用，如唾液有助于食物吞咽，泪液有保护眼睛的作用，滑液具有关节润滑作用，浆膜腔液可减少器官摩擦。

二、水缺乏与过量

人体对水分的需求和代谢有复杂而完善的调节机制，通过调节系统维持水的平衡。在某些疾病情况下，水的需求或排泄超出此调节就会引起脱水或水中毒。

1. 水缺乏

根据水与电解质丢失比例不同，可分为高渗性脱水、低渗性脱水和等渗性脱水。水缺乏时可出现口渴、尿少、烦躁、眼球内陷、皮肤失去弹性、体温增高、血压下降，失水超过20％可引起死亡。

2. 水过量

由于水分在体内大量潴留，导致细胞外液渗透压降低，细胞肿胀，尤其脑细胞水肿，颅内压增高，可出现视物模糊、疲乏、表情淡漠、头痛、恶心、呕吐、嗜睡、抽搐和昏迷等症状。

三、水的分类

1. 自来水

将水源引入水厂，通过一系列的水处理如预沉、混凝、澄清、过滤、软化、除盐、消毒等，使水的各类标准达到国家生活饮用水标准。

2. 矿泉水

分为天然矿泉水和人工矿泉水。天然矿泉水是从地下深处自然涌出的或经人工开采的未受污染的地下矿水，含有一定量的矿物质和二氧化碳气体，其化学成分、流量、水温等相对稳定。人工矿泉水是使天然地下水流经人为的矿石层或通过加用食用级的元素化合物，使其达到天然矿泉水的饮用水标准。

(1) 界限指标、限量指标　天然矿泉水的“界限指标”和“限量指标”见表 1-12 和表 1-13。

◈ 表 1-12　界限指标

项目	要求
锂/(mg/L)	≥0.20
锶/(mg/L)	≥0.20(含量在 0.20～0.40mg/L 时,水源水水温应在 25℃以上)
锌/(mg/L)	≥0.20
偏硅酸/(mg/L)	≥25.0(含量在 25.0～30.0mg/L 时,水源水水温应在 25℃以上)
硒/(mg/L)	≥0.01
游离二氧化碳/(mg/L)	≥250
溶解性总固体/(mg/L)	≥1000

注：界限指标应有一项（或一项以上）指标符合表 1-12 的规定。

◈ 表 1-13　限量指标

项目	指标	项目	指标
硒/(mg/L)	0.05	硼酸盐(以 B 计)/(mg/L)	5
锑/(mg/L)	0.005	氟化物(以 F^- 计)/(mg/L)	1.5
铜/(mg/L)	1.0	耗氧量(以 O_2 计)/(mg/L)	2.0
钡/(mg/L)	0.7	挥发酚(以苯酚计)/(mg/L)	0.002
总铬/(mg/L)	0.05	氰化物(以 CN^- 计)/(mg/L)	0.010
锰/(mg/L)	0.4	矿物油/(mg/L)	0.05
镍/(mg/L)	0.02	阴离子合成洗涤剂/(mg/L)	0.3
银/(mg/L)	0.05	^{226}镭放射性/(Bq/L)	1.1
溴酸盐/(mg/L)	0.01	总 β 放射性/(Bq/L)	1.50

注：限量指标应符合表 1-13 的规定。

(2) 微生物限量　各项微生物限量均必须符合表 1-14 的规定。

◈ 表 1-14　微生物限量

项目	采样方案[a]及限量		
	n	c	m
大肠菌群/(MNP/100mL)[b]	5	0	0
粪链球菌/(CFU/250mL)	5	0	0
铜绿假单胞菌/(CFU/250mL)	5	0	0
产气荚膜梭菌/(CFU/50mL)	5	0	0

a 样品的采样及处理按 GB 4789.1 执行；

b 采用滤膜法时，则大肠菌群项目的单位为 CFU/100mL。

(3) 污染物指标　各项污染物指标均必须符合表 1-15 的规定。

◈ 表 1-15　污染物指标

项目	指标	项目	指标
镉(以 Cd 计)	0.003mg/L	亚硝酸盐(以 NO_2^- 计)	0.1mg/L
汞(以总汞计)	0.001mg/L	硝酸盐(以 NO_3^- 计)	45mg/L

注：标准引自中华人民共和国国家标准 GB 2762—2022。

3. 纯净水

一般以自来水为原水，采用反渗透法、蒸馏法、离子交换法等组合水处理工艺，除去水中的矿物质、有机成分、有害物质及微生物等加工制作的，且不加任何添加剂，可直接饮用的水，是卫生、无污染的水。但是，纯净水（包括蒸馏水、太空水等）在生产中除去有害有机物和细菌的同时，也除去了对人体健康有益的矿物质，失去了饮水的营养功能。

四、需要量及来源

1. 水的需要量

人每天的需水量因气温、身体状况和劳动条件而异。一般情况下，健康成年人每日（24小时）经肾脏排出尿液约1500mL，随粪便排出水分约100mL，经肺脏呼出水分约400mL，皮肤蒸发水分约500mL，总计每日排出水分约为2500mL。所以，成人每日水的需要量约为2500mL。气温高、劳动强度大、排汗增加会导致水分和电解质丢失过多，应补充水分及盐类。

2. 水的来源

人体水的主要来源有三方面：①饮水获取水分约1200mL；②摄入食物（饭菜与水果）可获得水分约1000mL；③蛋白质、脂肪、碳水化合物分解代谢时产生的内生水约300mL。

学术视野：晨起空腹喝水的好处

问题探讨

1. 案例分析

针对案例患者的情况，分析其健康问题及解决措施。

2. 人体的水平衡是如何维持的？
3. 水有何营养作用？

第八节 植物化学物

案例点击

有研究人员进行了一项包含广东省581例髋部骨折患者及581例符合条件的年龄和性别匹配的对照者的研究。受试者完成面谈和79项食物频率问卷，以评估类胡萝卜素摄入量。研究者计算其5种类胡萝卜素（α-胡萝卜素、β-胡萝卜素、β-隐黄素、番茄红素和叶黄素/玉米黄质）摄入量，并根据总体或特定类胡萝卜素分布，对受试者进行性别特异性的四分位数分组。采用Logistic回归分析评估总体和特定类胡萝卜素摄入量与髋部骨折风险的关系。

研究表明：某些类胡萝卜素（β-胡萝卜素、β-隐黄素和叶黄素/玉米黄质）摄入量越高，髋部骨折风险越小（趋势 P 值<0.01）。

植物性食物中不仅含有人体必需的各种营养素，还含有多种生物活性成分。这些成分其实是植物为适应周围环境通过次级代谢产生的多种低分子量产物，虽然和营养素相比数量甚少，但在人体内也发挥着重要的生物学作用，能够促进健康、预防慢性病，其中除个别是维生素的前体物质外，其余均为非营养素成分，被统称为植物化学物。

植物化学物种类繁多，估计有 6 万～10 万种。按照化学结构或功能特点分类，常见的植物化学物有 10 类。其分类、分布及主要生物学作用见表 1-16。

◈ 表 1-16　植物化学物的分类、分布及主要生物学作用

分类	分布	主要生物学作用
类胡萝卜素	红色、黄色蔬菜和水果	抗癌、抗氧化、免疫调节、降胆固醇
植物固醇	植物的种子及其油料	抗癌、降胆固醇
皂苷	豆科植物	抗癌、抗微生物、免疫调节、降胆固醇
芥子油苷	十字花科植物	抗癌、抗微生物、降胆固醇
多酚	蔬菜、水果及整粒的谷物	抗癌、抗微生物、抗氧化、抗血栓、免疫调节、抑制炎症过程、影响血压、调节血糖
蛋白酶抑制剂	所有植物，特别是豆类、谷类的种子	抗癌、抗氧化
单萜类	调料类植物（薄荷、葛缕子种子、柑橘类水果）	抗癌、抗微生物
植物雌激素	大豆、大豆制品、亚麻籽	抗癌、抗微生物
有机硫化物	大蒜及其他球根状植物	抗癌、抗微生物、抗氧化、抗血栓、免疫调节、抑制炎症过程、影响血压、降胆固醇、促进消化
植酸	谷类、豆类	抗癌、抗氧化、免疫调节、调节血糖

一、类胡萝卜素

1. 分类

类胡萝卜素是在蔬菜、水果和绿色植物中广泛存在的一类脂溶性天然色素的总称。在已经发现的 700 多种天然类胡萝卜素中，对人体有营养意义的有 40～50 种，如 α-胡萝卜素、β-胡萝卜素、γ-胡萝卜素、番茄红素、隐黄素和叶黄素等。

2. 食物来源

类胡萝卜素主要存在于深绿色或红黄色的蔬菜和水果中，番茄红素主要存在于番茄、西瓜、红色葡萄柚等果实中，叶黄素则在绿叶蔬菜如卷心菜、菠菜、莴笋、油菜及水果中含量丰富。

3. 生物学作用

α-胡萝卜素、β-胡萝卜素、γ-胡萝卜素是维生素 A 的前体，能够在体内转化成维生素 A，其中 β-胡萝卜素的转化率最高。另外，β-胡萝卜素在抗氧化、抗癌、保护肝脏和预防心血管疾病等方面的作用已越来越多地被证实。

番茄红素和叶黄素不具有维生素 A 活性，但有重要的生物学功能。番茄红素有很强的抗氧化作用，能有效清除氧自由基，还能够提高机体免疫力，增强巨噬细胞、T 淋巴细胞的功能，对食管癌、膀胱癌、前列腺癌等有明显的抑制作用。番茄红素还能调节胆固醇代谢，

降低低密度脂蛋白水平，从而减低心血管发病的风险。天然叶黄素也是抗氧化剂，具有高效清除氧自由基的能力。临床研究证实，摄取大量黄体素和玉米黄素可以减少老年性黄斑变性的发生，还可降低白内障发病的风险。另外，叶黄素和其他类胡萝卜素一样具有免疫调节、防癌抗癌、保护心血管等作用。

二、多酚

1. 分类

多酚是一类广泛存在于植物体内的多元酚化合物，主要为类黄酮和酚酸。类黄酮是人类饮食中含量最丰富的一类多酚化合物，目前已经确认有4000多种类黄酮。类黄酮又可进一步分为黄酮醇类、黄酮类、异黄酮类、黄烷酮类、黄烷醇类、花青素类及原花青素类等。酚酸常见的有咖啡酸和阿魏酸。

2. 食物来源

黄酮醇类是最常见的类黄酮物质，如槲皮素，广泛存在于蔬菜、水果中，以红洋葱中的含量最高；黄酮类如木犀草素、芹菜素，分别在甜椒和芹菜中含量较高；异黄酮类主要分布于豆类食物及其制品中；黄烷酮类如橙皮苷、柚皮苷，主要见于柑橘类水果；黄烷醇类主要为儿茶素，在绿茶中含量最丰富；花青素类主要为植物中的色素，如草莓、葡萄、樱桃等蔬果中都含有；原花青素类在葡萄、花生皮、松树皮中含量丰富。

酚酸在植物性食物中含量丰富，其中咖啡酸存在于咖啡及多种蔬菜、水果中，阿魏酸在米糠和麦麸中含量较高。

3. 生物学作用

植物多酚具有较强的抗氧化作用，能有效清除自由基，抑制脂质过氧化，抑制血小板聚集，有助于预防动脉粥样硬化，降低患心脑血管疾病的风险。大量流行病学研究及动物实验证实，多酚类物质能够阻止多种癌症发生。植物多酚具有明显的细胞免疫和体液免疫调节作用，还对多种细菌、真菌及病毒有抑制作用。

大豆异黄酮的化学结构与雌激素类似，可与雌激素受体结合，具有双向调节作用，对低雌激素水平者表现弱雌激素活性，可防治骨质疏松和更年期综合征；对高雌激素水平者表现抗雌激素活性，可预防乳腺癌、前列腺癌等。

三、有机硫化物

1. 分类

有机硫化物是一类广泛分布于自然界的分子中含硫元素的有机化合物，在植物性食物中含量较高的主要有烯丙基硫化物和异硫氰酸盐两类。

2. 食物来源

异硫氰酸盐以其前体芥子油苷的形式主要存在于十字花科蔬菜中，如大白菜、小白菜、油菜、西蓝花、菜花、卷心菜、萝卜、芥菜等。在植物组织受到机械损伤如切割、咀嚼时，芥子油苷在黑芥子酶的作用下水解成异硫氰酸盐。

烯丙基硫化物主要来自百合科蔬菜，如大蒜、大葱、洋葱中蒜氨酸的降解。当葱蒜组织结构破坏时，蒜氨酸在蒜氨酸酶的作用下生成蒜素，蒜素是一组不稳定的具有强烈辛辣气味的有机硫化物，具有广泛的生理功能。

3. 生物学作用

异硫氰酸盐具有抗癌活性，能选择性地抑制肿瘤发生。在众多植物性食物中，十字花科蔬菜的抗癌作用最为突出。大量研究结果表明，食用十字花科蔬菜能够降低包括胃癌、胰腺癌、结肠癌、肺癌、甲状腺癌、膀胱癌、皮肤癌在内的多种癌症的患病风险。另外，动物实验证实，西蓝花中含量最为丰富的莱菔硫烷能明显抑制幽门螺杆菌。

蒜素具有广谱抗菌作用，对多种革兰氏阳性菌、革兰氏阴性菌、真菌、病毒及原虫等均具有抑制或杀灭作用；还具有广泛的抑癌作用，通过多靶点抑制癌细胞增生，并诱导其凋亡；对消化道癌症，如胃癌、肠癌、肝癌，以及肺癌、前列腺癌、乳腺癌等多种肿瘤有明显的抑制作用；还有抗氧化、降低血胆固醇水平及抗血小板凝集的作用。

四、萜类化合物

1. 分类

萜类化合物是萜烯及其含氧衍生物的总称。与营养相关的萜类化合物主要是苎烯和皂角苷。胡萝卜素、维生素 A、维生素 E、维生素 K、胆固醇也都是萜类化合物。

2. 食物来源

萜类在自然界中分布广泛，多存在于中草药、水果、蔬菜及全谷物中。苎烯在柑橘类水果皮中含量最高，食品调料、香料、精油、葡萄酒及米糠油、橄榄油、棕榈油也是其良好来源，黄豆和甘草根中皂角苷的含量较高。

3. 生物学作用

萜类化合物具有明显的抗氧化活性，能抑制脂质过氧化，有效清除自由基；能抑制胆固醇合成，影响胆固醇吸收，从而降低血胆固醇水平，保护心血管功能；还具有不同程度的抗肿瘤活性。动物实验研究显示，大豆皂苷还可调节机体的免疫功能。

五、植物固醇

1. 分类

植物固醇是以游离状态或与脂肪酸和糖等结合状态存在的一类甾体化合物，在自然界中种类丰富，其中含量最多的有 β-谷固醇、豆固醇。

2. 食物来源

植物固醇广泛存在于各种植物油、坚果、植物种子及水果、蔬菜中。

3. 生物学作用

植物固醇在肠道内可以与胆固醇竞争，阻止小肠对胆固醇的吸收，有效降低高脂血症患者血液中总胆固醇和低密度脂蛋白胆固醇的含量，而不影响高密度脂蛋白胆固醇，从而降低心血管疾病的患病风险。植物固醇还具有阻断致癌物质诱发癌细胞形成的作用，可以降低乳腺癌、胃癌、结肠癌、肺癌、皮肤癌等的发病风险。

学术视野：使人快乐的食物

问题探讨

1. 多酚有哪些生物学作用？
2. 有机硫化物有哪些生物学作用？

参考文献

[1] 吴翠珍．医学营养学［M］．北京：中国中医药出版社，2016.
[2] 蔡美琴．公共营养学［M］．北京：中国中医药出版社，2019.
[3] 丛涛，赵霖．微量元素锌铜铁硒锰的检测及临床营养学意义［J］．微量元素与健康研究，2006，23（6）：3.
[4] 中国营养学会．中国居民膳食营养素参考摄入量（2023版）［M］．北京：人民卫生出版社，2023.
[5] 吴国豪．实用临床营养学［J］．上海：复旦大学出版社，2006.

第二章
营养与健康

 学习目标

知识目标： 1. 了解平衡膳食、合理营养的概念
2. 了解常见膳食结构的特点
3. 掌握一般人群膳食营养指南
4. 熟悉平衡膳食概念
5. 掌握平衡膳食原则

能力目标： 1. 能够正确使用中国居民平衡膳食宝塔
2. 能够为一般人群提供膳食营养指导
3. 能够进行人体所需能量的计算
4. 能够运用平衡膳食宝塔进行合理规划一日饮食

素质目标： 1. 具有饮食营养健康管理者应有的科学严谨的工作态度
2. 具有良好的团队合作精神
3. 具有实事求是、精益求精的工作精神
4. 具有一分为二、全面客观的认知能力，在解决问题时能够有的放矢、切中要害

营养是指人体不断从外界摄取食物，经体内消化、吸收及代谢来满足身体生理需要、维持身体生长发育和调节各项生理功能的过程。平衡膳食和合理营养是人们维持健康的基本条件。长期规律的合理膳食，可保证从膳食中摄入充足的营养素，从而维护和促进人体健康，提高机体免疫能力，抵御各种疾病。

第一节　膳食营养平衡

案例点击

患者，男，21岁，某校大一学生，身高178cm，体重70kg。由于家庭困难，日常饮食以主食为主，很少摄入蛋白质类食物，蔬菜摄入不多，水果从来不吃。饮食也极不规律，经常不吃早饭。半年后，患者体重降至65kg，出现胃痛、面部痤疮、便秘等健康问题。

患者健康状况分析

序号	主要健康问题	原因分析
1	肠胃紊乱	1. 营养失衡。碳水化合物摄入较多，蛋白质、维生素等摄入不足 2. 饮食不规律
2	便秘	
3	皮肤出现痤疮	

一、平衡膳食概念

随着人们生活水平的不断提高，向往美好生活、追求高质量人生已成为大家的奋斗目标，越来越多的人群开始关注身体的健康问题。事实证明，健康离不开平衡的膳食、适量的运动、良好的生活习惯和健康的心理状态，“平衡膳食、适量运动、良好习惯、心理平衡”就成为构筑健康的四大基石，其中平衡膳食对于维持人的生命健康具有极其重要的意义。

平衡膳食是在营养合理的基础上达到膳食平衡，使机体营养需求与膳食营养供给保持平衡关系，即保证摄入的热能、营养素、水分等与身体健康发育、生理和体力日常活动的全面需求相匹配。平衡膳食的基本要求包括：①满足需求，是指营养物质的摄入能满足机体的需求，同时食物加工与烹调也符合健康需求；②保持平衡，是指摄入的热能、营养素、水分等不过量也不缺失，保持相对平衡；③安全无害，是指摄入的食物对人体安全无害；④良好习惯，是指养成良好的饮食习惯，如低盐限糖、戒烟限酒等，并建立合理的用膳制度。

二、世界四大膳食结构

膳食结构是指膳食中各类食物的数量及其在膳食中所占的比重，包括各种食物的种类、数量、比例，也包括不同食物和饮料的组合，它同时也能反映一个国家或区域的民族特性、文化背景、资源现状、经济状况等特征。当然膳食也是可变因素，受环境、知识、文化等，特别是社会发展的影响，人们的膳食结构也会不断发生变化。

人类需要的基本食物可分为五大类，即谷薯类、蔬菜水果类、动物性食物、大豆坚果类和油脂类等。膳食结构的不同，将造成食物所能供给的能量或营养素与人体日常需要之间不同的状态。经研究证明，膳食因素与机体免疫水平、慢性病的发生风险有密切关系。膳食结构可按照地理区域和饮食习惯划分为西方膳食结构、东方膳食结构、日本膳食结构及地中海膳食结构。

1. 西方膳食结构

西方膳食结构是以动物性食物为主体的一种膳食结构，在四种膳食结构中其热量摄入最高，主要存在于欧美等西方发达国家，如美国、德国、英国、澳大利亚等。其结构为动物性食物和高热量食物摄入较多，植物性食物摄入较少，体现出“三高两低”的特点，即热量高、脂肪（胆固醇）高、蛋白质高，膳食纤维低、维生素低。其优点在于动物性食物摄入多，保证了优质蛋白质的摄入，提供了足够量的矿物质、脂溶性维生素和B族维生素。缺点在于膳食纤维和部分维生素摄入不足，热量供应过剩，从而导致可能发生营养过剩型慢性病，如糖尿病、高血压、高脂血症等。因此，近年来，相关国家的营养专家也提出一些改进建议，如增加蔬菜水果摄入量、降低动物性食物摄入量等。

2. 东方膳食结构

东方膳食结构以植物性食物为主，动物性食物为辅，以发展中国家为主。主要表现为谷薯类、蔬果类食物摄入较多，植物性食物提供的能量可占总能量的90%；蛋白质、脂肪摄入较低，动物性食物提供的能量仅占总能量的10%，且动物性蛋白质只占蛋白质摄入总量的10%～20%。该结构中，摄入能量基本可满足机体需求，膳食纤维摄入充足，动物性脂肪摄入较低，冠心病、高脂血症、糖尿病等营养过剩型慢性疾病的发病率相对较低。但是由于动物性食物摄入较少，主要存在于动物性食物的营养素（比如矿物质、维生素 A、B 族维生素等）摄入不足，易发生营养缺乏病。

我国属于东方膳食结构，但是我们要看到，随着经济的飞速发展，我国居民生活水平得到了大幅度提高，其饮食习惯开始逐渐偏离传统模式，饮食结构日趋西方膳食结构化。膳食中动物性食物和加工肉制品越来越普遍，含糖饮料和快餐食品越来越流行，粮食加工越来越精细，全谷类粗粮越来越稀少，导致膳食纤维的摄入量普遍降低，膳食中饱和脂肪酸和胆固醇摄入量显著升高，相应疾病的发病率升高和低龄化趋势越来越明显。

3. 日本膳食结构

在东方国家中，日本由于较早进行了工业革命和社会变革，其膳食结构在发展中融合了东西方的特点，形成了一种动物性食物和植物性食物摄入比例较为合理均衡的优质膳食结构。其饮食海产品多且少油少盐，优质蛋白供给量充足，能量和脂肪的摄入适量，同时膳食纤维、维生素、矿物质等营养素摄入充分，兼具东西方膳食结构的优点，既避免发生因营养素摄入不足导致营养缺乏病，又避免营养素摄入过多导致的营养过剩性疾病。日式膳食结构合理，已逐渐成为世界各国调整膳食结构的参考。

但是这种膳食结构也在逐渐受到其他膳食结构，特别是西方膳食结构的冲击和影响。

4. 地中海膳食结构

地中海膳食结构是采用地中海命名的一种膳食结构，主要是以意大利南部、希腊的大部分地区，尤其是克利特岛的居民膳食结构为基础形成的一种特点鲜明的膳食结构。地中海膳食结构的特点是食物多样、清淡和加工简单，其营养素丰富，不饱和脂肪酸（橄榄油）和膳食纤维（全谷物）的摄入量很高，是一种饱和脂肪酸低，复合碳水化合物和蔬菜水果充足的饮食模式。由于膳食结构合理，其居民糖尿病、高血压等慢性病的发病率很低，健康程度较高。这种膳食结构被高度认可，很多国家纷纷参照该模式对自己国家的膳食结构进行改良。

虽然该结构是一种值得推崇的膳食结构，但由于该结构食物种类丰富且价格相对较为昂贵，经济情况较为普通的家庭难以长久保持。

三、《中国居民膳食指南》

膳食指南是以良好科学证据为基础，以促进人类健康为目标，对人们日常食物选择和身体活动的指导，是从科学研究到生活实践的科学共识。中国居民膳食指南是健康教育和公共卫生政策的基础性文件，是国家实施和推动膳食合理消费及改善人群健康目标的一个重要组成部分，为公众提供所需的营养保障指导，帮助居民培养健康的饮食习惯和生活方式，从而促进人群整体健康，预防慢性疾病。

在世界范围内，膳食指南作为公共卫生政策的组成部分已有上百年的历史，是由早期的食物指南，历经膳食供给量和膳食目标等阶段演变而来。我国第一版《中国居民膳食指南》发布于 1989 年，目前已发行五版。前四版分别是 1989 版、1997 版、2007 版、2016 版，约每十年发布一次。基于近年来营养、膳食与健康研究科学证据的快速更新和发展，中国居民饮食方式和膳食结构变化发展越来越快，2016 年经中国营养学会常务理事会研究决定，以后我国居民膳食指南将加快修订频率，根据需要每 5～10 年修订一次。于是第五版的修订工作在2020年6月开始启动，并于2022年4月出版。

2022年版本的《中国居民膳食指南》，是以营养科学理论和最新的科学研究成果为基础，使用通俗易懂的语言，为促进国民健康提供科学、营养的饮食指导，也是我国实施《健康中国行动（2019—2030年）》和《国民营养计划（2017—2030年）》的一个重要技术支撑。其共分为三部分，第一部分是一般人群膳食指南；第二部分是特定人群膳食指南；第三部分是平衡膳食模式和指南编写说明。

1．一般人群膳食指南

在一般人群膳食指南中，强调了膳食模式、饮食卫生、三餐规律、饮水和食品选购、烹饪的实践能力等，郑重遴选8条基本准则，作为2岁以上健康人群合理膳食必须遵循的原则。分别是：①食物多样，合理搭配；②吃动平衡，健康体重；③多吃蔬果、奶类、全谷、大豆；④适量吃鱼、禽、蛋、瘦肉；⑤少盐少油，控糖限酒；⑥规律进餐，足量饮水；⑦会烹会选，会看标签；⑧公筷分餐，杜绝浪费。

与2016版相比，2022版进行了以下4个方面的修改。修改1：第1条的“食物多样，谷类为主”更新为“食物多样，合理搭配”，贴近了社会生活水平提高后大家膳食结构特别是主食品种改善的现状；修改2：第3条在原有的基础上加入“全谷”，与第1条的修改相补充，强调谷物的重要性；修改3：新增6、7两条，强调规律进餐、足量饮水、会烹会选的重要性；修改4：第8条增加“公筷分餐”，进一步倡导文明就餐，强调培养健康卫生的饮食习惯。

（1）食物多样，合理搭配　平衡膳食模式是保障人体营养需求和健康重要的基本条件，而食物多样是平衡膳食模式的基础。坚持谷类为主的平衡膳食模式，每天的膳食应包括谷薯类、蔬菜水果类、畜禽鱼蛋奶类和大豆坚果类等食物。要保证食物的多样性并合理搭配，平均每天摄入12种以上食物，每周25种以上。每天摄入谷薯类食物250～400g，其中全谷物和杂豆类50～150g，薯类50～100g。膳食中碳水化合物提供的能量应占总能量的50%～65%以上。

（2）吃动平衡，健康体重　体重是评价健康情况和人体营养状况的重要指标，保持健康体重的关键是吃动平衡。各个年龄段人群都应该坚持天天进行身体活动，保持健康体重；食不过量，保持能量平衡。体重过低和过高均易增加疾病的发生风险。推荐每周应至少进行5天中等强度身体活动，累计150分钟以上；坚持日常身体活动，每天主动身体活动至少6000步；减少久坐时间，每小时起来进行简单活动，动则有益。

（3）多吃蔬果、奶类、全谷、大豆　蔬菜水果类、全谷类、奶类及其制品、大豆及其制品是平衡膳食的重要组成部分，同时坚果类也是平衡膳食的有益补充。蔬菜水果和全谷类是膳食纤维、维生素、植物化学物和矿物质的重要来源，奶类和大豆及其制品富含优质蛋白质、钙和B族维生素系列，可降低全因死亡风险和心血管疾病、肺癌、结肠癌、糖尿病等发病风险。提倡餐餐有蔬菜，推荐每天摄入300～500g，其中深色蔬菜应占1/2，深色蔬菜是指深绿色、红色、橘红色和紫红色蔬菜，具有营养优势，尤其是富含β-胡萝卜素，是膳食维生素A的主要来源，应注意多选择。推荐天天吃水果，每天摄入200～350g的新鲜水果，但是各类果汁不能代替鲜果。蔬菜水果要尽量选择新鲜应季的种类，同时要注重品种多样，蔬菜每天要达到3～5种，水果至少1～2种。吃各种奶制品，摄入量约等同于每天液态奶300g。全谷物、杂豆作为膳食重要组成，推荐每天吃全谷物食物50～150g，相当于一天谷物类的1/4～1/3。同时巧用红豆、绿豆和花豆等杂豆，可以和主食搭配食用，发挥膳食纤维、B族维生素、钾、镁等均衡营养的作用，提高蛋白质互补和利用。经常吃豆类及其制品，每周可用豆腐干、豆腐丝、豆腐等制品交替食用，既变换口味，又能满足营养需求。每周适量吃坚果，不宜过量，且其能量应该计入一日三餐的总能量之中。

（4）适量吃鱼、禽、蛋、瘦肉　鱼、畜、禽肉和蛋类对人体日常所需的蛋白质、维生素（维生素A、维生素B_2、维生素B_{12}）、铁、硒、锌、烟酸、脂肪的贡献率要高于其他类食物，大量研究证实，鱼、畜、禽肉和鸡蛋与人体健康有密切的关系，适量摄入有助于增进健康，但摄入比例不当，可增加心血管疾病、肥胖和某些肿瘤的发生风险。目前我国居民畜肉和鱼、禽肉的食用比例不适当，畜肉（主要是猪肉）占比过高，鱼、禽肉占比过低。鱼、禽、蛋类和瘦肉，应分散在每天各餐中，避免集中食用，最好每餐有肉，每天有蛋，平均每天120～200g。日常优先选择鱼类，建议每周摄入鱼类共计300～500g或吃鱼2次，且少吃肥肉、深加工肉制品、烟熏和腌制肉制品。对食谱进行定量设计，能有效控制动物性食物的摄入量。

（5）少盐少油，控糖限酒　我国多数居民目前油、盐和脂肪摄入量过多，且近年来儿童、青少年糖摄入量持续升高，成为我国肥胖和慢性病发病率居高不下的重要影响因素。研究发现，高盐（钠）摄入可增加全因死亡、脑卒中、高血压和胃癌的发生风险；脂肪摄入过多可明显增加肥胖的发生风险；反式脂肪酸摄入过多会增加心血管疾病的发生风险。应当培养清淡饮食口味，少吃油炸和高盐食品。成人每天摄入食盐不超过5g。推荐使用定量盐勺，每餐按量放入菜肴，同时日常食用的零食、酱油、黄酱、即食食品等的食盐含量，也应该计算在内。每天摄入烹调油25～30g。不同类型食用油的脂肪酸含量组成差异很大，日常家用食用油应注意常换品种、交替使用。饱和脂肪酸的摄入量应控制在日常总脂肪摄入量的10%以下，反式脂肪酸每天摄入量不超过2g。不喝或少喝含糖饮料，同时控制添加糖的摄入量，每天最好控制在25g以下，且不超过50g。孕妇、乳母、儿童青少年及慢性病患者不应饮酒，成年人若饮酒应限量，一天饮用的酒精量不超过15g。

（6）规律进餐，足量饮水　一日三餐要合理安排、定时定量，每天吃早餐，不漏餐。合理分配一日三餐的食物量，早餐提供的能量应占全天总能量的25%～30%，午餐占30%～40%，晚餐占30%～35%。做到饮食适度、规律进餐，不偏食挑食、不暴饮暴食、不过度节食。应主动喝水、少量多次，喝水可以在一天的任意时间，建议喝白水（白水是指煮沸后的自来水、桶装水，经过滤净化处理后的直饮水和已包装可直接饮用的天然泉水、纯净水、天然矿泉水等各种类型饮用水）或茶水，不喝或少喝含糖饮料。在温和气候条件下，低身体活动水平成年男性每天适宜摄入量为1700mL，成年女性每天适宜摄入量为1500mL。

（7）会烹会选，会看标签　认识食物和会挑选食物是健康生活的第一步。从天然食物中获取各种营养素是最优的营养获取方式，要学会认识食物，选择新鲜的、营养素密度高的食物。营养素密度通常指食物中某种营养素含量与其能量的比值。营养素密度高的食物指膳食纤维、矿物质（钠除外）、多种维生素及必需脂肪酸或植物化学物质含量较高的食物，但同时也应含有相对较少的能量、糖和脂肪。健康饮食的关键在于“平衡”，我们要了解和认识各种食物的营养特点，学会看懂营养标签，合理比较和选择食物。简单加工食品和营养素密度高的食物应“多吃”，深加工食品和营养素密度低的食物应不吃或少吃。学习传统烹调技能，多用蒸、煮、炒；少用煎、炸，且控制烹调油用量。同样的食物，加工方法不同，会有不同的营养素密度和健康效益。要针对生命不同阶段的营养需求，把能量平衡、食物多样放在首位，统筹好食物选购，设计好菜肴，合理分配三餐和零食茶点。要把外卖及在外就餐纳入膳食计划，做到营养配餐、按需备餐。

（8）公筷分餐，杜绝浪费　饮食文化是人们素质、情感、习惯、信仰等的重要体现，一个民族的饮食状况不单单是摄入了营养，也反映着民族的文化传承和国家的生活状态。公筷公勺、尊重食物、讲究卫生、拒绝“野味”，既是文明礼仪的一种象征，也是健康素养的体现，对于公共卫生建设具有重大意义。提倡在家烹饪。在家吃饭、阖家团聚是中华民族的优良传统，这不仅可以确保卫生、新鲜，更有助于丰富食物的多样选择，提高平衡膳食结构的可能性。

珍惜食物，按需备餐，提倡分餐不浪费。使用公筷、公勺，或者就餐时按需做到一人一小份，每个人餐具相对独立，可以大幅降低经唾液、口传播传染性疾病的发生或交叉感染的风险。选择新鲜卫生的食物，不食用野生动物。应尽量选择本地、当季的食物，保证新鲜卫生，这也是环保、低碳、节能的重要措施。不食用野生动物已上升为法律规定，2020 年 2 月 24 日，十三届全国人大常委会表决通过了关于全面禁止非法野生动物交易、革除滥食野生动物陋习、切实保障人民群众生命健康安全的决定，我们每一个人都应严格遵守。注重饮食卫生，水果蔬菜要洗净，食物生熟要分开，隔顿、隔夜的剩饭在食用前须彻底再加热，同时冷冻食品也应注意饮食卫生，在保质期内尽快食用。

提倡大家做食物系统可持续化发展的践行者和推动者。提倡增加有益健康的全谷物、蔬菜、水果等植物性食物消费，减少深加工食品、畜肉类食物、盐、油、糖的过度消费，向平衡膳食转变。倡导节约、反对浪费，这既是保障国家粮食安全的现实需要，也是弘扬勤俭节约传统美德、推进文明餐饮、落实膳食指南的重要举措。

2. 特定人群膳食指南

特定人群膳食指南主要针对孕妇、乳母、婴幼儿、青少年、老年人和素食人群等特定人群的生理特点及营养需要，在一般人群膳食指南的基础上对膳食选择提出的特殊指导。2022 版膳食指南制定了 9 种特定人群膳食指南，包括孕妇膳食指南、乳母膳食指南、0～6 个月婴幼儿喂养指南、7～24 个月婴幼儿喂养指南、3～6 岁儿童膳食指南、7～17 岁青少年膳食指南、老年人膳食指南、高龄老人膳食指南和素食人群膳食指南。需要强调的是，除了 24 个月以下的婴幼儿和素食人群外，其他人群的膳食指南都需要结合一般人群膳食平衡八大准则而应用。

3. 平衡膳食模式

（1）中国居民平衡膳食宝塔　中国居民平衡膳食宝塔（图 2-1）是根据 2022 版中国居民膳食指南的准则和核心推荐，把平衡膳食的原则转化为各类食物的数量和所占比例，以直观易懂的宝塔形式表现出来的可视化图形，便于广大群众的理解和在实际生活中应用。膳食宝塔在依照平衡膳食原则的基础上，通过形象化的宝塔组合，体现了各类食物在营养上比较理想的构成。共分 5 层，分别代表谷薯类、蔬菜水果类、鱼禽肉蛋等动物性食物类、奶及奶制品与大豆及坚果类和烹调用油、盐等 5 大类食物。各层由下至上面积依次变小，体现了各种不同食物的推荐摄入量的变化。能量需要量不同的人群，对应的食物量是不同的，我们见到的这张宝塔图片，就是在 1600～2400kcal 能量需要量水平时，每人每天各类食物摄入量的建议值，这个能量需要量水平涵盖了绝大部分成年人。

① 中国居民膳食宝塔的结构

a. 第一层：谷薯类

谷薯类是膳食能量和碳水化合物的主要来源（碳水化合物提供总能量的 50%～65%），

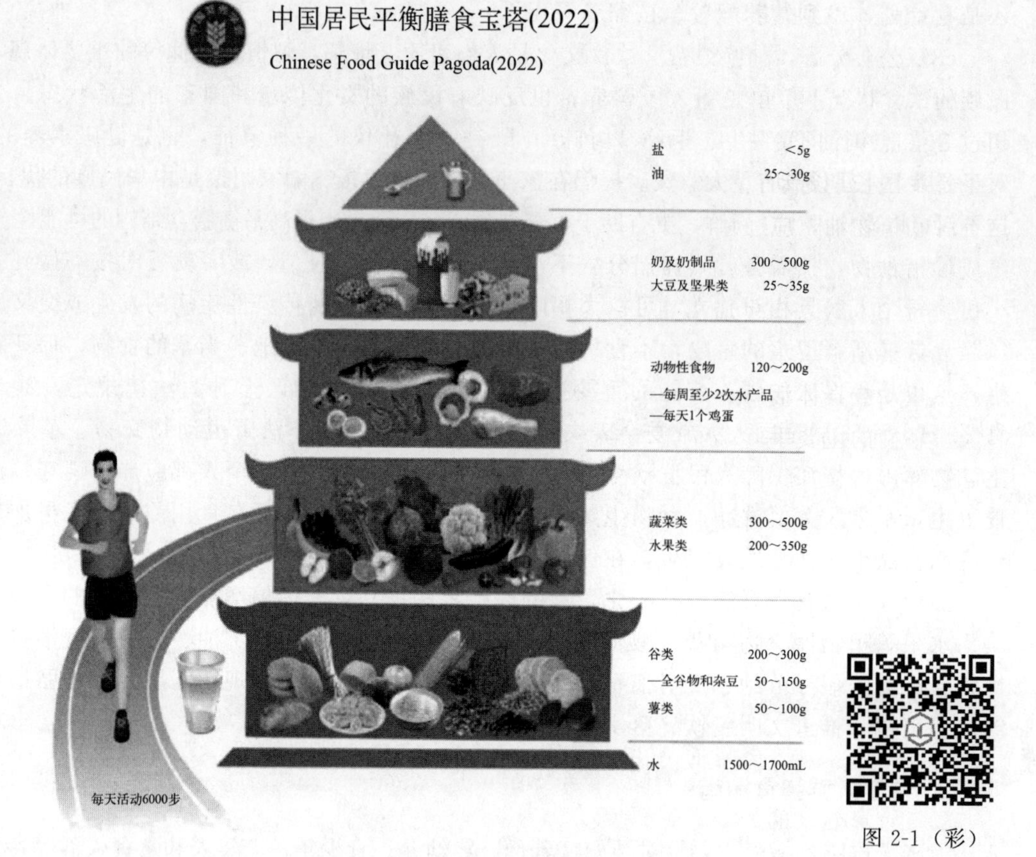

图 2-1 中国居民平衡膳食宝塔（2022）

也是膳食纤维和多种微量营养素的良好来源。谷类为主是合理膳食的重要特征。建议成年人每人每天摄入谷类 200～300g，其中包含全谷物和杂豆类 50～150g；薯类 50～100g。

b. 第二层：蔬菜水果类

蔬菜水果是微量营养素、膳食纤维和植物化学物的良好来源，是膳食指南中鼓励多摄入的食物。建议成年人每天摄入蔬菜至少达到 300g，水果 200～350g。深色蔬菜一般富含膳食纤维、维生素和植物化学物，推荐达到总体蔬菜摄入量的 50％以上。推荐食用新鲜水果，在鲜果供应不足时可选择一些含糖量低的干果制品和纯果汁。

c. 第三层：鱼、禽、肉、蛋等动物性食物类

鱼、禽、肉、蛋等动物性食物要适量食用，推荐每天鱼、禽、肉、蛋摄入量共计 120～200g。目前我国汉族居民的肉类以猪肉为主，其脂肪含量较高，食用时应尽量选择瘦肉或替换为其他类禽肉。蛋类的营养价值较高，推荐每天 1 个鸡蛋（相当于 50g 左右）。蛋黄不宜丢弃，蛋黄含有丰富的营养成分，如维生素 A、叶黄素、卵磷脂、胆碱、胆固醇、锌、B 族维生素等，对所有年龄段人群都具有营养价值。

d. 第四层：奶及奶制品、大豆和坚果类

奶及奶制品、大豆和坚果类营养素密度高，是蛋白质和钙的良好来源。建议每天应摄入至少相当于鲜奶 300mL 的奶及奶制品类。我国居民奶制品摄入量在全球范围内一直较低，鼓励多吃各种各样的乳制品，提高乳类摄入量。大豆和坚果类 25～35g，其中坚果无论作为菜肴

还是零食，都是食物多样化的良好选择，建议每周摄入 70g 左右（相当于每天 10g 左右）。

e. 第五层：烹调用油和盐

作为烹饪调料，油和盐是必不可少的，但建议尽量少用。推荐成年人每天食盐摄入量不超过 5g，烹调油不超过 25～30g。由于传统饮食习惯，我国食盐用量普遍较高，限制食盐摄入量是我国长期行动目标。除了少用食盐外，也需要控制隐性高盐食品的摄入量。烹调油包括各种动植物油，应经常交替使用，以满足人体对各种脂肪酸的需要。添加糖和酒不是膳食组成的基本食物，单独食用和烹饪使用时也都应尽量避免。

f. 宝塔周边：身体活动和饮水

身体活动和饮水的图示在膳食宝塔主体图形的周边，强调增加身体活动和足量饮水的重要性。运动或身体活动能有效地消耗能量，保持精神和机体代谢的活跃性，是保持身体健康和能量平衡的主要手段。推荐成年人每天进行至少相当于快步走 6000 步以上的身体活动，每周最好进行累计 150 分钟以上的中等强度运动。水是一切生命活动必需的物质，是膳食的重要组成部分，其需要量主要受身体活动、环境温度、年龄等因素的影响。饮水过少或过多都会对人体健康带来危害。低身体活动水平的成年人每天至少饮水 1500～1700mL（7～8 杯），高身体活动水平或高温的条件下，应适当增加饮水量。

② 中国居民膳食宝塔的应用

膳食宝塔建议摄入量是指食物可食部分的生重。各类食物每日摄入量是一个相对的平均量，每日膳食中应尽可能包含膳食宝塔中的各类食物，但无须都完全照搬，在一段时间内（如一周），各类食物的平均摄入量符合膳食宝塔的建议量即可。

膳食宝塔建议的各类食物摄入量范围适用于一般健康成年人，在实际应用时要根据每个人的性别、年龄、身高、体重和劳动强度等情况适当调整。同时我国幅员辽阔，各地的风俗习惯和物产各不相同，要因地制宜，充分利用当地食物资源，实现膳食平衡。

（2）中国居民平衡膳食餐盘 中国居民平衡膳食餐盘（图 2-2）是按照平衡膳食原则，形象化地展示了一个人一餐中膳食食物的基本组成和大致比例。平衡膳食餐盘食物组合搭配简明扼要，与膳食平衡宝塔相比，更加清晰明了直观易懂。用传统文化中的太极符号进行表达，一方面更容易理解和记忆，另一方面也体现了饮食在健康生成中交变融合，相辅相成的自然之理。

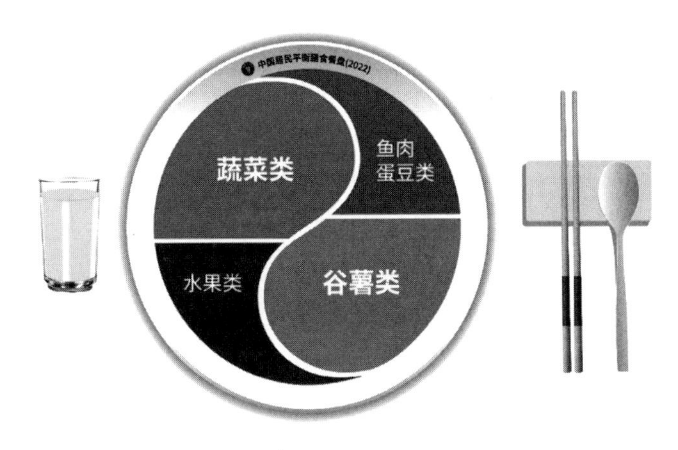

图 2-2 中国居民平衡膳食餐盘（2022）

餐盘分成4部分，分别是谷薯类、鱼肉蛋豆类、蔬菜类和水果类，餐盘左侧的牛奶提示了奶类及其制品的重要性，右侧的筷子和勺子，提醒大家公筷公勺的使用。2岁以上人群均可参照此结构，合理计划膳食，素食者可将肉类替换为豆类，以获得充足的蛋白质。

学术视野：美国居民膳食指南

问题探讨

1. 案例分析

针对案例，请分析长期不注重平衡膳食、合理营养，容易导致哪些健康问题？

2. 中国居民一般人群膳食指南包括哪些内容？

3. 请说出膳食宝塔的结构及应用。

第二节 营养计算

案例点击

患者，男，36岁，身高173cm，体重86kg，从事办公室工作，运动较少，每日平均摄入营养主要为碳水化合物500g、蛋白质100g、脂肪120g，最近计划通过控制饮食的方式减重，请分析他现有摄入量是否合适。

患者健康状况分析

主要健康问题	原因分析
肥胖	1. 运动少 2. 膳食结构不合理

一、健康体重的计算

体重是客观评价人体健康状况和营养摄入情况的重要指标。健康体重，是指能维持机体各项生理功能正常进行，充分发挥身体功能的合理体重，且体重的各构成部分比例恰当。目前体重指数（body mass index，BMI）是判断健康体重的常用指标。

1. 标准体重公式

$$标准体重(kg)=实际身高(cm)-105$$

2. 体重指数

体重指数（BMI），是世界各国普遍采用的一种评定人体胖瘦程度和是否健康的一种量化指标，目前世界卫生组织（WHO）也将体重指数作为肥胖或超重的判定依据。BMI计算公式为体重（千克）数除以身高（米）的平方。

$$BMI=体重(kg)/身高^2(m^2)$$

《中国成人超重和肥胖症预防控制指南》中针对中国人体质特点，给出了BMI建议（表2-1）。

◈ 表2-1　中国成人超重和肥胖的体重指数

分类	BMI值/(kg/m²)	分类	BMI值/(kg/m²)
体重过低	<18.5	超重	24.0～27.9
体重正常	18.5～23.9	肥胖	≥28

资料来源：《中国成人超重和肥胖预防控制指南》修订委员会．中国成人超重和肥胖预防控制指南［M］．北京：人民卫生出版社，2021.

《学龄儿童青少年超重与肥胖筛查》中提出对中国学龄儿童青少年判断超重和肥胖的界限值（表2-2）。

◈ 表2-2　6～18岁学龄儿童青少年性别年龄BMI筛查超重与肥胖界值

年龄/岁	男生/(kg/m²)		女生/(kg/m²)	
	超重	肥胖	超重	肥胖
6.0～	16.4	17.7	16.2	17.5
6.5～	16.7	18.1	16.5	18.0
7.0～	17.0	18.7	16.8	18.5
7.5～	17.4	19.2	17.2	19.0
8.0～	17.8	19.7	17.6	19.4
8.5～	18.1	20.3	18.1	19.9
9.0～	18.5	20.8	18.5	20.4
9.5～	18.9	21.4	19.0	21.0
10.0～	19.2	21.9	19.5	21.5
10.5～	19.6	22.5	20.0	22.1
11.0～	19.9	23.0	20.5	22.7
11.5～	20.3	23.6	21.1	23.3
12.0～	20.7	24.1	21.5	23.9
12.5～	21.0	24.7	21.9	24.5
13.0～	21.4	25.2	22.2	25.0
13.5～	21.9	25.7	22.6	25.6
14.0～	22.3	26.1	22.8	25.9
14.5～	22.6	26.4	23.0	26.3
15.0～	22.9	26.6	23.2	26.6
15.5～	23.1	26.9	23.4	26.9
16.0～	23.3	27.1	23.6	27.1
16.5～	23.5	27.4	23.7	27.4
17.0～	23.7	27.6	23.8	27.6
17.5～	23.8	27.8	23.9	27.8
18.0～	24.0	28.0	24.0	28.0

资料来源：中华人民共和国国家卫生和计划生育委员会．学龄儿童青少年超重与肥胖筛查：WS/T 586—2018［S］. 2018.

二、人体每日所需能量

人体所需能量的多少基本取决于日常劳动强度的高低。我国营养学会专家按体力活动水平（PAL）大致将成年人劳动强度区分为三级。由于社会的迅速发展，生产工具的不断变革和智能化程度的日益提高，准确划分劳动强度比较困难，在实际生活工作中需要参照具体情况进行判定分级（表 2-3、表 2-4）。一切生命活动都来源于能量的持续补充，不同劳动强度所需要的能量也各有不同（表 2-5）。

◈ 表 2-3　不同生活方式或职业体力活动水平

序号	体力活动量	从事的职业人群	PAL
1	休息，主要是坐位或卧位	不能自理的老年人或残疾人	1.2
2	静态生活方式/坐位工作，很少或没有高强度的休闲活动	办公室职员或精密仪器机械师	1.2～1.5
3	静态生活方式/坐位工作，有时需走动或站立，但很少有高强度的休闲活动	实验室助理，司机，学生，装配线工人	1.6～1.7
4	主要是站着或走着工作	家庭主妇，销售人员，侍应生，机械师，交易员	1.8～1.9
5	高强度职业工作或高强度休闲活动方式	建筑工人，农民，林业工人，矿工，运动员	2.0～2.4
6	每周增加 1 小时的中等强度身体活动		+0.025(增加量)
7	每周增加 1 小时的高强度身体活动		+0.05(增加量)

资料来源：中国营养学会．中国居民膳食营养素参考摄入量（2023 版）[M]．北京：人民卫生出版社，2023.

◈ 表 2-4　人群身体活动水平分级 PAL 值

年龄/岁	身体活动水平		
	轻(Ⅰ)	中(Ⅱ)	重(Ⅲ)
6～7	1.35	1.55	1.75
8～9	1.40	1.60	1.80
10～14	1.45	1.65	1.85
15～17	1.55	1.75	1.95
18～79	1.50	1.75	2.00
80～	1.45	1.70	—

资料来源：杨月欣．膳食设计与营养管理 [M]．北京：人民卫生出版社，2023.

注：1.0～6 岁儿童活动不分级；

2.6～17 岁为儿童青少年；18 岁～为成人。

◈ 表 2-5　成年人每日能量供给量

体型	体力活动量		
	轻体力活动/(kcal/kg 标准体重)	中体力活动/(kcal/kg 标准体重)	重体力活动/(kcal/kg 标准体重)
消瘦	35	40	40～45
正常	30	35	40
肥胖	20～25	30	35

资料来源：中国营养学会．中国居民膳食营养素参考摄入量 [M]．北京：人民卫生出版社，2023.

案例计算

1. 该男性患者标准体重：173－105＝68kg；BMI＝86/(1.73×1.73)＝28.76kg/m^2，肥胖。

2. 根据表 2-3、表 2-4，该男性患者属于轻体力活动者，体重属于肥胖，所以该男性患者日能量供给量为：68×(20～25)＝1360～1700kcal，取 1500kcal。

三餐能量分配比例：早餐：25%～30%；午餐：30%～40%；晚餐：30%～40%。

由此可进一步计算每餐所需能量的多少，即

早：375～450kcal；午：450～600kcal；晚：450～600kcal。

三、人体所需三大营养素的计算

据中国营养学会推荐，每名健康成人三大营养素在每日膳食中的生热比（占总能量的百分比）为：碳水化合物60%～70%；脂肪20%～25%；蛋白质10%～15%。为方便计算，我们有时可简化为：碳水化合物的生热比为65%；脂肪的生热比为20%；蛋白质的生热比为15%。

每克营养素在体内氧化产生的能量值称为能量系数或生热系数。利用能量系数可对营养素进行能量和质量间的换算。蛋白质、脂肪、碳水化合物的能量系数如下：

碳水化合物的能量系数为4kcal/g（16.7kJ/g）；

脂肪的能量系数为9kcal/g（37.7kJ/g）；

蛋白质的能量系数为4kcal/g（16.7kJ/g）。

计算人体所需能量及三大营养素步骤如下：

① 健康体重评价　根据身高计算标准体重，而后根据身高和实际体重计算BMI，对比体重指数进行健康体重评价。

② 计算每日能量总需要量　依据工作性质和日常身体活动程度，判定其劳动强度，查表找出对应的体力活动量，而后依据其标准体重计算每日能量总需要量。

③ 计算每日所需的三大营养素的能量供给量　根据每日能量总需要量和三大营养素的生热比，分别计算出每日所需蛋白质、脂肪、碳水化合物提供的能量数。

④ 计算每日所需的三大营养素的质量　在每日所需三大营养素的能量供给量的基础上，依据能量系数，计算出每人每日所需蛋白质、脂肪、碳水化合物的质量。

案例患者三大营养素摄入情况分析：

（1）根据上一步计算，该患者一日能量需要量为：68×(20～25)＝1360～1700kcal，取中间值1500kcal。

（2）根据三大营养素生热比，每日所需三大营养素供给能量分别为：

蛋白质供给能量：1500×15%＝225kcal；

脂肪供给能量：1500×20%＝300kcal；

碳水化合物供给能量：1500×65%＝975kcal。

（3）根据生热系数，三大营养素的需求量分别为：

蛋白质需要量：225÷4＝56g；

脂肪需要量：300÷9＝33g；

碳水化合物需要量：975÷4＝244g。

该患者每日三大营养素的需求量应分别为蛋白质56g、脂肪33g、碳水化合物244g。案例中该患者平均每日摄入蛋白质100g、脂肪120g、碳水化合物500g，平均每日摄入三大营养素的质量均已超出身体每日需求量。

四、食物中营养成分的计算

通常食物中所含的各种营养素组成及其含量，可借助《中国食物成分表》进行计算。但有两点需要注意：①需将市品（即实际重量）换算成食部进行计算。食部即为食物中可食部分（食部＝市品重量×可食部分百分比）；②以100g食部中所含的各种营养素的量为单位。

《中国食物成分表》中在“可食部分”栏中表明了各种食物的可食部分系数，如系数为80%，表明该食物其中的80%可食用，其余20%不能食用。特别要注意的是，食物的可食部分不是固定不变的，它会因运输、季节、储存，尤其是加工处理等方面因素影响，因此可根据具体情况，依据实际测定的可食部分比例来进行计算。

◎ 表 2-6　蛋类食品可食部分占比

序号	食物名称	可食部分/%	序号	食物名称	可食部分/%
1	鹌鹑蛋	86	8	鸡蛋白(乌骨鸡)	87
2	鹌鹑蛋(五香罐头)	89	9	鸡蛋蛋白粉	100
3	鹅蛋	87	10	鸡蛋粉(全蛋粉)	100
4	鹅蛋白	100	11	鸡蛋黄	100
5	鹅蛋黄	100	12	鸡蛋黄(乌骨鸡)	100
6	鸡蛋(红皮)	88	13	鸭蛋	87
7	鸡蛋白	100	14	松花蛋(鸭蛋)	90

资料来源：杨月欣．中国食物成分表（标准版）[M]．北京：北京大学医学出版社，2018.

例：计算2kg鹌鹑蛋（五香罐头）三大营养素的含量分别是多少？

查表2-6可知鹌鹑蛋（五香罐头）可食部分占比89%，60g鹌鹑蛋中所含三大营养素的质量分别是蛋白质7.6g，脂肪6.6g，碳水化合物1.6g（表2-10）。因此：

蛋白质含量：(2000×89%/60)×7.6=225.5g

脂肪含量：(2000×89%/60)×6.6=195.8g

碳水化合物：(2000×89%/60)×1.6=47.5g

营养成分的计算基本步骤如下：

① 简单分类　可将食谱中的食物分为粮谷类、蔬菜水果类、肉类、豆类、调料类等，若超过三种以上食物，应设计成表格；

② 标示重量　将每种的食物的食部重量列出，且食物若为水发、干货、带骨等情况一定要加以注明；

③ 分类合计　对照《中国食物成分表》计算出每种食物的各种营养素含量，而后按照营养素的种类将所有食物所含的各种营养素进行合计；

④ 能量换算　根据生热系数，计算出食物所产生的总能量，并计算出蛋白质、脂肪、碳水化合物等三大营养素所产生能量分别占总能量的百分比；

⑤ 对比调整　将计算结果与标准需要量进行对比分析，对食谱进行营养评价，发现问题，进行调整，使食物的摄入更科学、更平衡。

五、食物交换份

食物交换份法是用于膳食设计和营养配餐的一种简便方法。在已有的膳食设计或新建的配餐方法的基础上，根据各类食物交换表，确定食物种类及所需质量，做好不同能量需求下的合理膳食搭配。按食物主要原料分为谷薯杂豆类，蔬菜类，水果类，肉蛋水产品类，坚果类，大豆、乳及其制品类，油脂类及调味料，共8类。以每提供90kcal能量为一“份”制定食物交换表，或以每提供1g盐（400mg钠）为一“份”制定调味料换算表。

由于每份不同食物所提供的能量相同，但所含的三大营养素不同，在保证相同能量摄入的情况下，可以以“份”为交换单位，进行食物的替换，从而达到能量相同、营养素不同的目的。中国营养学会发布的食物交换份团体标准中每份食物所含营养素见表 2-7 至表 2-14。食物交换份法是利用每“份”食物所提供的能量相同的特点，在保证摄入相同能量的情况下，根据营养摄入需求和个人爱好，以“份”为单位对摄入的食物进行灵活互换，从而达到营养平衡的配餐方法。其特点是实用、简单、易于操作，但相对比较粗略。

◎ 表 2-7　每份谷薯杂豆类食物交换表

食物种类		质量/g	提供能量和营养成分				食物举例
			能量/kcal	蛋白质/g	脂肪/g	碳水化合物/g	
谷物(初级农产品)		25	90	2.5	0.5	19.0	大米、面粉、玉米面、杂粮等(干、生、非加工类制品)
主食制品	面制品	35	90	2.5	0.4	18.0	馒头、花卷、大饼、烧饼、面条(湿)、面包等
	米饭	75	90	2.0	0.2	19.4	粳米饭,籼米饭等
全谷物		25	90	2.5	0.7	18.0	糙米、全麦、玉米粒(干)、高粱、小米、荞麦、黄米、燕麦、青稞等
杂豆类		25	90	5.5	0.5	15.0	绿豆、赤小豆、芸豆、蚕豆、豌豆、眉豆等
粉条、粉丝、淀粉类		25	90	0.3	0.0	21.2	粉条、粉丝、团粉、玉米淀粉等
糕点和油炸类		20	90	1.4	2.6	13.0	蛋糕、江米条、油条、油饼等
薯芋类[a]		100	90	1.9	0.2	20.0	马铃薯、甘薯、木薯、山药、芋头、大薯、豆薯等

a 每份薯芋类食品的质量为可食部质量。

◎ 表 2-8　每份蔬菜类食物交换表[a]

食物种类		质量/g	提供能量和营养成分				食物举例
			能量/kcal	蛋白质/g	脂肪/g	碳水化合物/g	
蔬菜类(综合)[b]		250	90	4.5	0.7	16.0	所有常见蔬菜(不包含干、腌制、罐头类制品)
嫩茎叶花菜类	深色[c]	300	90	7.3	1.2	14.0	油菜、芹菜、乌菜、菠菜、鸡毛菜、香菜、萝卜缨、茴香、苋菜等
	浅色	330	90	7.2	0.5	14.2	大白菜、奶白菜、圆白菜、娃娃菜、菜花、白菜、竹笋等
茄果类		375	90	3.8	0.7	18.0	茄子、西红柿、柿子椒、辣椒、西葫芦、黄瓜、丝瓜、南瓜等
根茎类		300	90	3.2	0.5	19.2	红萝卜、白萝卜、胡萝卜、水萝卜等(不包括马铃薯、芋头)
蘑菇类	275	275	90	7.6	0.6	14.0	香菇、草菇、平菇、白蘑、金针菇、牛肝菌等鲜蘑菇
	30	30	90	6.6	0.8	17.0	香菇、木耳、茶树菇、榛蘑等干制品
鲜豆类		250	90	6.3	0.7	15.4	豇豆、扁豆、四季豆、刀豆等

a 表中给出的每份食品质量均为可食部质量。

b 如果难以区分蔬菜种类（如混合蔬菜），可按照蔬菜类（综合）的质量进行搭配。

c 深色嫩茎叶花菜类特指胡萝卜素含量≥300μg/100g 的蔬菜。

◈ 表 2-9 每份水果类食物交换表[a]

食物种类	质量/g	提供能量和营养成分				食物举例
		能量/kcal	蛋白质/g	脂肪/g	碳水化合物/g	
水果类(综合)[b]	150	90	1.0	0.6	20.0	常见新鲜水果(不包括干制、糖渍、罐头类制品)
柑橘类	200	90	1.7	0.6	20.0	橘子、橙子、柚子、柠檬
仁果、核果、瓜果类	175	90	0.8	0.4	21.0	苹果、梨、桃、李子、杏、樱桃、甜瓜、西瓜、黄金瓜、哈密瓜等
浆果类	150	90	1.4	0.5	20.0	葡萄、石榴、柿子、桑葚、草莓、无花果、猕猴桃等
枣和热带水果类	75	90	1.1	1.1	18.0	各类鲜枣、芒果、荔枝、桂圆、菠萝、香蕉、榴莲、火龙果等
果干类	25	90	0.7	0.3	19.0	葡萄干、杏干、苹果干等

a 表中给出的每份食品质量均为可食部的质量。

b 如果难以区分水果种类（如混合水果），可按照水果类（综合）的质量进行搭配。

◈ 表 2-10 每份肉蛋水产品类食物交换表[a]

食物种类	质量/g	提供能量和营养成分				食物举例
		能量/kcal	蛋白质/g	脂肪/g	碳水化合物/g	
畜禽肉类(综合)[b]	50	90	8.0	6.7	0.7	常见畜禽肉类
畜肉类(脂肪含量≤5%)	80	90	16.0	2.1	1.3	纯瘦肉、牛里脊、羊里脊等
畜肉类(脂肪含量6%～15%)	60	90	11.5	5.3	0.3	猪里脊、羊肉胸脯肉等
畜肉类(脂肪含量16%～35%)	30	90	4.5	7.7	0.7	前臀尖、猪大排、猪肉(硬五花)等
畜肉类(脂肪含量≥85%)	10	90	0.2	8.9	0	肥肉、板油等
禽肉类	50	90	8.8	6.0	0.7	鸡、鸭、鹅、火鸡等
蛋类	60	90	7.6	6.6	1.6	鸡蛋、鸭蛋、鹅蛋、鹌鹑蛋等
水产类(综合)	90	90	14.8	2.9	1.7	常见淡水鱼,海水鱼,虾、蟹、贝类、海参等
鱼类	75	90	13.7	3.2	1.0	鲤鱼、草鱼、鲢鱼、鳙鱼、黄花鱼、带鱼、鲳鱼、鲈鱼等
虾蟹贝类	115	90	15.8	1.5	3.1	河虾、海虾、河蟹、海蟹、河蚌、蛤蜊、蛏子等

a 表中给出的每份食品质量均为可食部的质量，必要时需进行换算。

b 如果难以区分畜禽肉类食物种类（如混合肉），可按照畜禽肉类（综合）的质量进行搭配。

注：内脏类（肚、舌、肾、肝、心、肫等）胆固醇含量高，食物营养成分差异较大，如换算每份相当于70g，换算后需复核营养素的变化是否符合要求。

◈ 表 2-11 每份坚果类食物交换表[a]

食物种类	质量/g	提供能量和营养成分				食物举例
		能量/kcal	蛋白质/g	脂肪/g	碳水化合物/g	
坚果(综合)	20	90	3.2	5.8	6.5	常见的坚果、种子类
淀粉类坚果(碳水化合物≥40%)	25	90	2.5	0.4	16.8	板栗、白果、芡实、莲子

续表

食物种类	质量/g	提供能量和营养成分				食物举例
		能量/kcal	蛋白质/g	脂肪/g	碳水化合物/g	
高脂类坚果（脂肪≥40%）	15	90	3.2	7.7	2.9	花生仁、西瓜子、松子、核桃、葵花子、南瓜子、杏仁、榛子、开心果、芝麻等
中脂类坚果类（脂肪为20%～40%）	20	90	3.2	6.5	5.3	腰果、胡麻子、核桃（鲜）、白芝麻等

a 表中给出的每份食品质量均为可食部的质量。

◈ 表 2-12　每份大豆、乳及其制品类食物交换表

食物种类		质量/g	提供能量和营养成分				食物举例
			能量/kcal	蛋白质/g	脂肪/g	碳水化合物/g	
大豆类		20	90	6.9	3.3	7.0	黄豆、黑豆、青豆
豆粉		20	90	6.5	3.7	7.5	黄豆粉
豆腐	北豆腐	90	90	11.0	4.3	1.8	北豆腐
	南豆腐	150	90	9.3	3.8	3.9	南豆腐
豆皮、豆干		50	90	8.5	4.6	3.8	豆腐干、豆腐丝、素鸡、素什锦等
豆浆		330	90	8.0	3.1	8.0	豆浆
液态乳	全脂	150	90	5.0	5.4	7.4	全脂牛奶等
	脱脂	265	90	9.3	0.8	12.2	脱脂牛奶等
发酵乳（全脂）		100	90	2.8	2.6	12.9	发酵乳
乳酪		25	90	5.6	7.0	1.9	奶酪、干酪
乳粉		20	90	4.0	4.5	10.1	全脂奶粉

◈ 表 2-13　每份油脂类交换表

食物种类	质量/g	提供能量和营养成分				食物举例
		能量/kcal	蛋白质/g	脂肪/g	碳水化合物/g	
油脂类	10	90	0	10.0	0	大豆油、玉米油、葵花籽油、稻米油、花生油等

◈ 表 2-14　每份调味料类盐含量交换表

食物种类		质量/g	盐含量/g	钠含量/mg	主要食物
食用盐		1	1	400	精盐、海盐等
鸡精		2	1	400	鸡精类
味精		4.8	1	400	味精类
酱类	豆瓣酱等（高盐）	6	1	400	豆瓣酱、辣椒酱、蒜蓉辣酱等
	黄酱等（中盐）	16	1	400	黄酱、甜面酱、海鲜酱等
酱油		6.5	1	400	酱油，生抽、老抽等
蚝油		10	1	400	蚝油类
咸菜类		13	1	400	榨菜、酱八宝菜、腌雪里蕻、腌萝卜干等
腐乳		17	1	400	红腐乳、白腐乳、臭腐乳等

案例解析

案例中该36岁男性每日能量需求量为1500kcal。

换算为食物交换份数：

$$1500\div90=16.7(\text{份})$$

依据中国居民平衡膳食宝塔要求，通过参考食物交换份表，可为其制定适合本人饮食习惯的膳食食谱。

学术视野：中国人自己的科学权威膳食新标准

问题探讨

1. 标准体重的计算方法是什么？
2. 体重指数（BMI）计算公式是什么？
3. 如何判断是超重还是肥胖？
4. 健康成年人三大营养素的占比是多少？

第三节 营养配餐

案例点击

以下是某学生为家人做的一日三餐食谱（每人），该食谱的营养价值如何，是否符合科学配餐原则？

早餐：牛奶200g、煮鸡蛋（去皮）50g、花卷50g、咸菜50g。

午餐：米饭100g、烧牛肉（牛肉50g、胡萝卜50g）、肉片鲜藕（猪肉30g、藕50g）、椒油土豆丝（土豆100g）、葱花菠菜紫菜汤（菠菜10g、紫菜1g）、色拉油10g。

晚餐：米饭100g、香酥鸡腿（带骨鸡腿250g）、肉丝冬笋（猪肉50g、冬笋30g）、蒜蓉菠菜（菠菜80g）、大米粥（大米10g）、色拉油20g，葱姜等调味料忽略不计。

一、营养配餐的概念

以科学的营养理论为指导，满足个体生理需要，结合食用者饮食习惯和经济条件，将食物以形状、结构、化学成分、营养价值、理化性质进行合理搭配，使食物从色、香、味、形，到价格、营养、能量提供等都达到科学平衡，这种配餐方法称为营养配餐。其核心思想是合理平衡营养。

营养配餐的关键在于平衡膳食。平衡膳食是健康的基点，是促进生长发育、增强人体免疫力、强健体魄的物质基础与保障。只有平衡膳食，方能为人体提供科学充足的营养，起到维持生命与健康、预防疾病、养生保健的作用。

二、平衡膳食

平衡膳食也称合理膳食，是指膳食中提供的能量和各种营养素种类齐全、数量充足、比例合适，并与人体的需求保持平衡。膳食的结构要平衡合理，在满足机体的生理需要的基础上，避免能量和某些营养素过量或过少而引起的机体不必要的负担与代谢上的紊乱。

每日膳食中各种食物及营养素种类要齐全、比例要适当、数量要充足，做到营养平衡。一日三餐的摄入总能量和每餐摄入能量要大体与工作强度相匹配，避免早餐过少、晚餐过多的弊病。通常以早餐占全日总能量的25%～30%、午餐占全日总能量的30%～40%、晚餐占全日总能量的30%～40%的能量分配较适宜。

平衡膳食的营养要点：①保证三大营养素的摄入比例合理，即每日摄入的总能量中碳水化合物占60%～70%、蛋白质占10%～15%、脂肪占20%～25%。②摄入的碳水化合物要以谷类、薯类和淀粉食品为主，严格控制糖及其制品。③脂肪摄入要尽量以植物油为主，减少动物脂肪的摄入。脂肪中饱和脂肪酸、单不饱和脂肪酸和多不饱和脂肪酸之间的比例一般为1∶1∶1。④优质蛋白（动物蛋白和大豆蛋白）的摄入量要占蛋白质摄入的三分之一以上。若以氨基酸为基本单位计算，每日供给的蛋白质中必需氨基酸的占比，婴儿为39%，10～12岁儿童为33%，以保证生长发育的需要；成年人为20%，以维持氮平衡。⑤维生素的摄入要按供给量标准，一般情况下维生素B_1、维生素B_2、烟酸三者之间的比例为1∶1∶10，有特殊需要者根据具体情况另外增加。⑥钙磷比例适当。膳食中要保证钙磷比例在(2∶1)～(1∶2)之间，基本符合机体的吸收及发育。若维生素D营养状况正常时，可不必严格控制钙磷比例。

三、科学营养配餐的原则

1. 主和副的平衡

“主”是指主食，“副”是指副食。我们所说的主食一般是指五谷，五谷是各种粮食的总称，即黍（大黄米、小黄米）、稷（小米，又称粟）、稻（各种大米）、麦（大麦、小麦、燕麦）、豆（各种豆红豆、绿豆、芸豆）；副食即是畜禽肉类、蔬菜类、海鲜类、蛋类、奶类和各种菌藻类。在日常生活中，二者缺一不可。

2. 荤与素的平衡

荤是指动物性食物，含有大量的蛋白质和脂肪；素是指植物性食物，即各种蔬菜、瓜果等。对于荤来讲，其营养价值可用一句谚语来形容，“四条腿的（猪牛羊）不如两条腿的（鸡鸭鹅），两条腿的不如没有腿的（鱼）”，尤其是海鱼，对防治冠心病、高血压、动脉粥样硬化等疾病有好处。对于素来讲，一方面每天都要有新鲜的叶菜（油菜、白菜、芹菜、卷心菜、菠菜），另一方面要搭配花类（菜花、西蓝花）、根类（土豆、藕、胡萝卜）、茎类（莴笋、山药、蒜苗）、茄果类（西红柿、茄子、柿子椒）的蔬菜，同时每天吃1～2种水果（苹果、西瓜、橘子、香蕉等）。日常膳食只有做到荤素搭配、营养全面，才有利于健康长寿。

3. 杂与精的平衡

人体对营养素的需求是全面均衡，合理搭配，不能过于简单、重复，因此在日常饮食中应尽量吃得品种多样、营养全面，即“杂”一些、“糙”一些。“杂”是指最好每天能搭配食用25～30种食物，且谷薯类、蔬果类、海鲜类、禽畜肉类、豆类、奶制品类等都尽可能包含进来，使营养摄入更加全面。我们要知道，世界上除母乳外，任何一种食物都不能包含人体所需的全部营养素，也没有一种营养素或个别两三种营养素就能满足人体健康生长发育的所有需求。做到“杂”不仅要食物多样化，而且要食物的种类相差越大越好，即食物的品种和属性差别得越远越好。如鱼、鸡、猪搭配就比鱼、鸡、鸭或鸡、牛、猪要好，这是因为鱼属于海鲜类，鸡、鸭同属禽类，猪、牛同属畜类，而同属禽类的鸡、鸭或同属畜类的猪、牛，作为同类食物所含的各种营养素是基本近似的。

“糙”是指对食物不加工或少加工。这是因为如稻谷、麦子等食物中所含的矿物质、膳食纤维、B族维生素等营养素，其大部分都存在于皮层及胚芽内，这些富含营养素的外皮都将在精加工中被处理掉，且加工程度愈高，损失的营养素就愈多，其营养价值也就愈低。据研究发现，在精加工的过程中，约10%以上的营养成分会随之流失。而“糙”的粗粮和杂粮，就保存有相对较多的人体所需的营养素。

4. 饥与饱的平衡

古人云：“凡食之道，无饥无饱，是之谓五藏之葆”。说的就是饥不可太饥，饱不可太饱，也就是饥与饱的平衡原则。如果就餐时，遇见喜欢吃的就大吃特吃，不喜欢吃的就不吃少吃，易造成饥饱不均，而影响胃肠功能。未成年人处于身体发育阶段，要保证平衡膳食，吃好吃饱；中年人工作相对繁忙，一日三餐要尽量做到定时定量；老年人新陈代谢机能下降，则要保持相对不饥不饱的状态。过饥，所需营养和能量供给不上，导致身体虚弱，免疫力降低，极易引起疾病；过饱，食物超过脾胃的运作能力，影响正常的消化和吸收，轻则导致饮食停滞，脾胃损伤，重则引起疾病，譬如因营养过剩而导致肥胖症、糖尿病等。

5. 寒与热的平衡

中医常讲“热者寒之、寒者热之”，说的就是寒热平衡。人体有阴阳、虚实之分，食物也有寒、热、温、凉四性之别。日常生活中人们常说，夏天喝绿豆汤，冬天喝小红豆汤；吃螃蟹要配姜，吃涮羊肉要配白菜、粉丝，都讲的是寒热搭配以促平衡。

6. 干与稀的平衡

干稀平衡是指每餐最好干稀搭配（汤泡饭除外）。饮食过干，影响肠胃吸收的效果，且容易形成便秘。饮食过稀，容易造成维生素补充不足。每餐有稀有干，吃着舒服，到了胃肠里也易消化吸收。

7. 入与出的平衡

入与出是指摄入与排出，其平衡就是指吃进去的能量要与消耗的能量相均衡。生命的本质意义从某种程度上来说就是新陈代谢，如果不注重平衡，日积月累势必会造成营养过剩或营养不良，影响身体健康。

在设计食谱和食物制作中也还要注意色彩平衡、灵活变化烹饪手法和善用调味品，保证食物色香味俱全，让就餐者喜欢吃、愿意吃，才能吃够量，达到预期的营养效果，实现科学配餐。

学术视野：膳食指南视图

问题探讨

1. 营养配餐的概念是什么？
2. 科学营养配餐的原则有哪些？
3. 平衡膳食的构成有哪些？

参考文献

[1] 中国营养学会．中国居民膳食指南（2022）[M]．北京：人民卫生出版社，2022.
[2] 中国营养学会．中国居民膳食指南科学研究报告（2021）[M]．北京：人民卫生出版社，2022.
[3] 孙长颢．营养与食品卫生学 [M]．8 版．北京：人民卫生出版社，2017.
[4] 蔡美琴．公共营养学 [M]．北京：中国中医药出版社，2019.

第三章
特定人群的营养与膳食

学习目标

知识目标： 1. 熟悉不同生理周期特定人群的生理特点
2. 掌握不同生理周期特定人群营养需求
3. 了解各类人群膳食营养素参考摄入量

能力目标： 1. 能够进行不同生理周期人群营养科普宣传
2. 能够为不同生理周期特定人群提供膳食营养指导

素质目标： 1. 具有健康管理师科学严谨的工作态度
2. 具有实事求是、精益求精的工作精神
3. 养成礼貌待人的良好习惯
4. 弘扬传统美德，传承优良学风
5. 具有尊老爱幼、乐于助人的优良品德

人的一生按照年龄段可以分为婴幼儿期、学龄前期、儿童和青少年期、成年期、老年期等不同时期，而成年女性还担负着孕育新生命的任务，每一个年龄阶段的生理特点和营养需求各不相同，因此掌握特定人群膳食指导原则十分必要。

第一节　孕妇的营养与膳食

案例点击

孕妇，32 岁，孕 8 周出现妊娠反应，先是晨起恶心、呕吐，后来发展到每顿吃过饭都要吐，看到油腻的食物感到恶心，闻到肉味就不舒服，连怀孕前最喜欢的鱼虾类都觉得腥味太重。孕妇被妊娠反应折腾得够呛，体重不仅未增加，还减轻了好几斤，孕妇丈夫为此很是忧虑。

孕妇健康状况分析

序号	主要健康问题	原因分析
1	有妊娠反应	孕早期由于雌激素和孕激素水平升高，导致孕妇出现恶心、反胃等早孕反应
2	体重下降	

妊娠期（孕期）是指女性受孕至分娩前的生理时期，孕妇是指处于妊娠期的人群。孕期女性通过胎盘转运供给胎儿生长发育所需营养，经过 280 天左右，将一个肉眼看不见的受精卵孕育成体重约 3.2kg 新生儿。孕期合理营养不仅是胎儿生长发育的重要保障，还有助于

预防孕期贫血、妊娠糖尿病等妊娠并发症，对母子近、远期的健康均具有重要影响。改善营养不良孕妇的营养状况，可以有效预防不良妊娠结局，促进母婴健康。

近十年我国大部分地区孕妇膳食不平衡，多种微量营养素摄入量偏低，部分营养素（例如维生素D和钙）仍然长期处于较低水平，存在贫血、维生素D和维生素A缺乏、碘缺乏或过量等营养问题，孕期超重和肥胖现象增多、妊娠合并症的发病率明显上升，巨大儿的出生率也不断上升，以上都会直接影响孕妇和胎儿的健康。对孕妇及早进行营养指导可提高生育质量，降低出生缺陷，对提高下一代身体素质和国家可持续发展的人才储备具有重要战略意义。

一、孕妇的生理特点

与同龄非妊娠期女性相比，为适应和满足妊娠期孕育胎儿的需要，孕期女性生理状态及代谢有较大的改变。如心输出量增加、蛋白质合成代谢加强，内分泌功能、消化功能、肾功能和体重、血液成分改变等，营养素、营养素代谢产物的浓度也有较大改变。随妊娠时间的增加，这些改变通常越来越明显，而随着胎儿的分娩和胎盘的娩出，母体各系统约于产后6周后逐渐恢复至未孕状态。

1. 孕期内分泌功能的改变

母体内分泌发生改变的目的之一，是对营养素代谢进行调节，增加营养素的吸收和利用，以支持胎儿的发育，保证妊娠的成功。

（1）母体卵巢及胎盘相关激素分泌增加

① 人绒毛膜促性腺激素（hCG）　受精卵着床后hCG水平开始升高，在妊娠第8～10周分泌达到顶峰，第10周后开始下降。其主要生理作用，一是刺激母体黄体变成妊娠黄体，继续分泌孕酮和雌激素；二是通过降低淋巴细胞的活力，防止母体对胎体的排斥反应。

② 人绒毛膜生长素（hCS）　hCS是胎盘产生的一种糖蛋白，其主要生理作用是降低母体对葡萄糖的利用并将葡萄糖转给胎儿；促进脂肪分解，使血中游离脂肪酸增多；促进蛋白质和DNA的合成。

③ 雌激素　胎盘分泌的雌激素主要为雌三醇。雌三醇的主要生理作用是通过促进前列腺素的产生而增加子宫和胎盘之间的血流量，并可促进母体乳房发育。正常孕妇血清中的雌三醇在妊娠25周时开始升高，且随着孕龄的增加，合成的雌三醇也不断增加。不断增加的游离雌三醇可降低子宫平滑肌兴奋阈，促进分娩发动。

④ 孕酮　最初来源于黄体，然后来源于胎盘。孕酮能促进乳腺小叶的发育，阻止妊娠期间乳汁分泌；松弛子宫和胃肠道平滑肌，便于胚胎在子宫内着床，营养素在肠道停留时间延长，增加营养素的吸收。

⑤ 人胎盘催乳素（HPL）　在受精卵植入后由胎盘开始分泌，妊娠期持续增高，增高速率与胎盘增大速率平行，可以用于评价胎盘功能，足月时血清浓度比受孕前高20倍。HPL可以刺激母体脂肪分解，提高母体血脂水平、胆固醇水平，促进更多的营养物质由母体向胎儿转运。人胎盘催乳素是生长激素，调节胎儿子宫内生长因子的产生，通过刺激母体脂肪分解和拮抗母体胰岛素的作用促使更多营养素由母体转运至胎儿。它还刺激乳腺发育准备哺乳。

(2) 孕期甲状腺素及其他激素水平的改变

① 甲状腺素　孕期女性甲状腺比非孕时呈均匀性增大，血浆甲状腺素 T_3、T_4 水平相应增高。体内合成代谢相应增加使母体妊娠相关组织更好发育。有文献报道，孕晚期基础代谢耗能约增加 0.63MJ/d (150kcal/d)，相比非孕时升高 15%～20%。母体的甲状腺素不能通过胎盘，胎儿生长依赖自身合成的甲状腺素。

② 氢化可的松　雌激素作用下孕妇血浆中结合氢化可的松和游离氢化可的松增加。氢化可的松拮抗胰岛素并刺激氨基酸合成葡萄糖，加上人胎盘催乳素的抗胰岛素作用，导致孕妇的糖耐量试验异常及妊娠糖尿病发生率增高。

③ 孕期其他代谢改变　见表 3-1。

◈ 表 3-1　孕期女性体内代谢变化

指标	变化	指标	变化
血浆 T_3、T_4	升高	血浆白蛋白	下降
血浆胰岛素	升高	血清维生素 C	下降
葡萄糖耐量	升高	血清叶酸、维生素 B_{12}	下降
血脂、胆固醇	升高	血清维生素 E	升高
氮储留量	升高	尿 *N*-甲基烟酰胺	升高
血浆纤维蛋白原	升高	尿维生素 B_2	升高
血红蛋白浓度	下降	尿吡哆醛	升高
红细胞计数	下降	钙、铁肠道吸收	升高

资料来源：何志谦．人类营养学［M］．3 版．北京：人民卫生出版社，2008.

2. 孕期消化系统功能改变

孕妇受高水平雌激素的影响，牙龈增厚，牙齿易松动，易患牙龈炎和龋齿。在孕早期，受孕酮分泌增加的影响，孕妇胃肠道平滑肌张力降低，蠕动减慢，胃排空及食物在肠道停留时间延长，常出现胃肠胀气和便秘；由于贲门括约肌松弛，胃内容物可逆流到食管下部，引起反胃、烧心等早孕反应；孕期消化液和消化酶（如胃酸和胃蛋白酶）分泌减少，易出现消化不良；由于胃酸分泌减少，胃液酸度降低，孕早期钙、铁等矿物质元素的吸收率也会下降。但随着妊娠时间的增加，胃肠道对钙、铁、叶酸、维生素 B_{12} 等营养素的吸收能力逐渐增强。此外由于胆囊排空时间延长，胆道平滑肌松弛，胆汁变黏稠、淤积，易诱发胆结石。

3. 孕期血容量及血液成分改变

① 血容量增大。孕妇妊娠 6～8 周起血容量开始增加，至 32～34 周时达高峰，约比未孕时增加 40%～45%。红细胞和血红蛋白 (Hb) 的量也增加，至分娩时约增加 20%。由于血浆增加幅度高于红细胞，使血红蛋白浓度下降 20%以上，血细胞比容下降约 15%，约为 0.31～0.34 (非孕为 0.38～0.47)；红细胞计数下降为 3.6×10^{12}/L (非孕为 4.2×10^{12}/L)，造成血液的相对稀释，出现孕期生理性贫血。世界卫生组织建议，孕早期和孕末期贫血的界定值是 Hb≤110g/L，孕中期是 Hb≤105g/L。如果孕期营养素摄入不足，蛋白质尤其是优质蛋白质和铁元素摄入不足，容易造成缺铁性贫血。由于叶酸的缺乏，孕妇有时也会出现巨幼红细胞贫血。如果铁和 B 族维生素同时缺乏，则会引起更复杂的混合型贫血。

② 随着孕期血容量的增加，血清总蛋白浓度从孕早期即开始下降，至妊娠晚期达最低。孕后期白蛋白和球蛋白的比值有时会出现倒置现象，白蛋白不足可导致血浆胶体渗透压降低

而出现水肿现象。

③ 血浆中葡萄糖、氨基酸、铁、维生素 C、维生素 B_6、叶酸及生物素等在孕期均会降低，但血浆甘油三酯、极低密度脂蛋白、低密度脂蛋白和高密度脂蛋白均有所上升。某些脂溶性维生素如胡萝卜素、维生素 E 的血浆水平上升，维生素 E 血浆浓度上升约 50%，而维生素 A 变化不大。

4. 孕期肾功能改变

① 肾小球滤过率、肾有效血浆流量增加。妊娠期间胎儿的代谢产物需经母体排出，故孕期肾功能出现明显的生理性调节，表现为肾小球滤过率增加，肾有效血浆流量增加约 75%。由于肾小球滤过率、肾有效血浆流量受体位影响，仰卧位尿量增加，一般孕妇夜尿量多于日尿量。

② 尿中部分营养素排出增加。由于肾小管再吸收能力不能随着肾小球滤过率的增加而增加，孕妇餐后会出现生理性糖尿，应与真性糖尿病鉴别。同时尿中氨基酸和水溶性维生素排出量亦增加，尿氨基酸日平均排出量约 2g，叶酸的排出比非孕时高出 1 倍。

5. 孕期体重增长

孕期体重的适宜增长有利于保证母婴的营养并获得良好的妊娠结局。平均而言，孕期总增重约 12kg 较为适宜，其中孕早期增重不超过 2kg，孕中、晚期每周增重约 350g。孕前体重较轻的女性孕期增重可稍多，孕前超重/肥胖者孕期增重应减少。推荐我国孕前体重正常女性孕期增重 8～14kg，孕前低体重者增重 11～16kg，超重者增重 7～11kg，肥胖者增重 5～9kg，孕前不同 BMI 女性孕期增重适宜值和增重速率见表 3-2。

◇ 表 3-2　妊娠期女性体重增长范围和妊娠中、晚期每周增重推荐值

孕前 BMI/(kg/m^2)	总增重范围/kg	孕早期增重范围/kg	孕中晚期每周体重增长值及范围/kg
低体重(BMI＜18.5)	11.0～16.0	0～2.0[a]	0.46(0.37～0.56)[b]
正常体重(18.5≤BMI＜24.0)	8.0～14.0	0～2.0	0.37(0.26～0.48)
超重(24.0≤BMI＜28.0)	7.0～11.0	0～2.0	0.30(0.22～0.37)
肥胖(BMI≥28.0)	5.0～9.0	0～2.0	0.22(0.15～0.30)

a 表示孕早期增重 0～2kg；

b 表示括号内数据为推荐范围。

资料来源：中国营养学会团体标准.《中国妇女妊娠期体重监测与评价》(T/CNSS 009—2021)。

体重增长包括两部分：一是妊娠的产物，如胎儿、羊水和胎盘；二是母体组织的增长，如血液和细胞外液的增加、子宫和乳腺的增大及为泌乳而储备的脂肪和其他营养物质。其中，胎儿、胎盘、羊水、增加的血容量及增大的子宫和乳腺被称为必要性体重增加。

值得重视的是，体重增长过低或过高均会增加妊娠合并症的风险。有研究显示，孕期母体体重下降或偏低与胎儿宫内发育迟缓和围生期死亡危险性增加有关；而孕期体重增长过多与胎儿高出生体重（巨大胎儿）、产后恢复困难和继发性因素引起产妇死亡危险性增加相关。因此，孕期适宜的体重增加十分重要。

二、孕妇的营养需求

妊娠期是需要加强营养的特殊生理时期，胎儿生长发育所需的所有营养素均来自母体，

孕妇本身需要为分娩和分泌乳汁储备营养素，因此保证孕妇孕期营养状况维持正常对于妊娠过程及胎儿、婴儿的发育，均有很重要的作用。与同龄非妊娠期女性相比，孕妇对能量和营养素的需求有明显的变化。

1. 能量

由于胎儿、胎盘和母亲体重增加及基础代谢率增高等因素的影响，孕妇在整个孕期需要额外增加 3347MJ（80000kcal）的能量，此值相当于每日在孕前能量需要的基础上增加 1.19MJ（285kcal），但实际上并不是在怀孕期间每个时期都平均增加，而是根据每个时期的需要按不同的数量增加。一般将妊娠分为三期，每期三个月。孕早期（1～3 个月）为胎儿发育初期，母亲生理变化尚不明显，体重变化不大，此时孕妇对能量的需要与非孕时基本相近，可不增加能量；孕中期（4～6 个月）开始母体能量需求量增加，增加量为每日 1.05MJ（250kcal）；孕晚期（7～9 个月）孕妇虽然体重增加较快，但由于此时孕妇活动量减少，能量消耗较低，亦不宜过分增加能量供应，仍以每日增加 1.67MJ（400kcal）为宜。

值得注意的是，孕期能量摄入不足会影响到胎儿的生长发育，造成低体重儿的出生。而能量摄入过多，易形成巨大儿，导致难产，并且这种巨大儿往往会出现食量增加而导致肥胖的情况，是高血压和糖尿病的重要诱发因素。而保证适宜能量的方法是密切监测及控制孕期体重增长。

2. 蛋白质

孕期女性对蛋白质的需要量明显增加，在整个孕期内总共储留蛋白质约 1kg，其中约 440g 储留于胎儿体内，其余分布于胎盘（100g）、子宫（166g）、羊水（3g）、乳腺（81g）和母血（135g）中。孕早、中、晚期蛋白质日增加量分别为 1g、4g、6g。由于胎儿早期肝脏尚未发育成熟而缺乏合成氨基酸的酶，所有氨基酸均是胎儿的必需氨基酸，都需要母体提供。以蛋白质的利用率为 70%估计，孕末期每日需增加蛋白质 85g，由于个体差异，蛋白质增加的变异系数约为 15%，孕期日增加蛋白质的推荐值为 10g。在我国膳食以谷类为主的广大地区，考虑谷类蛋白质的利用率通常较低，《中国居民膳食营养素参考摄入量（2023 版）》（DRIs）建议孕早、中、晚期膳食蛋白质 RNI 分别增加 0、15g/d、30g/d。由于孕妇和胎儿发育的需要，孕期应当提高优质蛋白质供给的比例，孕妇摄入的蛋白质中至少 1/3 应为完全蛋白质，最好能够达到 1/2。因此，孕妇特别是处于孕中晚期的孕妇应当增加肉、蛋、奶、豆等优质蛋白质类食物的摄入。

3. 脂类

脂肪能供给能量，而且是细胞的重要组成物质，在胎儿的生长发育过程中起着至关重要的作用。孕期女性整个妊娠过程中体脂平均增加 2～4kg，胎儿储备的脂肪为其体重的 5%～15%。脂类是神经系统的重要组成成分，占胎儿脑固体物质的 35%～60%，胎儿脑脂肪酸约 1/3 为长链多不饱和脂肪酸，尤以 DHA 和 EPA 含量丰富，对促进胎儿神经系统的发育至关重要，并与出生后的智力发育有着密切的关系。因此孕妇膳食中应含有适量的脂肪，包括饱和脂肪酸、ω-6 和 ω-3 系列多不饱和脂肪酸，以保证胎儿神经系统的发育和成熟，并促进脂溶性维生素的吸收。

在孕妇对不同类别脂肪酸的需求方面，应当控制饱和脂肪酸的摄取量，适当增加 ω-6 和

ω-3系列多不饱和脂肪酸的摄取量，特别是ω-3系列脂肪酸的摄取量。大豆油、亚麻籽油、低芥酸菜籽油等为数不多的油种中富含α-亚麻酸，在体内可转化为DHA和EPA，鱼类尤其是深海鱼富含DHA和EPA，孕妇可以经常摄入以上油种，并多吃一些鱼、虾类食物，以增加ω-3系列脂肪酸的摄取量，促进胎儿神经细胞的发育，并在一定程度上降低妊娠高血压和妊娠糖尿病的风险。《中国居民膳食营养素参考摄入量（2023版）》建议孕期膳食脂肪供能应占总能量的20%～30%，其中饱和脂肪酸、单不饱和脂肪酸、多不饱和脂肪酸分别为<10%、10%、10%。动物脂肪与植物脂肪的比例可按(1∶4)～(1∶3)搭配，但油脂在总热量中的百分比不宜高于30%，以免超重甚至肥胖。

4．矿物质

（1）钙　钙是人体内含量最高的矿物质。我国绝大部分孕期女性钙的摄入量不足，钙缺乏在孕妇中相当普遍。孕期钙的缺乏可引起孕妇腰腿疼痛和腓肠肌痉挛。钙作为凝血因子的激活剂，参与机体的凝血过程，因此充足的钙水平对于孕妇分娩时不丢失过多血液有重要作用。孕期母体的钙代谢会发生适应性调节，使胎儿从母体中获取大量的钙以供生长发育。当妊娠妇女钙摄入量轻度或短暂性不足时，母体血清钙浓度降低，继而甲状腺旁腺激素的合成和分泌增加，加速母体骨骼和牙齿中钙盐的溶出，以维持正常的血钙浓度，满足胎儿对钙的需要量；当严重缺钙或长期缺钙时，血钙浓度下降，母亲可发生小腿抽筋或手足抽搐，严重时可导致骨质软化症，胎儿患上先天性佝偻病。

一个成熟胎儿体内约需储留钙30g，以满足生长发育的需要。孕早期胎儿储钙较少，平均仅为7mg/d。孕中期开始增加至110mg/d，孕晚期钙储留量大大增加，平均每日可储留350mg。除胎儿需要外，母体尚需储存部分钙以备泌乳需要，故妊娠期钙的需要量增加。因此孕妇应摄入含钙丰富的食物，膳食中摄入不足时亦可适当补充一些钙制剂。《中国居民膳食营养素参考摄入量（2023版）》建议妊娠中、晚期膳食钙每日推荐摄入量（RNI）为800mg/d。

（2）铁　铁缺乏在孕期女性中较为常见，我国中、晚期孕妇贫血患病率高达50%。孕期铁的储留量约为1000mg，其中胎儿体内约为300mg，红细胞的增加约需450mg，其余储留在胎盘中。随着胎儿、胎盘的娩出及出血，约损失孕期储留铁的80%，仅200mg左右的铁保留在母体内。妊娠期膳食铁摄入量不足，易导致孕妇出现缺铁性贫血、胎儿铁储备减少，使婴儿较早出现铁缺乏。孕妇缺铁还与新生儿低出生体重及早产有关。

孕期应注意补充一定量动物肝、血、瘦肉等食物，必要时可在医生指导下服用铁剂。《中国居民膳食营养素参考摄入量（2023版）》建议孕中、晚期膳食铁的推荐摄入量（RNI）在孕前基础上分别增加7mg/d、11mg/d，孕早期铁的摄入量同孕前期水平18mg/d。

（3）锌　孕期女性摄入充足量的锌有利于胎儿生长发育和预防先天性缺陷。胎儿对锌的需要在妊娠末期最高，此时胎盘每日主动转运0.6～0.8mg锌。血浆锌水平一般在妊娠早期就开始下降，直至妊娠结束，比非妊娠妇女低约35%，故在妊娠期应增加锌的摄入量。近年来的流行病学调查表明，胎儿畸形发生率的增加与妊娠期锌营养不良及血清浓度降低有关。《中国居民膳食营养素参考摄入量（2023版）》建议妊娠女性每日锌的摄入量比孕前增加2mg。

（4）碘　碘是合成甲状腺激素所必需的矿物质，而甲状腺激素促进蛋白质的合成和胎儿的生长发育、对大脑的正常发育和成熟非常重要。妊娠期妇女碘缺乏可能导致胎儿甲状腺功能低下，从而引起以生长发育迟缓、认知能力降低为特征的克汀病（呆小病）。尤其是在孕早期缺碘引起的神经系统损害更严重。通过纠正妊娠早期母亲碘缺乏可以预防。孕中期起孕妇的基础代谢增高，甲状腺素分泌量和碘的需要量增加，《中国居民膳食营养素参考摄入量（2023 版）》建议妊娠期膳食碘的 RNI 为 230μg/d，比妊娠前增加了 110μg/d。

5. 维生素

孕期对各种维生素的需要量都会增加，因此必须保证充足的食物供给。孕妇在孕期需要特别考虑维生素 A、维生素 D、维生素 C 及 B 族维生素的补充。

母体维生素可经胎盘进入胎儿体内，当母体食物中缺少脂溶性维生素时，可由肝脏释出供给胎儿。但母体摄入脂溶性维生素过多，可致胎儿中毒，因此孕妇在整个妊娠期尤其是孕早期不宜食用脂溶性维生素制剂，而提倡通过食物补充脂溶性维生素。水溶性维生素在母体内无储存，需经常供给。

（1）维生素 A　维生素 A 能促进细胞的生长与繁殖，维持皮肤和黏膜的健康，对视力也有影响。孕妇尤其是孕晚期妇女体内维生素 A 的储备量直接关系到胎儿维生素 A 的储存及胎儿出生后的健康，也与产后泌乳有关。而孕妇维生素 A 摄取不足则与早产、胎儿宫内发育迟缓及婴儿低出生体重有关。发展中国家约有 50％的孕妇维生素 A 摄入不足，我国孕妇尤其是孕晚期人群维生素 A 缺乏的现象也比较普遍，应注重摄入富含维生素 A 的或者富含胡萝卜素的食物，例如奶油、蛋黄、鱼肝油，深绿色、黄红色蔬菜和水果等。《中国居民膳食营养素参考摄入量（2023 版）》建议孕中、晚期维生素 A 的 RNI 较孕前增加 70μgRAE/d。

（2）维生素 D　维生素 D 可促进钙的吸收和钙在骨骼中的沉积，调节钙磷代谢及机体对感染的反应，抑制白血病、乳腺癌等肿瘤细胞的增长和末期分化。孕期缺乏维生素 D 与孕妇骨质软化症、新生儿低钙血症、手足抽搐、婴儿牙釉质发育不良等钙代谢紊乱有关；但过量也可导致婴儿发生高钙血症而产生维生素 D 中毒。皮肤内 7-脱氢胆固醇经紫外光照射可合成维生素 D，因此空气污染、户外光照时间较短、高纬度（＞35°）地区生活，或皮肤暴露面积太小、使用防晒霜过多的人群维生素 D 合成容易受到影响，导致母体和胎儿血中 25-$(OH)D_3$ 浓度偏低。维生素 D 的补充非常重要，动物肝脏、鱼肝油、蛋黄中含有丰富的维生素 D。《中国居民膳食营养素参考摄入量（2023 版）》建议妊娠期维生素 D 的 RNI 与非孕时相同，为 10μg/d。

（3）维生素 E　维生素 E 又名生育酚，在动物实验中发现其对生殖功能有重要作用。孕早期缺乏维生素 E 可降低子代体重，导致子代先天性畸形和先天性白内障。孕期维生素 E 的补充可能减少新生儿溶血的发生，主要因为维生素 E 可对红细胞膜，尤其是对红细胞膜上长链多不饱和脂肪酸稳定性产生保护作用。孕期血清维生素 E 水平升高，至孕晚期可达到非孕时的 2 倍，但是脐血中维生素 E 水平低于母血，推测与胎盘转运维生素 E 的能力有关。维生素 E 广泛存在于各种食物中，粮谷、豆类、果仁中含量丰富。《中国居民膳食营养素参考摄入量（2023 版）》推荐妊娠期维生素 E 的 RNI 与非孕时相同，为 14mgα-TE/d。

（4）维生素 K　维生素 K 是与凝血有关的维生素，凝血过程中至少有 4 种因子依赖维生素 K 在肝脏内合成，因此维生素 K 缺乏可导致凝血酶原下降，凝血过程受阻。维生素 K 对于孕妇和胎儿非常重要，孕妇缺乏维生素 K，会使孕妇体内的凝血酶原减少，从而导致出血甚至流产；而胎儿缺乏维生素 K，可能会导致智力发育迟缓或者先天性失明，严重者甚至可能造成死胎。孕妇如果在妊娠期间使用过抗凝剂、镇静剂、异烟肼、利福平等，或有酗酒习惯，都会影响母体血液中维生素K的含量，这种情况将直接影响新生儿体内维生素K的含量。且新生儿难以自行合成维生素K，一旦缺乏，可能会引起消化道出血、颅内出血等，并会出现小儿慢性肠炎、新生儿黑粪症等。因此孕妇适量补充维生素K十分必要，绿叶蔬菜是维生素K最好的食物来源，其含量为50～800μg/100g；其次是豆类；奶、蛋、肉类含量低于5μg/100g。《中国居民膳食营养素参考摄入量（2023版）》推荐孕期维生素K的RNI与非孕时相同，为80μg/d。

（5）B族维生素

① 维生素B_1　维生素B_1与能量代谢有关。妊娠期缺乏或亚临床缺乏维生素B_1时孕妇可能不出现明显的脚气病，而新生儿却有明显的脚气病表现，尤其是以精白米为主食、缺乏豆类和肉类摄入的人群较易发生该情况。维生素B_1也可影响胃肠道功能，尤其孕早期要特别注意维生素B_1的摄入。由于早孕反应使食物摄入减少，易引起维生素B_1缺乏，从而导致胃肠功能下降，而维生素B_1缺乏将进一步加重早孕反应。《中国居民膳食营养素参考摄入量（2023版）》建议孕早期女性维生素B_1的RNI为1.2mg/d，孕中、孕晚期分别为1.4mg/d和1.5mg/d。

② 维生素B_2　维生素B_2也与能量代谢有关。妊娠期维生素B_2缺乏与胎儿生长发育迟缓、缺铁性贫血有关。《中国居民膳食营养素参考摄入量（2023版）》建议妊娠期妇女孕早期、孕中期、孕晚期维生素B_2的RNI分别为1.2mg/d、1.3mg/d、1.4mg/d。

③ 维生素B_6　维生素B_6与体内氨基酸、脂肪酸和核酸的代谢有关，临床上常用于辅助治疗早孕反应，也会使用维生素B_6、叶酸、维生素B_{12}预防妊娠高血压。《中国居民膳食营养素参考摄入量（2023版）》建议孕期女性维生素B_6的RNI较非孕时增加0.8mg/d，为2.4mg/d。

④ 叶酸　孕期由于血容量增加至血浆稀释及尿液中叶酸的排出量增加，孕妇血浆及红细胞中叶酸水平通常下降。叶酸缺乏与孕妇巨幼细胞性贫血、多种不良妊娠结局如出生低体重、胎盘早剥和新生儿神经管畸形（无脑儿、脊柱裂等）的发生有关。此外，血清及红细胞叶酸水平降低也和血浆总同型半胱氨酸浓度升高及妊娠并发症有关。《中国居民膳食营养素参考摄入量（2023版）》建议孕期女性的叶酸的RNI为600μgDFE/d。叶酸可来源于深绿色叶菜、豆类和动物肝脏。

三、孕期营养不良对胎儿的影响

1. 影响智力发育

人类脑细胞发育最旺盛的时期为妊娠最后3个月至出生后1年内，在此期间，最易受营养不良的影响。孕妇妊娠营养不良会使胎儿脑细胞的生长发育延缓，DNA合成过于缓慢，也就影响了脑细胞增殖和髓鞘的形成，所以母体营养状况可能直接影响下一代脑组织的成熟过程和智力的发展。

2. 胎儿生长发育迟缓、低出生体重儿

孕期尤其是孕中、晚期能量、蛋白质等营养素摄入不足，易使胎儿生长发育迟缓，导致低出生体重儿（体重＜2500g）。低出生体重婴儿围产期死亡率为正常婴儿的4～6倍，还可影响儿童期和青春期的体能与智力发育。胎儿生长发育迟缓与成年后的许多慢性疾病或代谢异常有关，如心血管疾病、血脂代谢异常和糖代谢异常等。

3. 先天性畸形和疾病

孕妇叶酸缺乏可能引起巨幼细胞性贫血和神经管畸形；维生素 A 缺乏可发生角膜软化，过多又可导致中枢神经系统、心血管和面部畸形；维生素 D 和钙缺乏可导致先天性佝偻病、低钙血症抽搐；维生素 K 缺乏可引起新生儿出血性疾病；孕早期血糖高和孕妇酗酒也是引起先天畸形的原因。

4. 巨大儿

指出生体重大于 4000g 的新生儿。妊娠后期孕妇的血糖升高可引起巨大儿；孕妇盲目进食或进补，造成能量与某些营养素摄入过多，妊娠期增重过多，导致胎儿生长过度。巨大儿不仅在分娩中易致产伤，分娩困难，还和成年后慢性病（如肥胖症、高血压和糖尿病）的发生密切相关。

四、孕妇的膳食指南

孕期胎儿的生长发育、母体乳腺和子宫等生殖器官的发育及为分娩后乳汁分泌进行必要的营养储备，都需要额外的营养。妊娠期女性应在孕前平衡膳食的基础上，根据胎儿生长速率及母体生理和代谢变化适当调整进食量。孕早期胎儿生长发育速度相对缓慢，孕妇所需营养与孕前差别不大。孕中期开始，胎儿生长发育逐渐加速，母体生殖器官的发育也相应加快，营养需要增加，应在一般人群平衡膳食的基础上，适量增加奶、鱼、禽、蛋和瘦肉的摄入，食用碘盐，合理补充叶酸和维生素 D，以保证对能量和优质蛋白质、钙、铁、碘、叶酸等营养素的需要。孕育新生命是正常的生理过程，要以积极的心态适应孕期的变化，学习孕育相关知识，为产后尽早开奶和成功母乳喂养做好充分准备（表 3-3）。

◈ 表 3-3　孕中、晚期一日食谱举例

餐次	孕中期	孕晚期
	食物名称及主要原料质量	
早餐	豆沙包:面粉 40g,红豆馅 15g 蒸芋头:芋头 75g 煮鸡蛋:鸡蛋 50g 牛奶:250g 水果:草莓 100g	鲜肉包:面粉 50g,猪瘦肉 20g 蒸红薯蘸芝麻酱:红薯 75g,芝麻酱 5g 煮鸡蛋:鸡蛋 50g 牛奶:250g 水果:苹果 100g
午餐	杂粮饭:大米 60g,小米 60g 青椒爆猪肝:猪肝 5g,青椒 100g 芹菜香干百合:芹菜茎 100g,香干 50g,百合 10g 鲫鱼紫菜汤:鲫鱼 60g,紫菜 2g 水果:苹果 100g	杂粮饭:大米 60g,小米 60g 蘑菇炖鸡:蘑菇 60g,鸡 50g 烧带鱼:带鱼 30g 鸡血菜汤:鸡血 10g,大白菜 150g,紫菜 2g 清炒豇豆:菜豇豆 100g 水果:鲜橙 100g
晚餐	牛肉饼:面粉 60g,牛肉 50g 清炒菜薹:菜薹 100g 水果:香蕉 50g 滑藕片:莲藕 100g 酸奶:250g 坚果:核桃 10g	杂粮馒头:标准粉 60g,玉米面 30g 虾仁豆腐:基围虾仁 40g,南豆腐 150g 清炒菠菜:菠菜 100g 水果:猕猴桃 100g 酸奶:250g 坚果:核桃 10g
全天	植物油 25g,食用碘盐不超过 5g	植物油 25g,食用碘盐不超过 5g

注：按照低身体活动水平，孕中期需要能量 2100kcal、孕晚期需要能量 2250kcal 计算。

学术视野：生命早期 1000 天

问题探讨

1. 案例分析

根据案例请分析，该孕妇应如何通过饮食营养减轻孕吐。

2. 妊娠反应的原因和表现是什么？

第二节　乳母的营养与膳食

案例点击

产妇，28 岁，产后 6 个月，身高 160cm，体重 75kg，为恢复形体、开始吃素，最近出现眼睛干涩，双下肢腓肠肌压痛，并有夜间下肢肌肉抽筋，且有便秘出现。

产妇健康状况分析

序号	主要健康问题	原因分析
1	眼睛干涩	哺乳期膳食营养不均衡，维生素 A 和钙摄入不足，营养素缺乏，导致眼睛干涩，双下肢腓肠肌压痛，并有夜间下肢肌肉抽筋，且有便秘
2	双下肢腓肠肌压痛	
3	夜间下肢肌肉抽筋	
4	便秘	

乳母是产后数小时至 1 年内为婴儿哺乳的妇女。乳母一方面要逐步补偿妊娠和分娩时所消耗的营养储备，促进身体器官和各系统功能的恢复；另一方面要分泌乳汁哺育婴儿，因此乳母对能量和营养素的需要较非哺乳期女性高。乳母的营养状况不仅关系到乳母的身体恢复，而且可通过乳汁的质和量影响婴儿的生长发育。因此我们要了解乳母的营养需求，并具备根据乳母的具体情况给予相应膳食指导的能力。

一、乳母的生理变化

1. 泌乳和排乳

泌乳是复杂的神经内分泌调节过程，受神经体液的调节，乳腺在孕晚期主要受雌激素和孕酮的影响，前者作用于乳腺的导管系统，而后者作用于乳腺囊泡的增生。分娩后孕酮消退，对催乳素的抑制作用解除，催乳激素升高，乳汁开始分泌。婴儿吸吮乳头可刺激乳母垂体产生催乳素，引起乳腺腺泡分泌乳汁并存留在乳腺导管内；同时，吸吮乳头可引起乳母神经垂体后叶释放催产素，引起乳腺导管收缩而出现泌乳。

一般在分娩后 2～3 天乳腺开始分泌乳汁。产后 2～7 天（第 1 周）分泌的乳汁称为初乳，呈淡黄色，质地黏稠。富含脂肪、矿物质、类胡萝卜素和大量免疫因子，尤其是分泌型免疫球蛋白 A 和乳铁蛋白等。初乳对于婴儿是非常重要的。产后 7～21 天（第 2 周）分泌的乳汁称为过渡乳，其中的乳糖和脂肪含量逐渐增多。第 2 周以后分泌的乳汁为成熟乳，呈乳白色，富含蛋白质、乳糖和脂肪等多种营养素，是婴儿的最佳食物。

正常情况下，乳汁分泌量在产后逐渐增多，产后第一天的泌乳量约为 50mL，第二天约分泌 100mL，到第二周增加到 500mL/d 左右，3 个月后正常乳汁分泌量约为 750～850mL/d。乳母营养状况直接影响泌乳量。泌乳量少是母亲营养不良的一个特征表现。通常根据婴儿体重增长率作为奶量是否足够的指标。

2. 哺乳对母亲健康的影响

(1) 近期影响

① 促进产后母体子宫恢复　哺乳过程中婴儿对乳头的不断吸吮会刺激母体分泌催产素，引起子宫收缩，有助于促进子宫恢复到孕前状态。

② 避免发生乳房肿胀和乳腺炎　哺乳可以促进母体乳房中乳汁的排空从而降低乳房肿胀、乳腺炎的发生率。

③ 延长恢复排卵的时间间隔　母乳喂养能够延长分娩后至恢复排卵的时间间隔，延迟生育。婴儿吸吮乳汁的过程抑制了下丘脑促性腺激素的规律性释放，而后者对母体卵泡的成熟及排卵是必需的。

(2) 远期影响

① 预防产后肥胖　乳母在哺乳期分泌乳汁要消耗大量的能量，这将促使孕期所贮存的脂肪被消耗，有利于乳母体重尽快复原，预防产后肥胖。

② 降低乳腺癌和卵巢癌风险　大量研究结果表明，哺乳可降低乳母以后发生乳腺癌和卵巢癌的危险性。

二、乳母的营养需要

乳母的营养状况好坏将直接影响乳汁的营养素含量，进而影响婴儿的健康状况。乳母膳食蛋白质质量差且摄入量严重不足时，乳汁中蛋白质的含量和组成也会受到影响。母乳中脂肪酸、磷脂和脂溶性维生素含量也受乳母膳食营养素摄入量的影响。乳汁中乳糖含量、水溶性维生素的含量受乳母饮食的影响相对较小。

1. 能量

由于要满足母体自身的能量需求，又要供给乳汁所含的能量和泌乳过程消耗的能量，而母体需以约 90kcal（0.38MJ）的能量提供 100mL 乳汁所含的能量，按每天乳汁分泌量为 800mL 计算，则每日需额外增加的能量为 720kcal（3.04MJ）。另外，哺乳期基础代谢率升高 10%～20%，相当于每日增加能量需求 200kcal（0.84MJ）左右。其中，孕期的脂肪储备可为乳汁的分泌提供 1/3 的能量，另外 2/3 需由膳食提供。《中国居民膳食营养素参考摄入量（2023 版）》建议乳母每日能量的摄入量应在孕前的基础上增加 500kcal（209MJ）。

2. 蛋白质

蛋白质的质和量都会影响乳汁分泌量和蛋白质氨基酸的组成。乳汁中的蛋白质含量平均为 11g/L，如每日乳汁分泌量为 800mL，则需要蛋白质 88g。由于膳食蛋白质转化为乳汁蛋白质的转换率为 70%，故分泌乳汁 800mL 需消耗蛋白质 126g。如果膳食供给的蛋白质生理价值低，则转变成乳汁蛋白质的效率会更低。《中国居民膳食营养素参考摄入量（2023 版）》建议乳母每日蛋白质的摄入量应在非孕妇女基础上增加 25g。建议乳母多吃蛋类、乳类、瘦肉类、肝、肾、豆类及其制品。

3. 脂肪

脂肪是婴儿能量的重要来源，婴儿中枢神经系统的发育及脂溶性维生素的吸收也需要脂肪，故乳母膳食中应有适量的脂肪。乳母应多吃鱼类，尤其是深海鱼类，可以增加 DHA 的摄入量，有利于婴儿脑神经和视力的发育。乳母脂肪的摄入量以占总能量的 20%～30% 为宜。

4. 矿物质

（1）钙　母乳中钙的含量较稳定，不受乳母膳食中钙水平的影响，但当乳母钙摄入不足时，机体会动用母体骨骼中的钙来保持乳汁中钙的含量。乳母常因钙摄入不足而出现腰腿疼痛、小腿肌肉痉挛等，甚至出现骨质软化症。因此，为了保证乳汁中钙含量的稳定及母体钙平衡，在哺乳期应增加钙的供给量。乳母应多食用富含钙质的食物、多晒太阳；但补钙量应有一定的限度，因为过多钙的摄入会增加肾结石的危险性。《中国居民膳食营养素参考摄入量（2023 版）》建议乳母钙的 RNI 与非孕时相同，为 800mg/d。

（2）铁　铁不能通过乳腺输送到乳汁，因此母乳中的铁含量极低，但乳母仍应该注重膳食铁的补充，以弥补孕期胎儿铁储备和分娩丢失的铁。《中国居民膳食营养素参考摄入量（2023 版）》建议乳母铁的 RNI 为 24mg/d，由于铁的利用率低，可考虑补充小剂量的铁纠正和预防缺铁性贫血。

（3）锌和碘　锌和碘与婴儿神经系统发育和免疫功能关系密切，且乳汁中锌和碘的含量受乳母膳食的影响，因此乳母膳食中应注意锌和碘的补充。《中国居民膳食营养素参考摄入量（2023 版）》建议乳母锌的 RNI 为 13mg/d，碘的 RNI 为 240μg/d。

5. 维生素

（1）脂溶性维生素　维生素 A 的水平直接影响婴儿的生长发育和健康状况。维生素 A 可部分通过乳腺转移到乳汁中，因此摄入量可影响乳汁中维生素 A 的含量。维生素 D 几乎不能通过乳腺，母乳中含量很低。维生素 E 具有促进乳汁分泌的作用。《中国居民膳食营养素参考摄入量（2023 版）》建议乳母维生素 A 的 RNI 为 1260μgRE/d，维生素 D 的 RNI 为 10μg/d，维生素 E 的 AI 为 17mgα-TE/d。

（2）水溶性维生素　水溶性维生素大多可通过乳腺，但乳腺可调控其进入乳汁的含量，达到一定水平不再增高。研究证明维生素 B_1 能够改善乳母的食欲和促进乳汁分泌，同时预防婴儿脚气病。《中国居民膳食营养素参考摄入量（2023 版）》建议维生素 B_1 的 RNI 为 1.5mg/d，维生素 B_2 的 RNI 为 1.7mg/d、烟酸的 RNI 为 16mg/d，维生素 B_6 的 RNI 为 1.7mg/d，维生素 B_{12} 的 RNI 为 3.2mg/d，维生素 C 的 RNI 为 150mg/d，均高于非哺乳女性。

6. 水

乳母的饮水量与乳汁的分泌量关系密切，乳母平均每日泌乳 0.8L，因此每日应多摄入 1100mL 水。

三、乳母的膳食指南

哺乳期又分为产褥期和产褥期后的哺乳期。我国一般将产后第一个月作为产褥期。

1. 产褥期膳食指南

产妇在分娩后可能会感到疲劳无力或食欲较差，可选择较清淡、稀软、易消化的食物，如面片、挂面、馄饨、粥、蒸或煮的鸡蛋及煮烂的菜肴，之后就可过渡到正常膳食。剖宫产的产妇，手术后约 24 小时胃肠功能恢复，应给予术后流食 1～2 天，但忌用牛奶、豆浆、大量蔗糖等易引起胀气的食品。情况好转后给予半流食 1～2 天，再转为普通膳食。采用全身麻醉或手术情况较为复杂的剖宫产术后妇女的饮食应遵医嘱。

母体在分娩过程中失血较多，产妇需要补充有助造血的营养素，如蛋白质和铁等。鸡蛋中蛋白质含量很高，但每日进食鸡蛋的量不要多于 6 个，以免增加肾脏负担。此外，若只强调动物性食物的摄入如鸡、肉、鱼、蛋，而忽视蔬菜与水果的摄入，容易造成维生素 C 与膳食纤维摄入不足。

2. 乳母膳食指南

整个哺乳期（包括产褥期）均应坚持食物多样，以满足自身营养需求，保证乳汁营养和母乳喂养的持续性。每天的膳食应包括谷薯类、蔬菜水果类、畜禽鱼蛋奶类、大豆坚果类食物。通过选择小分量食物、同类食物互换、粗细搭配、荤素双拼、色彩多样的方法，达到食物多样（表 3-4）。

乳母一天食物建议量为谷类 225～275g，其中全谷物和杂豆不少于 1/3；薯类 75g，蔬菜类 400～500g，其中绿叶蔬菜和红黄色等有色蔬菜占 2/3 以上；水果类 200～350g，鱼、禽、蛋、肉类（含动物内脏）总量为 175～225g；牛奶 300～500mL；大豆类 25g；坚果 10g；烹调油 25g，食盐不超过 5g；饮水量为 2100mL。为保证维生素 A 的需要，建议每周吃 1～2 次动物肝脏，总量达 85g 猪肝或 40g 鸡肝。动物性食物和大豆类食物之间可做适当的替换，豆制品喜好者可以适当增加大豆制品，减少动物性食物，反之亦可。

◎ 表 3-4 哺乳期一日食谱举例

餐次	食物名称及主要原料质量
早餐	肉包子：面粉 50g，猪瘦肉 20g，植物油 2g 蒸芋头：芋头 75g 红薯稀饭：大米 20g，小米 10g，红薯 20g 拌黄瓜：黄瓜 100g 煮鸡蛋：鸡蛋 50g
早点	牛奶：250g 苹果：150g

续表

餐次	食物名称及主要原料质量
午餐	生菜猪肝汤：生菜 100g，猪肝 20g，植物油 5g 青椒爆猪肝：猪肝 5g，青椒 100g 丝瓜炒牛肉：丝瓜 100g，牛肉 50g，植物油 8g 鲫鱼紫菜汤：鲫鱼 60g，紫菜 2g 清蒸带鱼：带鱼 40g，小香葱 10g，植物油 2g 大米杂粮饭：大米 50g，绿豆 15g，小米 30g，糙米 10g
午点	橘子：175g
晚餐	青菜炖豆腐：小白菜 175g，豆腐 175g，虾仁 20g，植物油 8g 香菇炖鸡汤：鸡肉 50g，鲜香菇 25g 玉米面馒头：玉米粉 30g，面粉 50g 蒸红薯：红薯 50g
晚点	牛奶煮麦片：牛奶 250g，麦片 10g

学术视野：哺乳期妇女膳食指南

问题探讨

1. 案例分析

案例中产妇眼睛干涩可能是由于缺乏什么营养素引起的？如何补充？

2. 产妇双下肢腓肠肌压痛及夜间下肢肌肉抽筋可能是由哪些营养素缺乏引起的？如何补充？

3. 妇女吃素的饮食行为中，容易导致哪些维生素缺乏？

第三节　婴幼儿的营养与膳食

案例点击

7 月龄婴儿，男，身长 68cm，体重 8.2kg，宝宝妈妈感觉宝宝最近生长速度不如以前了。婴儿为足月顺产，一直进行母乳喂养至今，间断添加过果奶和果冻等食物。

婴儿健康状况分析

主要健康问题	原因分析
生长速度减慢	母乳喂养，6 月龄后没有及时添加辅食

人从出生后至 2 周岁，占据了生命早期 1000 天机遇窗口期中 2/3 的时长，这一阶段的良好营养和科学喂养是儿童近期和远期身心健康的重要保障。而生命早期的营养和喂养对体格生长、智力发育、免疫功能等近期及远期健康持续产生至关重要的影响。

一、婴幼儿的生理特点

1. 生长发育迅速

婴儿期指人从出生到1周岁内的阶段，是人类一生中生长发育的第一高峰期，尤其是出生后头6个月的生长速度最快。婴儿体重、身长和头围、胸围的增加最为明显。体重是衡量机体所有组织器官生长发育状况、能量和营养素摄入状况的综合指标之一，新生儿出生时平均体重为3250g左右，5～6个月时体重可增至出生时的2倍，而1周岁时将增加至出生时的3倍，达到9750g左右。身长是反映骨骼系统生长的指标，婴儿期内身长从出生时的50cm左右增长到1周岁时的75cm左右，平均增长约25cm。头围的大小反映脑及颅骨的发育状态，出生时头围平均约为34cm，1岁时增至46cm左右。婴儿期的脑细胞数目持续增加，至6月龄时脑重增加至出生时的2倍（600～700g），至1周岁时脑重达900～1000g，接近成人脑重的2/3。胸围的大小反映胸廓和胸背肌肉的发育情况，出生时比头围小，随着月龄增长速度增加，一般情况下在1岁左右与头围基本相等并开始超过头围（头胸围交叉）。

满1周岁到3周岁以内称为幼儿期，这一阶段机体的生长发育速度较婴儿期减缓，但与成人期相比仍非常旺盛。体重平均每年增加约2kg，身长平均每年增加约10cm，头围平均每年增长约1cm。幼儿期智能发育较快，语言、思维能力增强。

2. 消化和吸收功能较差

婴幼儿的消化系统尚处于发育阶段，功能不完善，对食物的消化、吸收和利用都受到一定的限制。

（1）口腔　婴儿双颊有发育良好的脂肪垫，有助于其吸吮乳汁。新生儿口腔狭小，唾液腺欠成熟，唾液分泌量少，唾液中淀粉酶的含量低，不利于消化淀粉。到3～4个月时唾液腺逐渐发育完善，唾液淀粉酶含量逐渐增加，6个月起唾液的作用增强。口腔黏膜相当柔嫩，且血管丰富，易受损伤，不宜进食过热过硬的食物，避免损伤婴儿的口腔黏膜。应特别注意保持婴儿口腔的清洁，但切勿反复用力擦拭。

（2）牙齿　乳牙是儿童咀嚼器官的重要组成部分。从出生6个月左右开始萌出第一颗乳牙，到2.5岁左右20颗乳牙萌出完毕。健康的乳牙能够发挥正常的咀嚼功能，有利于食物的消化和吸收。

（3）食管、胃　婴幼儿食管较成人细且短，呈漏斗状。食管与胃底形成夹角为钝角，不能形成有效的抗反流屏障。婴儿的胃呈水平位，胃容量小，新生婴儿的胃容量仅25～50mL，出生后10天增加到约100mL，6个月时约为200mL，1岁时约为300～500mL。婴儿食管和胃壁的黏膜和肌层都较薄，弹性组织发育不完善，易受损伤。由于贲门括约肌收缩能力较差，在吸吮时常呈开放状态，易吞入空气，而胃幽门括约肌发育良好，自主神经调节功能差，故易引起幽门痉挛而出现溢乳和呕吐。

（4）小肠　新生儿的小肠约为自身长度的6～8倍，肠壁肌层薄弱，弹力较小，肠黏膜的血管及淋巴管丰富，通透性强。黏膜的绒毛较多，吸收面积与分泌面积均较大，有利于食物的消化和吸收。

（5）消化酶　新生儿消化腺已能分泌消化液，但消化酶的活力相对较弱，胃蛋白酶活力弱，凝乳酶和脂肪酶含量少，因此消化能力受限，胃排空延迟，胃排空人乳的时间为2～3

小时。淀粉酶活力弱，胰淀粉酶要到出生后第4个月才达到成人水平。胰腺脂肪酶的活力亦较低，肝脏分泌的胆盐较少，因此脂肪的消化与吸收较差。

二、婴幼儿的营养需求

1. 能量

婴儿的能量需要包括基础代谢、身体活动、食物的特殊动力作用、能量储存、排泄耗能及生长发育所需。能量供给不足，机体会分解自身组织以满足生理需要，出现脏器发育不良、消瘦、活动力减弱，甚至死亡。能量供给过多则可导致肥胖。婴幼儿对于能量的需要量因年龄、体重及发育速度的不同而异，一般为95kcal/(kg·d)。

2. 蛋白质

处于生长发育重要阶段的婴儿，对蛋白质的需要量高于成人（以每单位体重计），为维持机体蛋白质的合成和更新，应有量足质优的蛋白质供给。当膳食蛋白质供给不足时，婴儿可表现出生长发育迟缓或停滞、消化吸收障碍、肝功能障碍、抵抗力下降、消瘦、腹泻、水肿、贫血等。同时，由于婴幼儿的肾脏及消化器官尚未发育完全，膳食蛋白质供应过多则会引起便秘、肠胃疾病、舌苔增厚等问题。在保证蛋白质供给量的同时要注意优质蛋白占总蛋白的比例不低于30%～40%，要保证婴儿9种必需氨基酸（甲硫氨酸、色氨酸、缬氨酸、赖氨酸、异亮氨酸、亮氨酸、苯丙氨酸、苏氨酸、组氨酸）的摄入充足。

婴儿蛋白质的需要量是以营养状态良好的母亲喂养婴儿的需要量为标准来衡量的。在充足母乳喂养时，婴儿蛋白质摄入量相当于每千克体重1.6～2.2g，牛乳喂养时为每千克3.5g，大豆或谷类蛋白供应时为每千克体重4g。《中国居民膳食营养素参考摄入量（2023版）》建议6月龄内婴儿的蛋白质AI为9g/d，7～12月龄婴儿蛋白质RNI为17g/d，1～2岁幼儿蛋白质RNI为25g/d。

3. 脂类

必需脂肪酸α-亚麻酸和亚油酸对婴幼儿神经髓鞘的形成和大脑及视网膜光感受器的发育和成熟具有非常重要的作用。α-亚麻酸在体内可以代谢产生DHA（二十二碳六烯酸）和EPA（二十碳五烯酸），两者对于婴儿脑组织和视网膜的发育有促进作用。婴儿缺乏DHA一方面可影响神经纤维和神经突触的发育，导致注意力受损，认知障碍；另一方面可导致视力异常，对明暗辨别能力降低，视物模糊。早产儿和人工喂养儿需要补充DHA，这是因为早产儿体内DHA需要量相对大，但其脑中含量低，促使α-亚麻酸转变成DHA的脱饱和酶活力较低。人工喂养儿的食物来源主要是牛乳及其他代乳品，牛乳中的DHA含量较低，不能满足婴儿需要。

脂肪是婴幼儿体内所需能量和必需脂肪酸的重要来源，婴幼儿对必需脂肪酸缺乏较敏感。《中国居民膳食营养素参考摄入量（2023版）》推荐的婴幼儿每日膳食中脂肪能量占总能量的适宜比例6月龄以内婴儿为48%，7～12月龄婴儿为40%，1～3岁幼儿为35%。脂肪摄入过多，会影响蛋白质和碳水化合物的摄入并影响钙的吸收；脂肪摄入过低，会导致必需脂肪酸缺乏。

4. 碳水化合物

新生儿消化淀粉的能力尚未成熟，但乳糖酶的活性很高，有利于对奶类所含乳糖的消化吸收。4 个月以后的婴儿可以较好地消化淀粉类食品，故淀粉类食物应在婴儿 4 个月后再行添加。摄入过多的碳水化合物，会导致产酸、产气并刺激肠蠕动引起腹泻，而摄入过少时可能因蛋白质、脂肪过量摄入而导致氮质血症和酮症酸中毒。《中国居民膳食营养素参考摄入量（2023 版）》建议 6 月龄内婴儿总碳水化合物适宜摄入量为 60g/d，7～12 月龄为 80g/d。

5. 矿物质

在婴幼儿时期较容易缺乏的矿物质有钙、铁、锌等。

（1）钙　人乳中含钙量约为 350mg/L。以一天 800mL 人乳计，能提供 300mg 左右的钙。由于人乳中钙吸收率高，出生后前 6 个月的全母乳喂养的婴儿并无明显的缺钙。牛乳中钙量是母乳的 2～3 倍，但吸收率较低。《中国居民膳食营养素参考摄入量（2023 版）》建议 0～6 月龄婴儿钙的 AI 为 200mg/d，7～12 月龄婴儿钙的 AI 为 350mg/d，1～3 岁幼儿钙的 RNI 为 500mg/d。

（2）铁　足月新生儿体内有 300mg 左右的铁储备，通常可防止出生后 4 个月内的铁缺乏。早产儿及低出生体重儿的铁储备相对不足，在婴儿期容易出现铁缺乏。4 个月后婴儿需要从膳食中补充铁。铁供应不足可以导致婴幼儿缺铁性贫血，影响婴幼儿行为和智能的发育，严重者可使婴幼儿死亡率增高。《中国居民膳食营养素参考摄入量（2023 版）》建议 0～6 月龄婴儿铁的 AI 为 0.3mg/d，7～12 月龄婴儿钙的 RNI 为 10mg/d，1～3 岁幼儿铁的 RNI 为 10mg/d。可通过强化铁的配方奶、米粉、肝泥及蛋黄等予以补充。

（3）锌　对机体免疫功能、激素调节、细胞分化及味觉形成等过程有重要影响。幼儿缺锌可表现为食欲减退、生长停滞、味觉异常或异食癖、认知行为改变等。婴儿期每日需锌约 3mg。人乳中锌含量相对不足，成熟乳约为 1.18mg/L。由于足月新生儿体内有较好的锌储备，母乳喂养的婴儿在前几个月内不易缺乏，但在 4～5 个月后也需要从膳食中补充。肝泥、蛋黄、婴儿配方食品是较好的锌的来源。《中国居民膳食营养素参考摄入量（2023 版）》建议 0～6 月龄婴儿锌的 AI 为 1.5mg/d，7～12 月龄婴儿锌的 RNI 为 3.2mg/d，1～3 岁幼儿锌的 RNI 为 4.0mg/d。

6. 维生素

婴儿生长发育过程离不开对各类维生素的摄取。其中维生素 A、维生素 D、维生素 E、维生素 K、维生素 C 的摄入较为关键。

（1）维生素 A　维生素 A 能促进机体的生长发育，维持上皮组织正常结构与视觉功能。如果婴儿缺乏维生素 A，会导致生长迟缓甚至生长停滞，并容易患各种皮肤病和黏膜炎症，易患弱视、夜盲症等。《中国居民膳食营养素参考摄入量（2023 版）》建议 0～6 月龄婴儿每天维生素 A 的 AI 为 300μgRAE，7～12 月龄婴儿每天维生素 A 的 AI 为 350μgRAE。母乳和配方奶粉含有丰富的维生素 A，以母乳或配方奶粉喂养的婴儿一般不会出现维生素 A 缺乏。牛乳中的维生素 A 仅为母乳含量的一半，用牛乳喂养的婴儿每日需要额外补充 150～200μg 维生素 A。动物性食物如肝、肾、蛋类等含有丰富的维生素 A，另外胡萝卜、红薯、黄瓜、西红柿、菠菜、橘子、香蕉等深绿色、黄红色的蔬菜水果中的维生素 A 的含量也较丰富。

（2）维生素 D　维生素 D 可调节钙、磷的正常代谢，促进钙吸收和钙利用，对婴儿骨骼和牙齿的正常生长非常重要。人乳及牛乳中的维生素含量均较低，从出生 2 周到 1.5 岁之内都应添加维生素 D。《中国居民膳食营养素参考摄入量（2023 版）》推荐维生素 D 的摄入量为 10μg（400IU）/d。富含维生素 D 的食物较少，给婴儿适量补充富含维生素 A、维生素 D 的鱼肝油和动物肝脏、蛋黄等，另外经常进行阳光照射，可以预防维生素 D 缺乏所致的佝偻病。

（3）维生素 E　早产儿和低出生体重儿容易发生维生素 E 缺乏，引起溶血性贫血、血小板增多症及新生儿硬肿病。《中国居民膳食营养素参考摄入量（2023 版）》建议 0～6 月龄婴儿维生素 E 的 AI 为 3mgα-TE/d，7～12 月龄婴儿维生素 E 的 AI 为 4mgα-TE/d，1～3 岁幼儿维生素 E 的 AI 为 6mgα-TE/d。

（4）维生素 K　新生儿肠道内正常菌群尚未建立，肠道细菌合成维生素 K 较少，容易发生维生素 K 缺乏症。母乳含维生素 K 约 15μg/L，牛乳及婴儿配方奶中维生素 K 约为母乳的 4 倍，母乳喂养的新生儿较牛乳或配方食品喂养者更易出现维生素 K 缺乏症。因此，对新生儿尤其是早产儿出生初期要注意补充维生素 K。出生 1 个月以后，一般不容易出现维生素 K 缺乏。但长期使用抗生素时，则应注意补充维生素 K。

（5）维生素 C　母乳喂养的婴儿可从乳汁获得足量的维生素 C。牛乳中维生素 C 的含量仅为母乳的 1/4（约 11mg/L），在煮沸过程中又有所损失，因此纯牛乳喂养儿应及时补充富含维生素 C 的果汁如橙子、深绿色叶菜汁或维生素 C 制剂等。《中国居民膳食营养素参考摄入量（2023 版）》建议婴儿维生素 C 的 AI 为 40mg/d，1～3 岁幼儿维生素 C 的 RNI 为 40mg/d。

三、婴幼儿喂养指南

中国营养学会根据婴幼儿生长发育的特点，充分考虑当前婴幼儿喂养存在的各种问题，结合近年来国内外婴幼儿营养学研究的成果，提出了中国婴幼儿喂养指南。

1.0～6 月龄婴儿母乳喂养指南

0～6 月龄是人一生中生长发育的第一个高峰期，对能量和营养素的需要高于其他任何时期。但婴儿胃肠道和肝肾功能发育尚未成熟，功能不健全，对食物的消化吸收能力及代谢废物的排泄能力仍较低。母乳既可提供优质、全面、充足和结构适宜的营养素，满足婴儿生长发育的需要，又能完美地适应其尚未成熟的消化能力，并促进其器官发育和功能成熟。除此以外，6 月龄内婴儿需要完成从宫内依赖母体营养到宫外依赖食物营养的过渡，来自母体的乳汁是完成这一过渡最好的食物，用任何其他食物喂养都不能与母乳喂养相媲美。母乳喂养能满足婴儿 6 月龄内全部液体、能量和营养素的需要，母乳中丰富的营养素和生物活性物质构成一个复杂系统，为婴儿提供全方位呵护和支持，帮助其在离开母体保护后，仍能顺利地适应大自然的生态环境，健康成长。

6 月龄内婴儿处于生命早期 1000 天健康机遇窗口期的第二个阶段，营养作为最主要的环境因素对其生长发育和后续健康持续产生至关重要的影响。母乳中适宜的营养既能提供给婴儿充足而适量的能量，又能避免过度喂养，使婴儿获得最佳的、健康的生长速率，为一生的健康奠定基础。一般情况下，母乳喂养能够完全满足 6 月龄内婴儿的能量、营养素和水的需要，因此 6 月龄内的婴儿应给予纯母乳喂养。

（1）坚持6月龄内纯母乳喂养　母乳是婴儿最理想的食物，纯母乳喂养能满足6月龄以内婴儿所需要的全部能量、营养素和水。同时，母乳有利于肠道健康微生态环境建立和肠道功能、免疫功能的成熟，降低感染性疾病和过敏发生的风险。母乳喂养营造母子情感交流的环境，给婴儿最大的安全感，有利于婴儿心理行为和情感发展；母乳喂养经济、安全又方便，且有利于避免母体产后体重滞留，降低母体乳腺癌，卵巢癌和2型糖尿病的发病风险。母乳喂养需要全社会的努力，专业人员的技术指导，家庭、社区和工作单位的积极支持。应充分利用政策和法律保护母乳喂养，坚持纯母乳喂养6个月。

（2）生后1小时开奶，坚持新生儿第一口食物是母乳　初乳富含营养和免疫活性物质，有助于肠道功能发展，并提供免疫保护。母亲分娩后应即刻开始观察新生儿觅食表现并不间断地母婴肌肤接触，在生后1小时内让婴儿开始吸吮乳头和乳晕，获得初乳并进一步刺激泌乳、增加乳汁分泌，这是确保成功纯母乳喂养的关键。婴儿出生时体内具有一定的能量储备，可满足至少3天的代谢需求；开奶过程中不用担心新生儿饥饿，体重下降只要不超过出生体重的7%就应坚持纯母乳喂养。精神鼓励、专业指导、温馨环境、愉悦心情等可以辅助开奶。准备母乳喂养应从孕期开始。

（3）回应式喂养，建立良好的生活规律　母乳喂养应顺应婴儿胃肠道成熟和生长发育过程，从按需喂养模式到规律喂养模式递进。婴儿饥饿是按需喂养的基础，应及时识别婴儿饥饿及饱腹信号，及时做出喂养回应。哭闹是婴儿饥饿的最晚信号，应避免婴儿哭闹后才哺喂，以免增加哺喂的困难。按需喂奶，两侧乳房交替喂养；不要强求喂奶次数和时间，特别是3月龄以前的婴儿。婴儿出生后2～4周就基本建立了自己的进食规律，家长应明确感知其进食规律的时间信息。随着月龄增加，婴儿胃容量逐渐增加，单次摄乳量也随之增加，哺喂间隔则会相应延长，喂奶次数减少，逐渐建立起规律哺喂的良好饮食习惯。如果婴儿哭闹明显不符合平日进食规律，应该首先排除非饥饿原因，如胃肠不适等。

（4）适当补充维生素D，无需补钙　人奶中维生素D含量低，母乳喂养儿不能通过母乳获得足量的维生素D。适宜的阳光照射会促进皮肤中维生素D的合成，但鉴于养育方式的限制，阳光照射可能不是6月龄内婴儿获得维生素D的最方便途径。婴儿出生后应每日补充维生素D 10μg。纯母乳喂养能满足婴儿骨骼生长对钙的需求，不需额外补钙。推荐新生儿出生后补充维生素K，特别是剖宫产的新生儿。

（5）任何动摇母乳喂养的想法和举动，都必须咨询医生或其他专业人员，并由他们帮助做出决定　如婴儿患有某些代谢性疾病，乳母患有某些传染性或精神性疾病，暂时不宜进行纯母乳喂养时，应遵循医生的建议，选择适合的哺喂方式。建议首选适合6月龄内婴儿的配方奶喂养，不宜直接用普通液态奶、成人奶粉、蛋白粉、豆奶粉等喂养婴儿。任何婴儿配方奶或代乳品都不能与母乳相媲美，只能作为纯母乳喂养失败后无奈的选择，或6月龄后对母乳的补充。

（6）定期监测婴儿体格指标，保持健康生长　身长和体重是反映婴儿喂养和营养状况的直观指标。疾病或喂养不当、营养不足会使婴儿生长缓慢或停滞。6月龄前婴儿应每月测一次身长和体重，病后恢复期可增加测量次数，并选用国家卫生标准《5岁以下儿童生长状况判定》（WS/T 423—2013）判断婴儿是否得到正确、合理地喂养。婴儿生长有自身规律，过快、过慢生长都不利于儿童远期健康。婴儿生长存在个体差异，也有阶段性波动，不必相互攀比生长指标。母乳喂养儿体重增长可能低于配方奶喂养儿，只要处于正常的生长曲线轨迹，即是健康的生长状态。

2. 7~24 月龄婴儿喂养指南

7～24 月龄婴幼儿处于生命早期 1000 天健康机遇窗口期的第三个阶段，适宜的营养和喂养不仅关系到婴幼儿近期的生长发育，也关系到长期的健康。

对于这一阶段的婴幼儿，母乳仍然是重要的营养来源，但单一的母乳喂养已经不能完全满足其对能量及营养素的需求，必须引入其他营养丰富的食物。与此同时，7～24 月龄婴幼儿胃肠道等消化系统、免疫系统的发育、感知觉及认知行为能力的发展，也需要通过接触、感受和尝试，逐步体验和适应多样化的食物，从被动接受喂养转变到自主进食。这一过程从婴儿 7 月龄开始，到 24 月龄时完成。父母及喂养者的喂养行为对其营养和饮食行为有显著的影响。回应婴幼儿喂养需求，有助于健康饮食习惯的形成，并具有长期而深远的影响。

（1）继续母乳喂养，满 6 月龄起添加辅食，从富含铁的泥糊状食物开始　母乳仍然是 6 月龄后婴幼儿能量的重要来源，可为 7～12 月龄婴儿提供总能量的 1/2～2/3，为 13～24 月龄幼儿提供总能量的 1/3，因此 7～24 月龄婴幼儿应继续母乳喂养。此外，母乳也为婴幼儿提供优质蛋白质、钙等重要营养素，以及各种免疫保护因子等。继续母乳喂养可减少感染性疾病的发生，持续增进母子间的亲密接触，促进婴幼儿认知发育。

纯母乳喂养不能为满 6 月龄婴儿提供足够的能量和营养素，必须在继续母乳喂养的基础上添加辅食。满 6 月龄婴儿胃肠道等消化器官已相对发育完善，可消化母乳以外的多样化食物。同时，婴儿的口腔运动功能，味觉、嗅觉、触觉等感知觉，以及心理、认知和行为能力也已准备好接受新的食物。此时开始加辅食，不仅能满足婴儿的营养需求，也能满足其心理需求，并促进其感知觉、心理及认知和行为能力的发展。

我国 7～12 月龄婴儿铁的推荐摄入量为 10mg/d，其中 97%的铁需要来自辅食。同时我国 7～24 月龄婴幼儿贫血高发，铁缺乏和缺铁性贫血可损害婴幼儿认知发育和免疫功能。添加富含铁的辅食是保证婴幼儿铁需要的主要措施。

（2）及时引入多样化食物，重视动物性食物的添加　辅食添加的原则：每次只添加一种新的食物，由少到多、由稀到稠、由细到粗，循序渐进。从一种富铁泥糊状食物开始，如强化铁的婴儿米粉、肉泥等，逐渐增加食物种类，逐渐过渡到半固体或固体食物，如烂面、肉末、碎菜、水果粒等。每引入一种新的食物应适应 2～3 天，密切观察是否出现呕吐、腹泻、皮疹等不良反应，适应一种食物后再添加其他新的食物。

畜禽肉、蛋、鱼虾、肝脏等动物性食物富含优质蛋白质、脂类、B 族维生素和矿物质。蛋黄中含有丰富的磷脂和活性维生素 A。鱼类还富含 ω-3 多不饱和脂肪酸。畜肉和肝脏中的铁主要是易于消化吸收的血红素铁，肝脏还富含活性维生素 A。

婴儿开始添加辅食后适时引入花生、鸡蛋、鱼肉等易过敏食物，可以降低婴儿对这些食物产生过敏或特应性皮炎反应的风险；1 岁内婴儿避免食用这些食物对防止食物过敏未见明显益处。

（3）尽量少加糖盐，油脂适当，保持食物原味　家庭食物的质地多不适合婴幼儿食用，添加盐、糖等调味品常超过婴幼儿需要量，因此婴幼儿辅食需要单独制作，尽量不加盐、糖及各种调味品，保持食物的天然味道。淡口味食物有利于提高婴幼儿对不同天然食物口味的接受度，培养健康饮食习惯，减少偏食挑食的风险。淡口味食物也可减少婴幼儿盐、糖的摄入量，降低儿童期及成人期肥胖、糖尿病、高血压等疾病的发生风险。吃糖还会增加儿童患龋齿的风险。辅食中添加适量和适宜的油脂，有助于婴幼儿获得必需脂肪酸。

（4）提倡回应式喂养，鼓励但不强迫进食　在喂养过程中，父母或喂养者应及时感知婴幼儿发出的饥饿或饱足的信号，并做出恰当的喂养回应，决定开始或停止喂养。尊重婴幼儿对食物的选择，耐心鼓励和协助婴幼儿进食，但绝不强迫进食。

随着月龄增加，父母或喂养者应根据婴幼儿营养需求的变化，以及婴幼儿感知觉、认知、行为和运动能力的发展，给予相适应的喂养，帮助婴幼儿逐步达到与家人一致的规律进餐模式，并学会自主进食，遵守必要的进餐礼仪。

父母或喂养者还有责任为婴幼儿营造良好的进餐环境，保持进餐环境安静、愉悦，避免电视、玩具等对婴幼儿注意力的干扰。控制每次进餐时间不超过 20 分钟。父母或喂养者也应该是婴幼儿进食的好榜样。

（5）注重饮食卫生和进食安全　选择新鲜、优质、无污染的食物和清洁的水来制作辅食。制作辅食前须先洗手。制作辅食的餐具、场所应保持清洁。辅食应煮熟、煮透。制作的辅食应及时食用或妥善保存。进餐前洗手，保持餐具和进餐环境清洁、安全。

婴幼儿进食时一定要有成人看护，以防进食意外。整粒花生、坚果、果冻等食物不适合婴幼儿食用。

（6）定期监测体格指标，追求健康生长　适度、平稳生长是婴幼儿最佳的生长模式。每 3 个月一次监测并评估 7～24 月龄婴幼儿的体格生长指标有助于判断其营养状况，并可根据体格生长指标的变化，及时调整营养和喂养。对于营养不足、超重肥胖及处于急慢性疾病期间的婴幼儿应增加监测次数。

学术视野：婴儿特殊护理及喂养

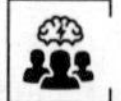
问题探讨

1. 案例分析

案例中婴儿喂养过程中存在什么问题？分析婴儿辅食添加的最佳时间应在什么时候？添加应该注意哪些原则？

2. 简述婴儿喂养方式有哪些。

第四节　学龄前儿童的营养与膳食

案例点击

女童，4 岁，形体瘦弱，抵抗力低下，食欲不振，甚至经常捡食路边泥土。经询问无家族遗传史，经体格与实验室检测，无其他疾病，存在营养不良的问题。

女童健康状况分析

序号	主要健康问题	原因分析
1	形体瘦弱	该女童无家族遗传史，因膳食营养素摄入不够全面，导致形体瘦弱，免疫力低下，食欲不振，捡食路边泥土
2	免疫力低下	
3	食欲不振，甚至捡食路边泥土	

与婴幼儿相比，学龄前期（2～5岁）儿童生长发育速度略有下降，但仍处于较高水平，且该阶段儿童的生长发育状况和饮食行为，直接关系到青少年和成年期发生肥胖及相关慢性病的风险。与成人相比，2～5岁儿童对各种营养素需要量较高，但消化系统尚未完全成熟，咀嚼能力较弱，因此其食物的加工烹调应与成人有一定的差异。学龄前期儿童应进一步强化和巩固7～24月龄初步建立的多样化膳食结构，为一生健康和良好饮食行为奠定基础。

一、学龄前儿童生理特点

学龄前儿童仍然处于迅速生长发育之中，脑及神经系统持续发育并逐渐成熟，生活自理能力不断提高，自主性、好奇心、学习能力和模仿能力逐渐增强，是培养良好生活习惯、良好道德品质的重要时期。

1. 体格发育特点

（1）生长发育的一般规律　与婴儿期相比，学龄前儿童体格发育速度相对减慢，但仍保持稳步地增长，其下肢增长幅度超过头颅和躯干，使头颅（占全身的1/8）、躯干（占全身的1/2）和下肢（占全身的3/8）形成较为匀称的比例。期间体重增长约5.5kg（年增长约2kg），身高增长约21cm（年增长约5cm）。体重、身高增长的粗略估计公式为：2岁至青春前期，体重(kg)＝年龄×2＋7(或8)；身高(cm)＝年龄×7＋70(或75)。

（2）生长发育的个体差异　生长发育在一定的范围内可受遗传、环境等因素的影响而出现相当大的个体差异，儿童生长发育的水平在一定范围内波动，儿童身高、体重的正常参考值是群体儿童的平均水平。在评价个体儿童生长时需考虑影响其生长的多种因素，如遗传、性别等内在因素，以及包括营养、教育、训练在内的环境因素等。此外，儿童在生长发育过程中难免会生病，引起营养素消耗增加，影响儿童的食欲和营养素摄入，患病儿童的体重、身高可能明显低于同龄儿童，出现明显或不明显的生长发育迟缓。当疾病等阻碍其生长发育的不良因素被克服后，会出现加速生长，即“赶上生长”，也称“生长追赶”。要实现“赶上生长”需要在疾病恢复期的较长一段时间内为儿童做好营养准备，供给蛋白质、钙、铁和维生素丰富的食物。

2. 脑及神经系统发育特点

儿童3岁时神经细胞的分化已基本完成，但脑细胞体积的增大及神经纤维的髓鞘化仍继续进行。4～6岁时，脑组织进一步发育，达到成人脑质量的86%～90%。随神经纤维髓鞘化的完成，运动转为由大脑皮质中枢调节，神经冲动传导的速度加快，从而改变了婴儿期各种刺激引起的神经冲动传导缓慢，易于泛化、疲劳而进入睡眠的状况。

3. 消化功能发育特点

儿童3岁左右20颗乳牙已出齐。6岁时第一颗恒牙可能萌出。但咀嚼能力仅达到成人的40%，消化能力也有限，对固体食物需要较长时间适应，应避免过早进食家庭成人膳食，导致消化吸收紊乱、营养不良等。

4. 心理发育特点

学龄前儿童能短暂地控制注意力（约15分钟），但注意力分散仍然是学龄前儿童的行为表现特征之一，反应在饮食行为上是不专心进餐，边吃边玩，使进餐时间延长，食物摄入不足而致营养素缺乏。学龄前儿童个性有明显的发展，生活基本能自理，主动性和好奇心强，在行为方面具有独立性和主动性，反映在饮食行为上是自我做主，对父母要求其进食的食物产生反感甚至厌恶，久之导致挑食、偏食等不良饮食行为，甚至营养不良。模仿能力极强，家庭成员，尤其是父母的行为常是其模仿的主要对象，因此家庭成员应有良好的饮食习惯，为其树立榜样。

二、学龄前儿童的营养需求

1. 能量

学龄前儿童的营养需满足生长发育、体力活动、基础代谢、食物的特殊动力作用。《中国居民膳食营养素参考摄入量（2023 版）》推荐 2～5 岁学龄前儿童总能量供给范围是 1100～1400kcal/d，其中男孩稍高于女孩，详见表 3-5。

2. 蛋白质

学龄前儿童每增加 1kg 体重约需 160g 的蛋白质积累。学龄前儿童摄入蛋白质的最主要的目的是满足细胞、组织的增长，因此对蛋白质的质量，尤其是必需氨基酸的种类和数量有一定的要求。《中国居民膳食营养素参考摄入量（2023 版）》推荐学龄前儿童蛋白质参考摄入量为 25～30g/d（见表 3-5）。

3. 脂肪

儿童生长发育所需的能量、免疫功能的维持、脑的发育和神经髓鞘的形成都需要脂肪，尤其是必需脂肪酸。学龄前儿童每日所需总脂肪为 4～6g/kg 体重。由于学龄前儿童胃的容量相对较小，而需要的能量又相对较高，其膳食脂肪供能比高于成人，占总能量的 20%～35%，见表 3-5，亚油酸供能不应低于总能量的 4%，亚麻酸供能不低于总能量的 0.6%。建议使用含有 α-亚麻酸的大豆油、低芥酸菜籽油或脂肪酸比例适宜的调和油为烹调油，在对动物性食品选择时，也可多选用鱼类等富含 ω-3 长链多不饱和脂肪酸的水产品。

◎ 表 3-5　2～5 岁儿童能量、蛋白质的 RNI 及推荐脂肪供能比

年龄/岁	能量(RNI)				蛋白质(RNI)/(g/d)		脂肪占能量百分比/%
	MJ/d		kcal/d				
	男	女	男	女	男	女	
2	4.60	4.18	1100	1000	25	25	35
3	5.23	4.81	1250	1150	30	30	35
4	5.44	5.23	1300	1250	30	30	20～30
5	5.86	5.44	1400	1300	30	30	20～30

资料来源：摘自《中国居民膳食营养素参考摄入量（2023 版）》。

4. 碳水化合物

经幼儿期的逐渐适应，学龄前儿童基本完成了饮食从以奶和奶制品为主到以谷类为主的过渡。谷类所含有的丰富碳水化合物是其能量的主要来源，碳水化合物应占总能量的 50%～60%，但不宜用过多的糖和甜食，而应以含有复杂碳水化合物的谷类为主，如大米、

面粉、红豆、绿豆等各种豆类。适量的膳食纤维是学龄前儿童肠道所必需的。

5. 矿物质

儿童的骨骼生长需要充足的钙，同时，易出现铁、锌、碘的缺乏。《中国居民膳食营养素参考摄入量（2023 版）》推荐 4～6 岁儿童钙的 RNI 为 600mg/d，铁为 10mg/d，锌为 5.5mg/d，碘为 90μg/d。

6. 维生素

中国营养学会制订的 4～6 岁儿童几种容易缺乏的维生素的 RNI 为：维生素 A 为 390μgRAE/d（男）、380μgRAE/d（女），维生素 D 为 10μg/d，维生素 B_1 为 0.9mg/d，维生素 B_2 为 0.9mg/d（男）、0.8mg/d（女），烟酸为 7mgNE/d（男）、6mgNE/d（女）。

三、学龄前儿童的膳食指南

本指南适用于 2 周岁以后至未满 6 周岁的学龄前儿童。经过 7～24 月龄期间膳食模式的过渡和转变，学龄前儿童摄入的食物种类和膳食结构已开始接近成人，是饮食行为和生活方式形成的关键时期。

基于学龄前儿童生理和营养特点，其膳食指南应在一般人群膳食指南基础上增加以下五条关键推荐。

1. 食物多样，规律就餐，自主进食，培养良好饮食习惯

学龄前儿童的合理营养应由多种食物构成的平衡膳食来提供，规律就餐是其获得全面足量的食物摄入、促进消化吸收、形成健康饮食行为的保障。鼓励儿童勇敢尝试食物的味道、感受食物的质地，提高对食物的接纳程度，强化之前建立的多样化膳食模式。这一时期儿童自我意识和模仿力、好奇心增强，易出现进食不够专注、挑食、偏食，因此需引导儿童自主、规律地专心进餐，保证每天三次正餐和两次加餐，尽量固定进餐时间和座位，营造温馨进餐环境。

2. 每天饮奶，足量饮水，正确选择零食

奶是优质蛋白和钙的最佳食物来源，鼓励儿童每天饮奶 300～500mL 或相当量的奶制品。学龄前儿童新陈代谢旺盛，活动量大，需要及时补充水分，建议每天摄入总量为 1300～1600mL（含饮水、汤、奶），其中饮水 600～800mL，以白开水为佳，少量多次饮用。零食对学龄前儿童补充所需营养有帮助，应以不影响正餐为前提，尽量与加餐相结合，多选用营养密度高的食物如奶类、水果、蛋类、坚果类等，不宜选用高盐、高脂、高糖食品及含糖饮料。

3. 合理烹调食物，少调料、少油炸

从小培养儿童清淡口味，有助于形成终身的健康饮食习惯。为儿童烹调食物时，应控制食盐用量，少选择含盐量高的腌制食品或调味品。可选天然、新鲜香料（如葱、蒜、洋葱、醋、香草等）和新鲜蔬果汁（如番茄汁、柠檬汁等）进行调味。在烹调方式上，多采用蒸、煮、炖、煨等烹饪方式，少用煎、炸、炒等烹调方式。特别注意要完全去除皮、骨、刺、核等，大豆、花生等坚果类食物，应先磨碎，制成泥糊浆等状态进食。

4. 参与食物选择与制作，增进对食物的认知与喜爱

鼓励学龄前儿童参与家庭食物的选择和制作过程，以了解食物特性，增进对食物的喜爱，培养其尊重和爱惜食物的意识。家长或幼儿园老师可带学龄前儿童去市场选购食物，辨识应季蔬果，尝试自主选购蔬菜；带儿童去农田认识农作物，实践简单的农业生产过程，参与植物的种植，观察植物的生长过程，介绍蔬菜的生长方式、营养成分及对身体的好处，并亲自动手采摘蔬菜，激发孩子对食物的兴趣，享受劳动成果；让儿童参观家庭膳食制备过程，参与一些力所能及的加工活动（如择菜），体会参与的乐趣。

5. 经常户外活动，定期体格测量，保障健康生长

积极规律的身体活动、较少的久坐及视屏时间和充足的睡眠，有利于学龄前儿童的生长发育和预防肥胖、慢性病及近视。应鼓励学龄前儿童经常参加户外活动，每天至少 120 分钟。同时减少久坐行为和视屏时间，每次久坐时间不超过 1 小时，每天累计视屏时间不超过 1 小时，且越少越好。保证儿童充足睡眠，推荐每天总睡眠时间为 10～13 小时，其中包括 1～2 小时午睡时间。家庭、托幼机构和社区要为学龄前儿童创建积极的身体活动支持环境。

学术视野：学龄前儿童的合理膳食及餐次安排

问题探讨

1. 案例分析

请分析案例中女童可能由于何种营养素缺乏而出现以上症状。如何通过饮食调整？

2. 请列举富含锌的食物。

第五节 儿童和青少年的营养与膳食

案例点击

男童，10 岁，身高 135cm，体重 29kg，无食物过敏，平时喜欢喝饮料。家长发现其最近不太爱吃饭。该男童平时喜欢踢足球，但最近在球场上时常摔倒，膝盖磕破部位还恢复得很慢。老师还反映该男童最近在课堂上学习注意力不集中，家长和其谈话，却发现孩子变得性情急躁，说不几句便大发脾气。经医生检查诊断其属于蛋白质中度不足营养不良综合征。

男童健康状况分析

序号	主要健康问题	原因分析
1	运动时经常摔倒，伤口恢复慢	喝饮料影响了进食，进而导致营养素缺乏，影响其运动表现，使伤口恢复慢，注意力不集中，性情急躁
2	注意力不集中	
3	性情急躁	

学龄儿童指 6 周岁到不满 18 周岁的未成年人，是由儿童发育到成年人的过渡时期，也

是体格和智力发育的关键时期，均衡的营养是保证其智力和体格正常发育乃至一生健康的基础。学龄期又可分为儿童期（6～12岁）和青少年期（13～18岁），儿童和青少年的营养需要有各自的特点，但共同特点是生长发育需要充足的能量及各种营养素。

一、儿童和青少年的生理特点

1. 生长迅速，代谢旺盛

学龄儿童每年体重可增加2～3kg，身高每年可以增加4～7cm，在青春期体重每年增长4～5kg，身高每年可增加5～7cm。通常女孩子在9～11岁、男孩子在11～13岁进入人生中第二个生长发育高峰——青春发育期，这一时期体重每年约增加2～5kg，个别可达8～10kg，身高每年可增高2～8cm，个别可达10～12cm。

2. 身体成分发生变化

在青春期以前男孩和女孩的脂肪和肌肉占肌体的比例接近，分别约为15%和19%，在青春期以后，女性脂肪增加到22%左右，男性仍为15%左右，而男性增加的瘦体重（即去脂体重）约为女性的2倍。

3. 性发育成熟

青春期性腺发育成熟，性激素使生殖系统发育骤然增快并迅速成熟，到青春晚期已具备生殖能力；第二性征迅速发育，男女两性的形态差别也更为明显。

4. 心理发育成熟

儿童青少年情感和智力发育迅速增加，抽象思维能力加强、思维活跃，记忆力强，心理发育成熟，有追求独立的愿望。

二、儿童和青少年的营养需求

儿童和青少年生长发育较快，体内合成代谢旺盛，所需能量和营养素的量相对比成人高，尤其是能量、蛋白质、脂类、钙、锌和铁等营养素。同年龄男生和女生在儿童时期对营养素需要的差别很小，从青春期开始，男生和女生的营养需要出现较大的差异。

1. 能量

儿童、青少年对能量的需要与生长速度成正比，生长发育所需的能量为总能量的25%～30%，处于能量正平衡状态。《中国居民膳食营养素参考摄入量（2023版）》建议各年龄组能量的推荐量见表3-6。

◈ 表3-6　儿童青少年能量EER、蛋白质RNI及推荐脂肪供能比

年龄	能量(EER)				蛋白质(RNI)/(g/d)		脂肪占能量百分比/%
	MJ/d		kcal/d				
	男	女	男	女	男	女	
6岁	6.69	6.07	1600	1450	35	35	20～30
7岁	7.11	6.49	1700	1550	40	40	20～30

续表

年龄	能量(EER)				蛋白质(RNI)/(g/d)		脂肪占能量百分比/%
	MJ/d		kcal/d				
	男	女	男	女	男	女	
8岁	7.74	7.11	1850	1700	40	40	20～30
9岁	8.16	7.53	1950	1800	45	45	20～30
10岁～	8.58	7.95	2050	1900	50	50	20～30
11岁～	9.20	8.37	2200	2000	55	55	20～30
12岁～	10.88	9.20	2600	2200	70	60	20～30
15～17岁	11.92	9.62	2850	2350	75	60	20～30

注:能量需要量为中等强度身体活动水平的推荐值。

2. 蛋白质

为满足儿童、青少年生长发育和学习、生活需要，必须保证供给充足的蛋白质，《中国居民膳食营养素参考摄入量（2023版）》建议蛋白质提供能量应占全天总能量的10%～20%，优质蛋白应占总蛋白一半以上。儿童青少年膳食蛋白质推荐摄入量见表3-6。

3. 脂类

儿童、青少年期是生长发育的高峰期，能量的需要也达到高峰，因此一般不过度限制膳食脂肪的摄入。但脂肪摄入量过多将增加肥胖及成年后高血压和某些癌症发生的危险性，《中国居民膳食营养素参考摄入量（2023版）》建议脂肪供能比为20%～30%为宜，其中饱和脂肪酸、单不饱和脂肪酸和多不饱和脂肪酸的比例应小于1：1：1，ω-6和ω-3多不饱和脂肪酸的比例为（4～6）：1。在脂肪种类的选择上要注意选择含必需脂肪酸的植物油。

4. 碳水化合物

《中国居民膳食营养素参考摄入量（2023版）》建议儿童与青少年膳食中碳水化合物提供能量占总能量的50%～65%为宜。目前我国居民膳食中碳水化合物的主要来源是谷类和薯类，水果蔬菜中也有一定量的碳水化合物。保证适量碳水化合物摄入，不仅可以避免脂肪的过度摄入，其中的膳食纤维和低聚糖对预防肥胖及心血管疾病都有重要意义。但应注意避免摄入过多的游离糖。

5. 矿物质和维生素

为使各组织器官达到正常的生长发育水平，必须保证钙、铁、锌、碘等各种矿物质和维生素的摄入，预防营养缺乏病的发生。儿童、青少年各种矿物质及维生素的参考摄入量见表3-7、表3-8。

◈ 表3-7　中国学龄儿童矿物质参考摄入量（RNI）

年龄	钙	铁	锌	碘	硒
	mg/d	mg/d	mg/d	μg/d	μg/d
7岁～	800	12	7.0	90	40
9岁～	1000	16	7.0	90	45

续表

年龄	钙	铁	锌	碘	硒
	mg/d	mg/d	mg/d	μg/d	μg/d
12岁～	1000	男16 女18	男8.5 女7.5	110	60
15～17岁	1000	男16 女18	男11.5 女8.0	120	60

资料来源：数据来源于《中国居民膳食营养素参考摄入量（2023版）》。

◈ 表3-8　中国学龄儿童维生素参考摄入量（RNI）

年龄	维生素A		维生素D	维生素E(AI)	维生素B_1		维生素B_2		烟酸		维生素C
	μgRAE/d		mg/d	mgα-TE/d	mg/d		mg/d		mgNE/d		mg/d
	男	女			男	女	男	女	男	女	
7岁～	430	390	10	9	1.0	0.9	1.0	0.9	9	8	60
9岁～	560	540	10	11	1.1	1.0	1.1	1.0	10	10	75
12岁～	780	730	10	13	1.4	1.2	1.4	1.2	13	12	95
15岁～	810	670	10	14	1.6	1.3	1.6	1.2	15	12	100

资料来源：数据来源于《中国居民膳食营养素参考摄入量（2023版）》。

三、学龄儿童和青少年的膳食指南

1. 主动参与食物选择和制作，提高营养素养

学龄儿童处于获取知识、建立信念和形成行为的关键时期，家庭、学校和社会等因素在其中起着至关重要的作用。营养素养与膳食营养摄入及健康状况密切相关。学龄儿童应主动学习营养健康知识，建立为自己的健康和行为负责的信念；主动参与食物选择和制作，并逐步掌握相关技能。家庭、学校和社会应构建健康食物环境，帮助他们提高营养素养、养成健康饮食行为、做出正确营养决策、维护和促进自身营养与健康。

2. 吃好早餐，合理选择零食，培养健康饮食行为

一日三餐、定时定量、饮食规律是保证学龄儿童健康成长的基本要求。应每天吃早餐，并吃好早餐，早餐食物应包括谷薯类、蔬菜水果、奶、动物性食物、豆、坚果等食物中的三类及以上。适量选择营养丰富的食物作零食。在外就餐时要注重合理搭配，少吃含高盐、高糖和高脂菜肴。做到清淡饮食、不挑食偏食、不暴饮暴食，养成健康饮食行为。

3. 每天喝奶，足量饮水，不喝含糖饮料，禁止饮酒

奶制品营养丰富，是钙和优质蛋白质的良好食物来源。足量饮水是机体健康的基本保障，有助于维持身体活动和认知能力，学龄儿童应每天至少摄入300g液态奶或相当量的奶制品，要足量饮水，少量多次，首选白水。饮酒有害健康，常喝含糖饮料会增加患龋齿、肥胖的风险，学龄儿童正处于生长发育阶段，应禁止饮酒及含酒精饮料；应不喝含糖饮料，更不能用含糖饮料代替白水。

4. 多户外活动，少视屏时间，每天60分钟以上的中高强度身体活动

积极规律的身体活动、充足的睡眠有利于学龄儿童的正常生长发育和健康。学龄儿童应每天累计进行至少60分钟的中高强度身体活动，以全身有氧活动为主，其中每周至少3天

的高强度身体活动。身体活动要多样，其中包括每周 3 天增强肌肉力量和/或骨健康的运动，至少掌握一项运动技能。多在户外活动，每天的视屏时间应限制在 2 小时内，保证充足睡眠。家庭、学校和社会应为学龄儿童创建积极的身体活动环境。

5. 定期监测体格发育，保持体重适宜增长

营养不足和超重肥胖都会影响儿童生长发育和健康。学龄儿童应树立科学的健康观，正确认识自己的体型，定期测量身高和体重，通过合理膳食和充足的身体活动保证适宜的体重增长，预防营养不足和超重肥胖。对于已经超重肥胖的儿童，应在保证体重适宜增长的基础上，控制总能量摄入，逐步增加身体活动时间、频率和强度。家庭、学校和社会应共同参与儿童肥胖防控。

学术视野："0 糖"饮料真的不含糖吗?

问题探讨

1. 案例分析

指出案例中男童存在的营养问题，并说明如何解决。

2. 请为当地中小学生提供一份膳食营养指南。

第六节　老年人的营养与膳食

案例点击

患者，女，60 岁，退休。近年来常感腰背疼痛，腿脚乏力，经某医院检查诊断为骨质疏松症。患者平常饮食习惯如下：爱吃五谷杂粮，因厌恶牛羊肉味，每周只食猪肉或鸡肉 2～3 次，每次 100～150g；鸡蛋 2～3 个；鱼肉 2 次，每次 100g 左右；豆制品 1 次，每次 50g 左右；蔬菜每天约 500g；水果每天约 200g。

患者健康状况分析

序号	主要健康问题	原因分析
1	腰背疼痛，腿脚乏力	患者日常缺少乳及乳制品的摄入，导致膳食营养不均衡，蛋白质及钙摄入不足，使其患上骨质疏松症
2	骨质疏松症	

《中华人民共和国老年人权益保障法》第二条规定老年人的年龄起点标准是 60 周岁。WHO 将 60 岁及以上的人群定义为老年人，80 岁及以上为高龄老人，90 岁及以上为长寿老人。老年人器官功能及生理的变化，以及家庭、经济和环境等因素的综合影响，会增加其营养不良的风险，减弱疾病抵抗力。良好的膳食营养有助于维护老年人身体功能，保持身心健康。

一、老年人的生理特点

老年人主要的生理变化是新陈代谢改变、身体成分改变和器官功能发生变化，且老化过程还受到遗传、环境等多方面因素的影响，这些变化都会影响老年人的营养代谢与营养需求。

1. 新陈代谢改变

（1）合成代谢降低，分解代谢增高　尤其是蛋白质的分解代谢大于合成代谢，容易出现负氮平衡，致器官、肌肉细胞及多种蛋白类酶的合成降低，而导致器官肌肉及物质代谢功能下降，身体成分发生改变。

（2）基础代谢降低　由于老年人肌肉占体重的比例大大降低、骨总矿物质减少、机体合成代谢降低、分解代谢增高等原因，老年人的基础代谢相比中年人下降5%～20%。

2. 身体成分改变

（1）细胞数量下降　突出表现为肌肉组织的重量减少，肌肉萎缩，器官细胞数量减少致器官体积变小，功能下降。

（2）身体水分减少　主要表现为细胞内液减少，影响体温调节，降低老年人对环境温度改变的适应能力。

（3）骨组织矿物质和骨基质均减少　可致骨密度降低、骨强度下降易出现骨质疏松症和骨折。至70岁时的骨量约降低20%～30%。骨密度降低与营养不良、低体重、维生素D摄入不足、钙缺乏、缺乏体育锻炼、性激素水平下降等因素有关。女性绝经后，雌激素水平下降，因而骨质减少更为明显。

3. 消化吸收系统功能减退

老年人由于牙齿脱落而影响食物的咀嚼，由于味蕾、舌乳头和神经末梢功能退化，使嗅觉和味觉功能减退，感官反应的迟钝致使身体对食物、水的真实需求无法反映；胃酸、胃蛋白酶分泌减少，导致矿物质、维生素、蛋白质的生物利用率下降；胃肠蠕动减慢，胃排空时间延长，易导致食物的胃内发酵，引起胃肠胀气，并有便秘现象产生。肝脏功能降低，致胆汁分泌减少及食物消化及代谢相关蛋白类酶合成减少，进一步降低了老人的消化能力和物质代谢能力。胰腺分泌功能降低，使老人对糖代谢的调节能力下降。肾功能降低，影响到维生素D在肝脏和肾脏中的活化和利用。

4. 免疫功能下降

免疫组织重量减轻、免疫细胞数量下降使老年人免疫功能降低而易于罹患感染性疾病。老年人既容易发生营养不良、贫血、肌肉衰减、骨质疏松症等与营养缺乏和代谢相关的疾病，又是糖尿病、高血压等慢性病的高发人群。很多人多病共存，长期服用多种药物，很容易造成食欲不振，影响营养素吸收，加重营养失衡状况。

5. 体内氧化损伤加重

人体组织的氧化反应可产生自由基。自由基对细胞的损害主要表现为对细胞膜，尤其是细胞器的膜损害。自由基作用于膜上多不饱和脂肪酸形成脂质过氧化产物，如丙二醛（MDA）和脂褐素。随着衰老的进程，脂褐素在细胞中大量堆积，内脏及皮肤细胞均可发生，老年人心肌和脑组织中脂褐素沉着率明显高于青年人，如沉积于脑及脊髓神经细胞则可引起神经功能障碍。自由基除损害细胞膜产生脂质过氧化物以外，还可使一些酶蛋白质变性，引起酶的活性降低或丧失。

6. 心理问题

丧偶老年人、空巢老年人由于生活孤寂，干扰了正常的摄食心态。部分老年人由于经济状况拮据，购买力下降，或行动不便，外出采购困难，影响了对食物的选择。有些老年人因退休而离开工作岗位和工作环境，一时不能适应，引起食欲下降。

二、老年人的营养需求

1. 能量

能量平衡取决于机体对能量的摄入和消耗。老年人基础能量率降低、体力活动减少，对能量的需要有所下降。《中国居民膳食营养素参考摄入量（2023 版）》推荐，50～64 岁轻度身体活动水平的能量需要量为男性 8.16MJ(1950kcal)，女性 6.69MJ(1600kcal)；65～74 岁轻度身体活动水平的能量需要量为男性 7.95MJ(1900kcal)，女性 6.49MJ（1550kcal)；75 岁以上轻度身体活动水平的能量需要量为男性 7.53MJ(1800kcal)，女性 6.28MJ(1500kcal)。

2. 蛋白质

老年人由于分解代谢大于合成代谢，易出现负氮平衡。又因为胃肠功能和肝肾脏功能下降，过多的蛋白质摄入易造成肝肾负担。因而蛋白质的摄入需足量、优质。《中国居民膳食营养素参考摄入量（2023 版）》建议 50 岁以上人群蛋白质摄入的 RNI 为男性 60g/d，女性 50g/d。控制动物蛋白摄入，以免摄入过多动物脂肪，增加疾病风险。

3. 脂肪

老年人由于胆汁分泌减少和酯酶活性降低，对脂肪的消化功能下降，因此脂肪的摄入量不宜过多。《中国居民膳食营养素参考摄入量（2023 版）》建议脂肪供能占膳食总能量的 20%～30%为宜。胆固醇的摄入量每日不超 300mg，一些含胆固醇高的食物如动物脑、鱼卵、蟹黄、蛋黄、肝肾等食物不宜多食。

4. 碳水化合物

过多的糖在体内可转变为脂肪，引起肥胖、高脂血症等疾病。老年人胰岛素分泌减少，糖耐量降低，容易出现血糖增高的情况。《中国居民膳食营养素参考摄入量（2023 版）》建议老年人的碳水化合物提供的能量占总能量 50%～65%为宜。

5. 矿物质

（1）钙　老年人骨钙流失，容易患骨质疏松症。此外由于胃肠功能降低、胃酸分泌减少、维生素 D 合成减少等原因，老年人的钙吸收率较低。《中国居民膳食营养素参考摄入量

（2023 版）》建议 50 岁以上人群每天钙的 RNI 为 800mg/d。

（2）铁　老年人对铁的吸收利用率下降且造血功能减退，血红蛋白含量减少，易出现缺铁性贫血。铁摄入过多，则可以通过脂质过氧化引起膜损害，对老年人的健康带来不利的影响。《中国居民膳食营养素参考摄入量（2023 版）》建议 50 岁以上人群铁的 RNI 为 12mg/d（男）、10mg/d（女）。

（3）钠　高钠摄入常伴有高血压出现。因为随着年龄的增长和体内代谢状态的改变，高血压在老年人群中高发。同时考虑到老年人排泄钠的能力降低，老年人钠的摄入量不宜过高，《中国居民膳食营养素参考摄入量（2023 版）》建议 50 岁以上人群钠的 AI 为 1500mg/d，65 岁以上人群钠的 AI 为 1400mg/d。

6. 维生素

（1）维生素 A　维生素 A 的主要生理功能是维持正常视力，维持上皮组织健康和增强免疫功能。老年人由于食量减少、生理功能减退，易出现维生素 A 缺乏的现象。因此，饮食中除部分维生素 A 由动物性食品提供外，还应多食用黄、绿色蔬菜来提供丰富的胡萝卜素。《中国居民膳食营养素参考摄入量（2023 版）》建议 65 岁以上老年人维生素 A 的 RNI 为 730μg/d（男）、640μg/d（女），75 岁以上老年人维生素 A 的 RNI 为 710μg/d（男）、600μg/d（女）。

（2）维生素 D　维生素 D 有利于钙的吸收和骨质钙化，并能维持正常的血钙平衡。老年人因户外活动减少，体内合成维生素 D 的量相应减少，且肝肾功能减退，易出现维生素 D 缺乏的现象，直接影响钙、磷的吸收及骨骼矿物化，导致钙缺乏，出现腰腿疼痛及骨质疏松。《中国居民膳食营养素参考摄入量（2023 版）》建议 65 岁以上老年人维生素 D 的 RNI 为 15μg/d，高于正常成年人。维生素 D 主要存在于海水鱼、肝、蛋黄等动物性食物及鱼肝油制剂中。

（3）维生素 C　维生素 C 可促进组织胶原蛋白合成，保持毛细血管弹性，减少脆性，防止老年血管硬化，并可扩张冠状动脉，降低血浆胆固醇浓度及增强机体免疫等。同时维生素 C 又有抗氧化作用，可防止自由基损害。因此，老年人饮食应提供充足的维生素 C。《中国居民膳食营养素参考摄入量（2023 版）》建议老年人维生素 C 的 RNI 为 100mg/d，高于正常成年人。维生素 C 主要存在于新鲜的蔬菜和水果中。

三、老年人膳食指南

1. 食物品种丰富，动物性食物充足，常吃大豆制品

建议老年人充分认识食物品种丰富的重要性，保障供应，不断丰富餐食。人体对动物性食物中蛋白质和微量营养素的吸收利用率高。建议老年人群合理选择并摄入充足的动物性食物。摄入总量争取达到 120～150g/d，其中鱼 40～50g，畜禽肉 40～50g，蛋类 40～50g，300～300mL 牛奶或蛋白质含量相当的奶制品。此外，各餐都应有一定量的动物性食物，食用畜肉时，尽量选择瘦肉，少吃肥肉。大豆及其制品富含优质蛋白质、脂肪及其他有益成分，建议老年人保持食用大豆制品的饮食习惯，平均每天摄入相当于 15g 大豆的豆制品。

2. 鼓励共同进餐，保持良好食欲，享受食物美味

目前我国空巢、独居的老年人数量不断增加，社会交往渠道受限，社交空间被压缩。制

备食物、共同进餐能调节心情、给人愉悦；建议老年人积极主动参与食物采购和制作活动，与家人、亲朋好友一起进餐。采取措施鼓励老年人积极参加群体活动。保持进食的欲望，愉悦地享受晚年生活。

3. 积极户外活动，延缓肌肉衰减，保持适宜体重

积极进行各种形式的身体活动同样有利于老年人的健康。特别是户外活动，有利于呼吸新鲜空气，接受阳光照射，促进体内维生素 D 合成，延缓肌肉衰减的发生与发展。老年人体重过高或过低都会影响健康，应努力维持老年人体重在稳定范围内，不应过度苛求减重。

4. 定期健康体检，测评营养状况，预防营养缺乏

老年人应根据自身情况，定期到有资质的医疗机构接受健康体检，及时发现健康问题，做好健康管理；鼓励老年人关注自己的饮食，记录饮食情况，经常测评营养状况，看进食的食物种类是否丰富；定期称量体重，看是否在推荐的正常范围内，短时间内体重波动较大的话应及时查找原因并及时调整。

学术视野：食盐推荐摄入量有变化

问题探讨

1. 案例分析

请分析案例中患者饮食状况存在哪些不足。

2. 骨质疏松症患者应注重哪些营养素的摄入？

3. 对于骨质疏松症患者，该膳食习惯有何缺陷？

参考文献

[1] 董彩霞，荫士安. 中国孕妇营养与健康状况十年回顾 [J]. 中华预防医学杂志：2018，52（1）：94-100.
[2] 中国营养学会. 中国居民膳食指南（2022）[M]. 北京：人民卫生出版社，2022.
[3] 人力资源社会保障部教材办公室. 公共营养师（基础知识）[M]. 北京：中国劳动社会保障出版社，2022.
[4] 周建军，詹杰. 公共营养学 [M]. 2 版. 北京：中国健康传媒集团，2022.
[5] 郑琳，贾润红. 食品营养与健康 [M]. 北京：科学出版社，2018.
[6] 叶心明，马文领. 营养与健康促进 [M]. 上海：华东理工大学出版社，2021.
[7] 龚花兰. 食品营养卫生与健康 [M]. 上海：复旦大学出版社，2019.
[8] 周洁. 食品营养与安全 [M]. 2 版. 北京：北京理工大学出版社，2021.

第四章
特殊作业人群的营养与膳食

学习目标

知识目标： 1. 熟悉特殊作业人群的生理特点
2. 掌握特殊作业人群的营养需求
3. 了解特殊作业人群的膳食营养素参考摄入量

能力目标： 1. 能够为特殊作业人群提供营养膳食健康指导
2. 能够为特殊作业人群进行营养素摄入量计算

素质目标： 1. 具有健康管理师科学严谨的工作态度
2. 具有吃苦耐劳、精益求精的工匠精神
3. 具有倡导健康生活方式、服务健康中国的意识
4. 具有为国奉献的运动员精神
5. 具有乐助人、善奉献的优良品德

特殊环境人群是指处在特殊的自然环境或者工作环境中的各类人群，包括处于高温环境、低温环境、高原环境、有毒有害作业环境及运动员和脑力劳动者等从事特殊职业的人群。由于这些人群长期处于物理或化学因素的刺激下，或在高强度的脑力或体力应激状态中，他们体内的代谢就会对机体发生不利的变化，如果不注意其营养和提高机体的抵抗力，他们对这些不利环境的适应能力便会降低，且易发生疾病。但若改善处于不利环境人群的营养状况，可增加其习服能力。

习服能力，又称为适应环境的能力，指能够针对外界的各种变化，及时调整身体状态，以便很快地适应环境。研究在不同环境中各种人群的营养特点及其营养需要，以尽量减少或避免环境或职业不利因素对健康的影响。

特殊生活和工作环境的人群，与处于一般生活和工作环境的健康成人比较，他们在生理或营养代谢方面有其各自的特点，其营养需要和膳食供给方面应该有其特殊要求。除了按照膳食指南十条原则以外，他们在膳食营养上还有特殊要求。

第一节　高温环境下作业人群的营养与膳食

案例点击

患者，男，63岁，在烈日下暴晒2小时后，身感头昏、头痛、面部潮红、皮肤干燥无汗、脉搏细数。查体：体温40.5℃，脉搏122次/min、血压88/59mmHg[1]。若你在现场时应该如何处理？

患者健康状况分析

序号	主要健康问题	原因分析
1	头晕头痛	年龄较大，身体代谢缓慢，在高温环境下活动一段时间后，身体机能下降，出现乏力、口渴、头痛、头晕等症状
2	体温升高，无汗	
3	血压下降	

高温环境通常由自然热源（如日光辐射）和人工热源（如各种燃料的燃烧、印染纺织的蒸煮作业、锅炉房等）引起，前者一般是指在热带或酷暑35℃以上的生活环境，后者为32℃以上的工作环境，相对湿度超过80%、环境温度高于30℃的环境皆可视为高温环境。

高温环境下可引起人体的生理状况和新陈代谢发生一系列变化，如机体代谢增加，体内蓄热，体温升高，中枢神经系统兴奋性降低等。由于炎热大量出汗而流失大量水分、氨基酸、含氮物质、维生素和矿物质等营养物质，加上食欲下降和消化功能降低又限制了营养素的摄取，如果在热环境下长期作业而营养补充不及时，会影响机体的营养状况，降低耐热及其工作能力。

一、高温环境对人体代谢的影响

1. 循环系统

高温环境下机体会出现心率增加和血压降低等一系列心血管系统的反应。据相关文献报道，在高温环境下皮肤血管会扩张，导致血流量增加。

2. 免疫系统

免疫系统功能对高温作用的反应在热应激状态时，机体免疫功能会先有短暂的反应性增强，随后出现免疫抑制，具有时效性。长时间处于热环境可引起血清中的IgG、IgA、IgM等免疫球蛋白含量下降。

3. 消化系统

（1）消化液分泌减少　在高温作业时体内重新分配血液，腹腔内血管收缩，皮肤血管扩张，可出现消化液（包括唾液、胃液、胰液、肠液等）分泌减少，食物消化过程中所必需的蛋白酶、淀粉酶、胆汁酸、游离盐酸等相应减少，致使消化功能减退。

（2）胃液中游离盐酸减少　胃液中游离盐酸的氯离子来自血液，高温作业时，由于大量

---

[1] 1mmHg=133.32Pa。

出汗引起氯化钠严重丧失，从而影响胃液中盐酸的生成。当胃液酸度降低时，可影响胃肠的消化功能，出现食欲减退、消化不良及其他肠道不适症状。

（3）胃排空加速　高温环境中，胃的排空加速，致使胃中的食物尚未完全消化便进入十二指肠，影响了营养物质的吸收。

（4）食欲降低　高温环境下食欲降低，除了消化液分泌减少以外，还有更主要的原因是热环境下体温调节中枢兴奋引起饮水中枢的兴奋，而饮水中枢的兴奋对摄食中枢具有抑制作用。

4. 营养物质代谢

（1）能量代谢　一般认为，高温环境下能量需要量增加。高温环境不仅可以引起机体代谢率增高及ATP酶活性升高，还在高温刺激下的应激和适应过程中，通过大量出汗、心率加快等调节方式可以引起机体能量消耗增加。

（2）蛋白质代谢　高温环境下由于体温增高和失水的相互作用引发蛋白质的分解增加；此外，大量出汗也可引起氮和氨基酸的丢失。

（3）水和电解质代谢　水、电解质代谢与机体内环境的恒定密切相关。在高温环境下，人体通过出汗以调节热平衡。汗液中还包含一些矿物质，如钠、钾、钙、镁及铁、锌、铜等微量元素。其中最主要的是钠盐，出汗多时每天随汗丢失的NaCl可达25g左右。钠离子对维持肌肉的正常收缩和酸碱平衡及维持体液的渗透压有重要作用。

高温下大量出汗后会引起电解质平衡紊乱，此时若只补充水分而不补充盐分会使细胞外液渗透压降低、神经肌肉兴奋性增强、细胞水肿，出现以缺盐为主的水、电解质代谢紊乱，会导致肌肉痉挛；大量出汗后若不补充水，则汗液作为一种低渗液，可出现以缺水为主的水、电解质代谢紊乱。这两种不同类型的中暑，对人体的危害都很大。

（4）维生素代谢　高温环境下机体代谢增强，营养素消耗也增加。使得机体对维生素的需求增加。同时，大量出汗会引起水溶性维生素随之丢失。

维生素B_1能够增强高温环境作业者的劳动能力，并明显提高机体对高温的耐受力。高温环境下出汗增多，随之流失了部分维生素B_1，高温环境人群尿中维生素B_1的排泄量也增多，因此维生素B_1的供给量应当增加。

二、高温环境人员的营养需要

1. 能量

当环境温度在30～40℃之间时，高温环境作业者的能量供给标准应按照环境温度每增加1℃能量供应增加0.5%的原则。

2. 蛋白质

由于高温环境下机体易出现负氮平衡，所以蛋白质的摄入量需适当增加，但不宜过多，以免加重肾脏负担。由于汗液中丢失一定数量的必需氨基酸，尤其是赖氨酸损失较多，因此补充蛋白质时优质蛋白质比例不应低于50%。热能的供给以原供给量为基础，环境温度在30～40℃之间，每上升1℃，热能供给应增加0.5%。在植物食品中，各种豆类黄豆、绿豆、赤豆、豇豆、蚕豆和豌豆既是优质蛋白质，又含钾特别丰富。蛋白质的供应量可占总能量的

12%，且应多摄入优质蛋白以保证膳食营养的质量。

3. 脂肪和碳水化合物

脂肪供应量以不超过总能量的30%为宜，碳水化合物占总能量的比例不应低于58%。

4. 水和无机盐

高温条件下机体丢失大量水分和无机盐，如不及时补充，不仅影响活动能力，还可造成体内热蓄积，如中暑等，会危及健康。

水的补充以补偿出汗丢失的水量，保持体内水的平衡为原则。高温作业者的主要的依据是凭口渴感饮水，再参照其劳动强度及具体生活环境建议的补水量范围，如中等劳动强度、中等气象条件时日补水量需3～5L。强劳动及气温或辐射热特别高时，日补水量需大于5L。补水方法以少量多次为宜，以免影响食欲。补充饮料的温度以10℃左右为宜。

无机盐的补充以食盐为主，全日出汗量为2～3L时需补充食盐7～10g，日出汗超过5L者，日补盐量需20～25g。以含盐饮料补充食盐时，其中氯化钠的浓度以0.1%为宜。钾盐及其他无机盐的补充以食用含无机盐的各种蔬菜、水果、豆类为宜。对那些在气温及辐射热特别高的环境下作业的人群，尤其是在刚进入高温环境的头几天，机体对高温还无法适应时，应补充含钠、钾、钙、镁等多种盐的混合盐片，钙的供给量应为600～800mg/d，钾为3～6g/d，镁为200～300mg/d，锌不应低于15mg/d。

5. 维生素

关于高温作业者维生素供给量，主要是几种水溶性维生素供给量增加，维生素C的供给量应为150～200mg/d，硫胺素的供给量应为2.5～3.0mg/d，核黄素供给量则应比常温作业时增加1.5～2.5mg/d。同时，维生素A的供给量应该高于常温作业者，建议每人每日的维生素A的供给量应为1500μgRE。

三、高温环境人员的膳食原则

高温环境下人群的能量及营养素的供给要适当增加，但高温环境下人群的消化功能及食欲下降，由此形成的矛盾需通过合理膳食的精心安排来加以解决。

1. 合理搭配、精心烹调

膳食供应的蛋白质大体应占总能量的12%，并适当注意优质蛋白质的供应。瘦肉、蛋、鱼、牛奶、黄豆及豆制品等都是优质蛋白质的良好来源。脂肪占总能量的25%～30%即可，适量脂肪可增加菜肴香味、食欲，但不宜过多。

食物中准备一些凉的粥、汤等既可补充盐又能促进食欲，消暑清凉食品如绿豆稀饭、荷叶粥、苦瓜、苦瓜茶、苦笋等。可以通过芳香味的调味品如葱、姜、蒜等增进和刺激食欲。

2. 注意补充矿物质

膳食不仅提供氯化钠，而且还是其他各种矿物质的来源；如蔬菜含有丰富的钾和钙，米、豆类和肉类都含有丰富的钾和镁。这些食物对于因出汗而丢失了大量钾、钙、镁的高温人群都是很适宜的。由于缺钾而引起中暑的原因之一，因此，高温人群的膳食中应多配一些含钾丰富的食品。

高温出汗会丢失较多的铁、锌等微量元素，对高温人群的膳食应注意微量元素的补充。动物性食物如动物肝脏、猪瘦肉，肉不仅含铁丰富而且吸收率很高。植物性食物则以黄豆、毛豆等含铁较高，黄豆不仅含铁较高，且其铁的吸收率也较高，是铁的良好来源。锌来源广泛，动物性食物含锌较丰富且吸收率高。

3. 注意及时补充水分

由于含盐饮料通常都不很受欢迎，而通过膳食给予水盐比较容易接受，因此，在膳食工作方法中应作出相应安排。例如把汤种类做得多且好些，如菜汤、鱼汤、肉汤交替选择，既补充水分和盐分，又可增进食欲。若出汗量很大，则应在两餐之间或在高温现场及时补充含盐饮料。

4. 供给充足的维生素

高温人群对维生素 C 和维生素 A、维生素 B_1 和维生素 B_2 的需要量增加，膳食中应供给这些维生素较多的食物。含维生素 B_1 较多的食物有小麦面、小米、豆类、猪瘦肉等；含维生素 B_2 和维生素 A 较多的食物为各种绿叶蔬菜。

5. 饮料的补充

（1）水在一般情况下并不作为必须补充品　高温下一次补充亦不宜过多，每次量不可太大。一次补充量过大时可造成大量出汗。

（2）补充无机盐　可以多喝汤，高温作业者，可补充专用的高温饮料或炼钢工人补充盐片等。

（3）饮用的温度　在 10℃较为合适。温度过高则引起出汗增多，温度过低则会刺激胃肠道。饮用方式以少量多次为宜。

（4）饮料的选用　为补充盐分可选用部分含盐饮料如盐开水、盐汽水及盐茶，含盐浓度均以 0.1%～0.2%为宜；不含盐饮料可选用白开水、茶水、柠檬酸水，或由酸梅糖浆、陈皮糖浆、山楂糖浆等配成的饮料。

6. 适宜的食物

（1）主食及豆类的选择　大米、小米、粳米、糙米、玉米面、小麦面粉、燕麦、黑米、黄豆、红豆、黑豆、红薯等米面杂粮，豆制品及薯类是能量、B 族维生素和食物纤维的主要来源。

（2）肉、蛋、奶类的选择　猪瘦肉、牛肉、羊肉、大黄鱼、牡蛎、青虾、虾皮、鸡蛋、牛奶及动物肝脏。

（3）蔬菜的选择　西红柿、油菜、芹菜、茄子、竹笋、胡萝卜、毛豆、蘑菇、海带、木耳、紫菜、蒜苗、白菜、甜椒等。

（4）水果的选择　苹果、香蕉、樱桃、葡萄、草莓、橘子等，以及核桃、桂圆肉、杏仁、花生、芝麻、芝麻酱等。

7. 食物禁忌

① 避免食物过于油腻。

② 不宜饮水过多。因为体内摄入的水分过多，超过出汗量，这超过部分的水是以尿的形式排出体外，这对人体散热和体温调节并无好处，反而会增加心脏和肾脏的负担。

③ 不宜过多补充食盐。过多的钠对身体不利，可对心血管系统产生不良影响，甚至引起高血压。

④ 为防止交叉感染及传染病的发生，应选用符合卫生标准的食物与饮料。

学术视野：高温作业危险与防护

问题探讨

1. 案例分析

根据所学知识对案例患者存在的问题进行分析，并提出营养膳食方案。

2. 造成高温作业人群体内电解质紊乱的主要原因是什么？
3. 如何进行高温作业人员的合理膳食搭配？
4. 高温作业人群饮水量过大会造成什么不良影响？
5. 高温作业对身体会有哪些危害？

第二节　低温环境下作业人群的营养与膳食

案例点击

寒区冬季入伍新兵150名，食用以下实验餐25日，Ⅰ组高脂组（脂肪供能比30%）、Ⅱ组高脂加维生素C（600mg/d）组、Ⅲ组高脂加维生素E(300mg/d）组、Ⅳ组普食（脂肪供能比23%）加Zn(30mg/d）组、Ⅴ组普食对照组（脂肪供能比23%），根据测定实验前、后的血管寒冷反应指数和着冬装于−7～9℃、无风环境24小时后的肛温、胸部皮温、胫骨前中部皮温、大拇趾皮温下降幅度和实验前后代谢变化判断饮食对体温的影响，结果发现Ⅰ、Ⅱ、Ⅲ、Ⅳ组冷暴露后肛温下降幅度明显小于实验前（$P<0.05$和0.01），Ⅱ、Ⅲ、Ⅳ胸部及胫骨前中部皮温下降幅度明显小于实验前，饮食对身体耐寒性产生了较大的影响。

新兵健康状况分析

序号	主要健康问题	原因分析
1	冷暴露后肛温下降幅度小	在低温环境中胃液的分泌有所增加其酸度也有所增强，胃排空减慢，食物在胃内的消化较为充分，从而机体对能量需要量要增加，低温会使皮肤感觉的敏感性降低，肌肉的收缩力、协调性、灵活性均下降
2	胸部及胫骨前中部皮温下降幅度小	
3	饮食耐寒性产生较大的影响	

低温环境一般是指气温在10℃以下的外界环境。我国大部分地区低温环境属季节性的，或长或短属于急性暴寒性质；北方地区冬季持续时间较长，南方地区持续时间较短。此外，职业性接触低温、南极考察、冷库作业等也属于低温作业的工作环境。

低温环境下，消化液分泌增多，食欲增高；皮肤血管收缩、交感神经兴奋，使心输出量增加、血压上升、心率加快；同时，低温会使皮肤感觉的敏感性降低，肌肉的收缩力、协调性、灵活性均下降，易出现疲劳。因此，对低温环境作业人员的营养与膳食应做一定的调整。

一、低温环境对人体代谢的影响

1. 消化系统

在低温环境中胃液的分泌有所增加其酸度也有所增强，胃排空减慢，食物在胃内的消化较为充分。寒冷环境可使食欲增加，反映了机体对能量需要量的增加。

2. 心血管系统

寒冷刺激下可引起皮肤血管收缩，同时心率变快、心输出量增多、血压上升。

3. 呼吸系统

冷空气的吸入，可使呼吸道上皮直接受刺激，同时气道阻力增高，可成为冬季哮喘病发作的主要原因。

4. 神经系统

寒冷可通过对中枢和外周神经系统及肌肉、关节的作用影响肢体功能，使皮肤感觉敏感性、肌肉收缩力、协调性、操作灵活性减弱，更易出现疲劳。

5. 内分泌和免疫系统

急性冷暴露时甲状腺及肾上腺皮质活动增强，血中儿茶酚胺浓度升高。冷习服以后甲状腺和肾上腺皮质活动的程度逐渐恢复，但血中去甲肾上腺素的水平仍然较高，此现象与冷习服的维持有关。动物与人体的试验均表明，在冷暴露开始的一周内免疫系统功能有下降，随后恢复且呈逐步上升的趋势。

6. 营养素代谢

（1）能量代谢　低温环境下人体能量消耗增多，主要原因是：低温环境下人体基础代谢率平均增加5%～17%；低温环境下人体出现寒战及其他不随意运动，从而使能量代谢增加；低温环境下人们穿着的笨重厚重的服装，造成额外的能量消耗；低温下甲状腺分泌增加，使体内物质氧化所释放的能量不能以ATP储存，而以热的形式向体外发散，造成能量的耗损。

（2）碳水化合物和脂肪的代谢　碳水化合物和脂肪能够增强人体的耐寒能力，因此寒冷环境下机体对碳水化合物和脂肪的利用增加。研究发现，虽然低温环境下碳水化合物、脂肪和蛋白质的代谢都增加，但碳水化合物会被优先利用。脂肪不仅对机体有保护作用，同时也有良好的保温作用。根据膳食调查表明，当人们由温区进入寒区或是由秋季进入冬季时，其膳食中的脂肪摄入较以前有较明显增多。

（3）蛋白质　研究发现，某些氨基酸能提高机体的耐寒能力，如甲硫氨酸经过甲基转移作用后可以提供寒冷适应所需要的甲基，酪氨酸也能提高寒冷环境下的作业能力。

（4）水和电解质　寒冷环境下，机体内水、电解质的代谢发生特殊的改变。据报道，研究人员到北极工作的前3～4个月会出现多尿，一昼夜排尿可达3.5L，由此引起相对的轻度脱水和失盐，同时血容积减少，血中锌、镁、钙、钠含量下降。因此，低温环境下的人群中食盐摄入量应该增加，否则钠不足将使基础代谢水平下降，不利于耐寒。同时，饮水中强化矿物质也很必要。

（5）维生素　低温环境下人体内水溶性维生素的代谢变化较大，水溶性维生素的体内含量有夏季偏低冬季偏高的现象。维生素C对暴露于寒冷环境下的机体有保护作用。此外，由于低温环境下碳水化合物的代谢增加，因此其代谢过程中所必需的硫胺素需要量也增加。有研究表明，烟酸、泛酸对寒冷环境的适应也有积极的作用。

对于脂溶性维生素在耐寒中的作用，有研究给每克体重的金鱼以视黄醇软脂酸酯0.4mg，发现可以提高金鱼的耐寒能力，并认为这是由于给视黄醇软脂酸酯的金鱼在其肝中生成了一种抗冻蛋白所致。

二、低温环境人员的营养需要

1. 能量

低温环境下作业人员应增加能量摄入。因为低温环境中人体会出现寒战和其他不随意运动，能量消耗增加；低温使体温散热加速，同时，防寒衣物增加了体力负荷；低温环境下基础代谢可增高5%～17%。

2. 宏量营养素供给比例

低温环境下的作业人员应适量增加脂肪及碳水化合物的摄入，以提高人体的耐寒能力。人们在低温环境下生活或工作时也喜欢高脂肪饮食，提示机体对脂肪需要量的增加。一般脂肪产热应占总能量的35%左右，碳水化合物占总能量的50%左右，蛋白质占总能量的13%～15%，应注重必需氨基酸的构成比例。近年有研究发现，在低温适应过程中，甲硫氨酸可通过甲基转移作用提供一系列必需的甲基，酪氨酸则能提高低温环境下的作业能力。

根据冷习服过程中能量供给的变化，低温条件下与常温下明显不同的是碳水化合物供应宜适当降低，蛋白质供应正常或略高，脂肪供给应当提高；但对于低温尚未习服者则应保持碳水化合物比例适当，脂肪所占的比例不宜过高，以免发生高脂血症和酮尿症。

3. 维生素

维生素与低温适应关系密切，应增加其摄入量。增加维生素C的摄入，可明显减弱低温环境中直肠温度的降低，增强机体对低温的耐受性，缓解肾上腺的过度应激反应。低温环境中体内氧化产热过程加强，食谱中维生素B_1、维生素B_2和烟酸的供给量要适量增加。适当增加维生素A可增强机体耐寒能力。维生素E则能提高线粒体的能量代谢能力，在低温环境中促进脂肪等组织中的环核苷酸代谢，提高机体的抗寒能力，应注意补充。以中等强度劳动为例，建议低温环境作业人员每人每日供给维生素A 1500μgRE，维生素B_1 2mg，维生素B_2 2.5mg，烟酸1.5mg，维生素B_6 2mg。维生素C每日供应70～120mg，且应尽量从新鲜蔬菜和水果中摄取，必要时可从强化食品中提供。

4. 矿物质

低温环境会使肾上腺素分泌增加，引起交感神经兴奋，从而导致血钙减少，尿钙排出增加。另外，低温环境中尿量增加，随尿液排出的钠、氯、钾、氟等也随之增加，人体对食盐的需要量为温带地区的1～1.5倍。

寒区调查关于人体缺乏矿物质的情况，已有报告提出有钙、钠、镁、锌、碘、氟等元素的不足，但其中最主要的是钙和钠，因此应当特别注意钙和食盐的补充。钙的不足原因主要是因为日照时间短、维生素D作用受限等，每日应当补充钙600～1200mg，可以从含钙丰富的豆类、奶类、虾皮等食物中摄取。

三、低温环境人员膳食原则

1. 提供平衡而合理的膳食

首先，低温条件下的膳食应比同一人群常温条件下的能量供给提高10%～15%，能量增加部分主要应通过提高脂肪和碳水化合物的供给来提供。在低温环境下摄入一定量的脂肪有助于提高机体的耐寒能力，膳食中脂肪的供应量应占总能量的35%，而碳水化合物仍然是能量的主要来源，约占总能量的50%，每日应供给450～600g稻米或面粉。

此外，要注意膳食中钙、钠、钾、镁等矿物元素有足够数量，以克服在低温条件下这些元素排出较多而血液中浓度偏低的情况。维生素的供给要特别强调抗坏血酸的供应，其他维生素如硫胺素、核黄素、维生素A、烟酸等的供应量也应有所增加，其增加幅度约为30%～50%。

2. 食物供应的要求

为满足低温条件下居民平衡膳食的要求，在食物供应中要注意以下两点。

（1）种类和数量　在食物的数量和种类上要本着平衡膳食的原则，适当增加能量，能量食物和油脂食物的供应要充足，如粮食、豆类、动物性食品和食用油等。

（2）维生素和矿物质　因为寒冷地区人群有维生素和矿物质的额外消耗，同时作为这些营养素主要来源的蔬菜及水果又常常不足，因此膳食中应有数量充足、种类丰富的蔬菜水果；同时应增加动物肝脏、蛋类及瘦肉的供应，以满足机体在低温条件下对维生素A、核黄素、硫胺素的需要。另外，为了保障蔬菜和水果的供应，可采取如温室种菜、发展蔬果冷冻技术、选育营养价值高的品种等方法来满足供应。

3. 膳食制度的要求

在低温环境中人体散热增加，除采取各种防寒保暖措施外，在饮食上要注意供应热食，不仅有利于消化吸收，对于食品卫生也是一个很好的保障措施。为了适应寒冷地区能量需求大、食量多、劳动强度大、时间长等特点，每日可安排4餐，即早餐占一日能量的25%，间餐占15%，午餐占35%，晚餐占25%。

4. 适宜的食物

（1）主食及豆类的选择　冬季低温、寒冷天气下是进补的最佳季节，适当进补，可提供较高的人体能量，以抵御寒冷，滋补的食品产能量高，营养丰富，以粳米为主，大豆及其制品可提供优质的植物蛋白质和脂肪，产能量也很高。

(2) 肉蛋奶的选择　肉类以羊肉、牛肉、狗肉、鸡肉为滋补御寒上品。

(3) 蔬菜的选择　蔬菜中的大葱、辣椒、生姜也是独具特色的御寒佳品。

(4) 水果的选择　新鲜的水果可补充大量的维生素C，同时食物菜肴味宜浓厚，可以满足寒冷环境中人们的口味需求，并且浓、厚的调味能改善食物的风味，饮料中可适当加盐。

5. 饮食禁忌

尽量避免食用一些烧烤、油炸类，维生素损失严重的食物。

学术视野：冷库工作那些事

问题探讨

1. 案例分析

根据所学知识对案例对象存在的问题进行分析，并提出营养膳食方案。

2. 低温环境下人体能量消耗升高，请分析体内各系统代谢情况。
3. 低温作业人群的营养需求是什么？
4. 低温作业人群的膳食原则是什么？试举例低温作业人群一日食谱。
5. 低温作业所引起的疾病可能有哪些？

第三节　高原作业人员的营养与膳食

案例点击	
2014年10月2日，14名旅客步行穿越稻城亚丁的“长海子”。其中一名38岁游客在穿越前已发生高原反应，仍勉力追随“大军队”行为，最后状况恶变，医治无效死亡。	
健康状况分析	
主要健康问题	原因分析
缺氧	抗高原反应预备工作没做好，出现高反未及时停止活动

高原地区是指海拔3000m以上的地区。海拔越高，气压及大气中的氧分压越低。氧分压下降使血氧饱和度降低，进而导致组织缺氧，高原环境对人体的主要影响就是缺氧。海拔为0时，大气压为765mmHg，氧分压为159mmHg；海拔为3000m时，大气压下降至530mmHg，氧分压降至111mmHg。高原缺氧不仅能阻碍体内营养物质的摄入、吸收和代谢，使缺氧加重，损害大脑功能，还会引起食欲减退、胃肠功能紊乱。同时，高原环境还伴有温度低、湿度低、沸点低、太阳辐射及电离辐射强等特点。因此，膳食中要注意摄取耗氧

少、能有效利用氧、提高缺氧耐力、缓解急性高原反应症状的营养素，加快高原习服过程。

一、高原环境对人体代谢的影响

1. 缺氧对消化吸收功能的影响

刚进高原人员早期缺氧反应以胃肠道症状最为常见，如恶心、呕吐和食欲减退。急性高原反应的消化道症状，常在发病初期急骤，近来研究还发现，急性缺氧可使多种消化酶、胃肠道激素、胃酸和胃泌素的分泌量减少，上述改变同样将对胃肠功能产生显著影响，反过来又加重缺氧所致的食欲减退。

2. 缺氧初期营养素代谢的变化

（1）糖代谢　缺氧初期糖代谢增强，如糖原分解作用和糖异生作用增强，葡萄糖利用率增加等。在习服过程中，一些氧化酶的活性首先增强，经一段时间后，一些糖酵解酶和调节磷酸戊糖途径的酶活性也增强。酶活性的变化具有代偿和适应的特征。

（2）蛋白质代谢　人体进入高原初期，蛋白质合成减弱而分解增强，因而出现不同程度的负氮平衡。有报道，缺氧初期一些氨基酸的代谢和与其代谢有关的酶的活性发生变化，如急速进入高原后短期之内，酪氨酸的氧化增强。

（3）脂肪代谢　高原缺氧条件下脂肪动员加速，脂肪分解增强，血脂增高，但严重缺氧时，脂肪氧化不全，可致血、尿酮体增高，而酮体大量聚积进一步使缺氧耐力降低。

（4）水盐代谢　有研究报道，进入高原缺氧环境后人体尿量有增多的现象，这是一种适应性反应。有人认为，钾丧失和钠、水潴留是引起急性高原反应的重要因素。急速进入高原后，心电图的改变与低钾血症相似。因此，建议急速进入高原的人应进食含钾多的食品或适当补充钾盐，同时也应适当限制钠的摄入量，这对那些缺氧初期少尿的人更为重要。高原缺氧初期，铁的吸收率显著增加，这是骨髓生成红细胞增加，铁的需要量增高促进了铁的吸收的缘故，而不是血氧饱和度和小肠组织氧分压降低的直接作用。

二、高原缺氧习服过程中的营养需要

1. 碳水化合物

高碳水化合物膳食有助于缺氧习服。高碳水化合物饮食能使动物氧分压提升（6.6±3.7）mmHg，肺扩张能力增加13.9%，促进气体交换；碳水化合物还能维持中枢神经系统及心肌的正常功能，缓解高原反应。进入高原环境后，葡萄糖和糖原被紧急调用，以维持血糖水平和脑功能。

2. 蛋白质和脂肪

高原缺氧初期，蛋白质分解加快，尿氮增加，会出现负氮平衡。色氨酸、酪氨酸、赖氨酸及谷氨酸等氨基酸能提高缺氧耐受力，故应增加蛋白质的摄入。但蛋白质氧化过程耗氧较多，不利于缺氧习服。因此，习服后提供占总能量10%的蛋白质即可，但要选择优质蛋白质，以维持氨基酸平衡。脂肪是生酮物质，酮体大量积聚会使缺氧耐力降低，不利于习服，所以应低脂饮食。

3. 能量

海拔高度越高，气温越低，低温环境中机体基础代谢率增加，加之着装笨重也增加了能量消耗。低温与缺氧环境会严重影响身体健康，所以应及时增加能量的供应量，可高于平原供应量的10%，冬季时应高于20%。

4. 维生素

补充维生素可提高缺氧耐受力。在缺氧状态下，机体对维生素的消耗量增加，加之食欲减退，维生素的摄入减少，所以应注意补充多种维生素。酶系统中大部分辅酶是B族维生素的衍生物，所以补充B族维生素能提高氧的利用率。维生素E可减少组织氧的消耗，还可促进红细胞的生成及含铁血红素细胞酶的合成，提升缺氧耐受力。维生素C可改善缺氧状态下的氧化还原反应过程，提高氧的利用率。有人提出在缺氧环境下进行体力劳动时，各种维生素的供给量应多于平原正常供给量。

5. 矿物质

刚进入高原环境的一段时间内，人体排尿量增多，钾的排出量也随之增多，而钾的丢失及水、钠潴留是引起急性高原反应的重要原因。可多食含钾丰富的食物，同时适当减少钠盐的摄入。缺氧时，机体造血功能增强，骨髓生成红细胞增多，血液中血红蛋白增加，铁需要量增加，应多食含铁丰富的食物或补充铁剂，有助于血红蛋白、肌红蛋白、酶及含铁蛋白的合成，加快人体对缺氧环境的习服。铜、锰可改善机体对缺氧的适应能力，也需注意补充。

6. 水

高原环境中空气干燥，水的表面张力降低，同时肺的通气量增加，使失水较多。每日应饮用水4～5L。

三、高原环境下人员的膳食原则

对于初入高原的平原人来说，高原病或急性高原反应的发病率较高，合理的营养和饮食制度是一项预防及辅助治疗急性高原反应的有效措施。凡有利于少消耗氧、多摄取氧和有效利用氧的措施都有利于提高耐缺氧能力。

进入高原前，应通过体育锻炼或体力劳动进行体力适应，消除对高原的顾虑，保持良好的心理状态。进入高原后头几天，应逐步增加体力活动，避免剧烈快速活动，必要时可静卧或使用氧气袋，提高食品的可接受性。另外，为了维持正常食欲，供给的食品既要符合初入高原者的饮食习惯，又要适合高原饮食的习惯，如喜欢甜味、酸味的食品，不喜欢油腻食品，等等。

1. 选择适宜的食物种类

主食应以米类为主，能抑制恶心、呕吐症状。可提供高碳水化合物膳食，并选择容易消化吸收的双糖替代部分多糖，能量供应应当高于平原地区约10%，在寒冷季节则应增加20%甚至更多；在单纯高原缺氧的条件下，应增加淀粉类的供应，并适当增加蛋白质的供应，可占总热量的25%～30%。所给的蛋白质中应有较多的动物性蛋白质，供应较多的肉类。适量供应葱、姜、蒜、辣椒、醋及味精等能刺激食欲的食品和调味品。高原由于运输困难，可充分利用本土的野菜、野果和动物。

2. 维持正常的食欲和消化功能

缺氧会引起食欲下降或厌食，应注意烹调方法，少食多餐，餐间提供酸性水果和酸甜饮料。饮食应清淡少油腻，避免摄入产气和含纤维素多的食物。

3. 用高压锅蒸煮食物

在高原环境烹制食物时，由于气压低，水的沸点也低，食物不易煮熟，不仅影响口感，而且烹调时间过长会导致大量营养素流失，可选用高压锅烹调食物。

学术视野：高原反应

问题探讨

1. 案例分析
   根据所学知识对案例情况进行分析，并提出解决措施。
2. 请分析高原环境下的缺氧机制及身体代谢情况。
3. 高原环境下人员的科学营养配餐的原则有哪些?
4. 高原地区平衡膳食的构成是什么?

第四节 运动员的营养与膳食

案例点击

李某，短跑运动员，有自己的私人厨师，一日三餐都严格按照计划进行。早餐通常是一个简单的鸡蛋三明治，然后去健身房健身。午餐比较清淡，要么是咸牛肉意大利面，要么是别的肉类或者鱼。下午会进行高强度的训练。他说："白天我只吃足够保证我训练的食物，不过晚餐相对丰富。我的教练经常要求我晚餐的时候多吃蔬菜，比如花椰菜，但我不喜欢吃蔬菜。"

在职业生涯后期，随着年龄的增长，李某的状态也受到了不小影响，他也更加注重自己的饮食。晚餐通常有花椰菜、西蓝花、山药、肉，主食是由面粉和玉米淀粉混合而成的玉米饼。

李某作为一名高强度训练的运动员，一日三餐摄入是否合理?

李某食谱分析

主要问题	原因分析
简单，不符合高强度运动员的营养需求	李某作为一名运动员，有着不寻常的身体素质，从案例中提到的食谱看，并不符合一名高强度运动员的营养需求

膳食营养是保证运动员营养素的需要和维持体能的最重要的物质基础，对训练起重要的保护作用。现代体育运动非常重视人体营养的研究，因为科学的营养供应不仅关系着运动员

的身体健康，而且对运动员成绩的提高也产生着很大影响，要保证运动员体能正常发挥和身体健康的成长，他们的营养补充对策应该格外进行考虑。

运动员的生理特点为机体处于高度应激状态，能量消耗骤然增多，代谢旺盛，代谢产物堆积，身体内环境改变，心血管系统容量明显增大，心输出量水平升高。因此，运动员的营养应满足其生理特点的需要。

一、运动员的营养需要

1. 能量

运动员在训练和比赛期间，能量代谢强度较大。具体的能量需要量取决于运动强度、密度和持续时间。运动员每日所消耗的总能量由基础代谢、运动消耗、食物生热效应及其他活动四部分组成。我国运动员能量供给标准为50～60kcal/kg体重。

运动员的每日总热能供给推荐参考值按5级划分：

(1) 2000～2800kcal/d（平均2400kcal/d）；

(2) 2200～3200kcal/d（平均2700kcal/d）；

(3) 2700～4200kcal/d（平均3500kcal/d）；

(4) 3700～4700kcal/d（平均4200kcal/d）；

(5) ≥4700kcal/d（平均4700kcal/d）。

具体的项目划分见表4-1。

◎ 表4-1 运动员的一日热能供给推荐值

热能需要量（按一日平均值分类）	1	棋牌类	2000～2800kcal(平均2400kacl)
	2	跳水，射击（女），射箭（女），体操（女），艺术体操，蹦床，垒球	2200～3200kcal(平均2700kacl)
	3	体操（男），武术散手(女)，武术套路，乒乓球，羽毛球，短跑（女），跳远(女)，跳高，举重(75公斤以下)，网球，手球，花样游泳，击剑，射箭(男)，速度滑冰，花样滑冰(女)，柔道(女)，赛艇(女)，皮划艇(女)，跆拳道(女)	2700～4200kcal(平均3500kacl)
	4	花样滑冰(男)，中长跑，短跑(男)，跳远(男)，竞走，登山，射击(男)，球类(篮球、排球、足球、冰球、水球、棒球、曲棍球)，游泳(短距离)，高山滑雪，赛艇(男)，皮划艇(男)，自行车(场地)，摩托车，柔道(男)，拳击，跆拳道(男)，投掷(女)，沙滩排球(女)，现代五项，武术散手(男)，越野滑雪，举重(75公斤以上)，马拉松，摔跤(女)	3700～ 4700kcal(平均4200kacl)
	5	游泳(长距离)，摔跤(男)，公路自行车，橄榄球，投掷(男)，沙滩排球(男)，铁人三项	4700kcal及以上(平均4700kacl)

2. 蛋白质

主要功能不是提供能量，而是调节各种生理活动及构成身体的成分。蛋白质的供给量为1.5～2.5g/kg。因为蛋白质代谢时耗氧较多，在代谢和排泄中增加肝脏和肾脏的负担，因此不宜摄入过多。提供足量的优质蛋白质，对于补充运动员的消耗、增加肌肉力量、加速疲劳的恢复都很有帮助。从我国运动队的饮食情况看，只要摄入的能量足以维持机体活动，正常膳食的蛋白质量对运动员是足够的。在训练初期应适当提高蛋白质量，对维持肌肉质量，以及肌红蛋白、酶量和红细胞的生长都很有必要。训练比赛阶段消耗较大，可适当增加到总能量的12%～15%，力量项目可以增加到15%～16%，其中优质蛋白应占1/3，要采用谷类食物和豆类食物混合食用的方式。动物性蛋白的量应占总蛋白量的55%～65%，处于生长发育的青少年运动员对蛋白质的需要量增加。

3. 脂肪

脂肪产生的能量较高，是运动员较理想的储能形式。中等强度的运动项目，短时间内的能量消耗主要来自脂肪和糖类。持续运动1小时后，脂肪能量的利用率逐渐增加，在耐久运动中，脂肪提供的能量约占80%。因为脂肪不易消化，代谢时耗氧量较高，会影响氧的供给，运动员不宜从饮食中摄入过多脂肪。我国运动员膳食中脂肪的供能应占总能量的25%～30%，游泳和冰上项目可增加到35%。应注意控制饱和脂肪酸的摄入量，使饱和脂肪酸、多不饱和脂肪酸和单不饱和脂肪酸的比例为1∶1∶(1～1.5)。

4. 碳水化合物

糖类是运动员最理想的能量来源。因为它的分子结构比蛋白质、脂肪简单，易于消化吸收，且分解产热快，氧化时耗氧较少，可在有氧和无氧的情况下分解产能，产能效率较高，并且中枢神经系统只能靠碳水化合物供能，对维持神经组织功能有重要的作用。在运动前、运动中适量补充葡萄糖，有利于运动中维持血糖水平。因此，膳食中碳水化合物提供的热能所占的比例以总热量的55%～65%为宜，耐力项目可以增加到70%，并注意增加谷类和薯类等食物。

5. 维生素

维生素虽然不产生能量，但它们是机体代谢所不可缺少的物质。某些维生素的缺乏，可影响运动能力。运动过程中组织代谢增强，组织更新增加，维生素利用率增加；同时，训练引起线粒体、酶和功能性蛋白质的数量增加，故维生素的需要量也增加。维生素的每日供给量：维生素A 1500μgRE，视力紧张项目可增加为1800μgRE，维生素B_1 3～5mg，维生素B_2 2～2.5mg，烟酸20～30mg，维生素B_6 2.5～3.0mg，叶酸400μg，维生素B_{12} 2μg，维生素C 140mg（比赛期可增加到200mg），维生素E 30mg（高原训练可增加到30～50mg），维生素D 10～12.5μg。神经系统紧张的项目应适当增加维生素B_1，视力活动紧张的项目应注意维生素A的营养水平。运动员控制体重期间应增加维生素的摄入量，以达到推荐的AI值；在高原训练时运动员应增加维生素A、维生素C和维生素E的摄入量，并增加能量10%～20%。

6. 矿物质

由于钠、钾、镁、钙对维持神经信息的传导和肌肉的收缩有重要作用，而且运动员因出汗量较大，矿物质随汗液流失的量增加，故对钠、钾、镁的需求量高于普通人。中国运动员每日钠、钾、镁的适宜摄入量分别为：钠小于5g（高温环境训练小于8g），钾3～4g，镁400～500mg。钙、铁、锌的摄入因运动项目有所不同。每日钙的适宜摄入量为1000～

1500mg，大运动量项目的运动员在高温环境下训练或比赛时的钙摄入量可考虑上限，即1500mg。运动加快铁和锌的代谢，使铁和锌的吸收受到影响、排出增多，增加了运动员对铁和锌的需求量，中国运动员每日铁和锌的适宜摄入量均为20mg，大运动量或高原环境下训练或比赛可为25mg。另外，硒的适宜摄入量为50～150μg，碘的适宜摄入量为150μg（表4-2）。

◈ 表4-2 运动员每日无机盐供给推荐值

钾(K)/mg	钠(Na)/mg	钙(Ca)/mg	铁(Fe)/mg	锌(Zn)/mg	硒(Se)/μg
3000～4000	<5000	1000～1500	20～25	20～25	50～150

在安排运动员膳食时，要记住使碳水化合物、脂肪、蛋白质的比例适当是十分重要的。碳水化合物被强调为运动员膳食的主要成分，有助于运动员发挥最佳运动能力；蛋白质是使机体修复的营养素；脂肪氧化时氧的利用率较低，不能满足高强度运动的需要。根据这三大营养素各自的特点，优秀运动员每日三大热能营养素的供热比例推荐参考值应为：

碳水化合物提供的热能占总热能的50%～60%，耐力项目可以适当增加到65%或70%（运动员训练前、中、后摄入的运动饮料中所含的碳水化合物也应计入）；

脂肪提供热能的合理比例为总热能的25%～30%（游泳和冰上项目可以增加到35%）；

蛋白质提供热能的合理比例为总热能的12%～15%，其中优质蛋白不能低于30%（青少年运动员还可以适当增加蛋白质摄入，以满足生长发育的需要）。

二、运动员的营养需要

1. 热量平衡，热源比例适当

应使摄入的能量和运动消耗的能量平衡，保持适宜的体重和体脂，三大产能营养素比例适当。

2. 平衡膳食

食物多样，谷类为主，营养平衡。多吃蔬菜、水果、薯类、豆类及其制品，每天喝牛奶或酸奶，肉类食物要适量，多吃水产品。

3. 食物易于消化，维持酸碱平衡

由于紧张的训练和比赛，运动员经常处于交感神经兴奋的应激状态下，消化机能较弱，因此应吃易消化的食物。

4. 膳食制度合理

膳食制度包括进餐次数、时间和膳食分配。运动员应定时进餐，采用少量多餐制，三餐二点制或三餐三点制，注重早餐和必要的加餐。运动结束后，血液主要分布在肢体皮肤血管内，内脏仍处于一时性缺血的状态。因此，运动结束后不宜立即进食，要休息40分钟以后再进食。

5. 充足的水分

运动员的补液原则：应根据体质、运动训练或比赛的情况和环境因素，以及以往的经

验，及时地补液。最好在运动前和运动中进行预防性补液，避免发生脱水，防止运动能力下降；运动后补液以促进恢复。应遵循少量多次的方法，避免一次性大量补液加重胃肠道和心血管系统的负担。补液的总量要大于失水的总量。

6. 饮食禁忌

应避免摄入高脂肪、干豆、含纤维多的粗杂粮、韭菜等容易产气或延缓胃肠排空的食物。少用或不用辛辣和过甜的食物，以预防食物对胃肠道的刺激。忌烟酒。

学术视野：运动过量有害健康？

问题探讨

1. 案例分析

结合案例及所学知识，分析高强度运动员营养素摄入如何分配。

2. 运动员出现营养不良的可能原因有哪些？
3. 运动员的科学营养配餐的原则有哪些？
4. 运动员的饮食禁忌有哪些？

参考文献

[1] 高兰兴，刘继鹏，闫宏，等．军人食物定量［J］．解放军预防医学杂志．2002，(1)：5-7.

[2] 刘继鹏，高兰兴，赵法等．军人营养素供给量［J］．解放军预防医学杂志，2000，(4)：235-236.

[3] 陈景元，董兆申，陈耀明，等．补锌对新兵血浆 ACTH 水平及耐寒力的影响［J］．解放军预防医学杂志，2002，(2)：96-98.

[4] 中国营养学会．中国居民膳食营养素参考摄入量（2023 版）［M］．北京：人民卫生出版社，2023.

[5] 纪桂元，洪晓敏，蒋琦，等．特殊人群膳食指导［J］．华南预防医学，2018，44 (3)：295-297.

[6] 陈翔．云南贫困山区五个高海拔山村居民膳食多样化现况及对策研究［D］．昆明：昆明医科大学，2013.

第五章
心血管系统疾病的营养治疗

 学习目标

知识目标：1. 了解心血管疾病定义
2. 熟悉心血管疾病的临床表现
3. 掌握心血管疾病的营养治疗原则
4. 熟悉心血管疾病的参考食谱
5. 熟悉心血管疾病的中医药膳方

能力目标：1. 能够借助互联网进行专业知识的学习
2. 能够进行心血管疾病营养科普宣传
3. 能够为心血管疾病患者提供膳食指导

素质目标：1. 具有热爱健康管理工作的职业情怀
2. 具有崇尚医学营养学的科学精神
3. 具有以人为本的健康服务理念
4. 具有仁厚高尚的职业修养
5. 具有高度的优秀中医文化自信
6. 具有遵守健康管理伦理和公序良俗的意识

心血管疾病是严重危害人类健康的一类疾病，主要包括冠心病、高血压、高脂血症及动脉粥样硬化等，具有“四高一多”的特点——发病率高、死亡率高、致残率高、复发率高及并发症多。心血管疾病的病理基础主要是动脉硬化，即动脉血管内壁有脂肪、胆固醇等沉积，并伴随纤维组织的形成与钙化等病变。

目前心血管疾病是造成死亡的主要原因之一，而中国是全世界心血管疾病发病率最高的国家。根据《中国心血管报告 2023》，心血管疾病死亡占我国城乡居民总死亡原因的首位，农村为 44.6%，城市为 42.51%。目前与心血管疾病的抗争不分区域、人种，已成为全人类的重大挑战之一。大量研究证明，营养与心血管疾病密切相关。自 20 世纪 90 年代以来，我国居民营养过剩和营养不均衡所导致的相关心血管疾病一直保持上升势头，严重影响我国居民的健康。其中有些疾病如动脉粥样硬化、冠心病、高血压及心力衰竭等均与营养因素关系密切，合理的膳食已成为防治这些疾病的重要措施之一。

第一节　高血压

案例点击

某男，60岁，身高178cm，体重78kg，退休在家。清晨测血压值为130/85mmHg，中午测为140/90mmHg，下午4点测为145/88mmHg。该男平时脾气暴躁易怒，喜饮酒，饮食口味偏重，喜肥腻食物，蔬菜水果摄入较少。

健康状况分析

主要健康问题	原因分析
血压偏高	1. 脾气暴躁易怒 2. 超重 3. 饮酒 4. 饮食不合理

高血压是指体循环动脉血压高于正常的一种常见的疾病，其患病率较高，易引起心、脑、肾脏并发症，是当前威胁人类健康的重大疾病之一。我国人群监测数据显示，心血管疾病死亡占总死亡人数的40%以上，其中高血压是首位危险因素，每年300万心血管疾病死亡中至少一半与高血压有关。根据近年来我国人群的流行病学数据，新版《中国高血压临床实践指南》于2022年11月将我国成人高血压诊断界值下调为收缩压≥130mmHg，舒张压≥80mmHg。高血压的患病率随年龄增长呈上升趋势，一般认为其发病与遗传、膳食营养、肥胖等多个因素有关，其中合理的膳食营养已成为防治的重要措施之一。

一、临床表现

1. 主要临床表现

① 起病缓慢，早期常无症状，往往在体检时发现血压升高。

② 可有头痛、眩晕、颈部不适及耳鸣等症状，症状与血压水平并不一定相关。

③ 初期只在精神紧张、情绪波动后血压升高，随着病程的延长，血压升高逐渐趋于明显而持久，但一天之内，白昼与夜间血压仍有明显的差异。

④ 查体一般有第二心音亢进、收缩期杂音等。

2. 常见并发症

（1）心力衰竭　心脏因克服全身小动脉硬化所造成的外周阻力增大而加强工作，于是发生心肌代偿性肥大。左心室肌壁逐渐肥厚，心腔也显著扩张，心脏重量增加，当代偿机能不足时，便成为高血压性心脏病，心肌收缩力严重减弱而引起心力衰竭。由于高血压患者常伴有冠状动脉粥样硬化，使负担加重的心脏处于缺血、缺氧状态，因而更易发生心力衰竭。

（2）脑出血　脑内小动脉的肌层和外膜管壁薄弱，发生硬化的脑内小动脉若再伴有痉挛，则易发生渗血或破裂性出血，即脑出血。脑出血是晚期高血压最严重的并发症，临床上表现为偏瘫、失语等。

（3）肾功能不全　由于肾入球小动脉的硬化，使大量肾单位因慢性缺血而发生萎缩，并继以纤维组织增生，称为高血压性肾硬化。在肾硬化时，残存的肾单位会发生代偿性肥大和扩张，患者尿中可出现较多的蛋白和红细胞。在疾病的晚期，由于大量肾单位遭到破坏，导致肾脏排泄功能障碍，体内代谢产物不能全部排出而在体内潴留，水盐代谢和酸碱平衡发生紊乱，出现尿毒症。

二、营养治疗原则

1. 适当限制钠盐的摄入

过多的钠进入机体，刺激“肾素-血管紧张素-醛固酮系统”激素分泌增加，引起细小动脉痉挛，血压升高。同时，由于钠盐吸附水分，大量钠盐进入体内，在肾脏的保钠排钾功能作用下可导致水钠潴留。高血压患者每日食盐摄入量应逐步降至5g以下。此外，值得注意的是某些腌、熏食品如咸肉、咸鱼、酱菜等及酱油和味精等钠含量较高，所以高血压患者应少吃这类食物。

2. 控制脂肪和胆固醇的摄入

脂肪摄入过多，可引起肥胖和高血压，高血压又是冠心病的主要致病因素之一。高血压患者要限制脂肪的摄入，尤其限制动物脂肪，因为动物脂肪中胆固醇含量高，摄食较多会引起血中胆固醇升高，促使动脉硬化的发生。从胆固醇含量角度来看，高血压患者摄食瘦肉比肥肉好，牛、羊肉比猪排、虾、蟹、蛋好。另外，在饮食上要做到低盐少油。

3. 摄入适量蛋白质

高血压患者每日蛋白质的摄入量为每公斤体重1g为宜。另外，每周吃2～3次鱼类，可改善血管弹性和通透性，增加尿钠排出，从而降低血压。当高血压合并肾功能不全时，应限制蛋白质的摄入。

4. 增加钾、钙、镁、碘等的摄入

钾、钙、镁、碘等均具有降低血压和保护心脏的功能，含钾丰富的食物有豌豆苗、莴笋、芹菜、丝瓜、茄子等；含钙丰富的食物有黄豆及其制品、葵花子、核桃、牛奶、花生、鱼、虾、红枣、韭菜、柿子、芹菜、大蒜等；含镁丰富的食物有各种干豆、荠菜、菠菜、桂圆、豆芽等；含碘丰富的食物多见于牡蛎、海带、紫菜等。

5. 补充维生素C

大剂量维生素C可使胆固醇氧化成为胆酸而排出体外，进而改善心脏功能及血液循环。含维生素C丰富的食物包括猕猴桃、橙子、大枣、番茄、芹菜叶、油菜、莴笋叶等。其他水溶性维生素如维生素B_1、维生素B_6和维生素B_{12}，也要及时补充，以防缺乏。

6. 补充膳食纤维

含膳食纤维高的食物，如燕麦、糙米、玉米、小米等均可促进肠蠕动，加速胆固醇的排出，对防治高血压非常有利。

7. 多喝茶水

茶叶含有多种防治高血压病的有效成分，尤其是绿茶效果更佳，应多饮用。

8. 限制饮酒

饮酒与高血压之间有明显相关性，过量饮酒是高血压发病的危险因素，人群高血压患病率随饮酒量增加而升高。饮酒还会降低降压治疗的疗效，而过量饮酒可诱发急性脑出血或心肌梗死发作。根据《中国高血压防治指南（2024 修订版）》，每日酒精摄入量男性不应超过 25g，女性不应超过 15g。

三、膳食举例

详见表 5-1。

◈ 表 5-1 高血压患者膳食举例

餐次	食谱
早餐	烤馒头片夹核桃仁(馒头 50g,核桃仁 15g) 牛奶燕麦糊(牛乳 200g,燕麦片 30g) 苹果 150g
加餐	香蕉 100g
中餐	豌豆木耳豆腐干炒肉干(猪瘦肉 50g,豌豆 70g,木耳 50g,香豆腐干 30g,花生油 8g) 焯拌菠菜(菠菜 150g,芝麻油 3g,芝麻酱 10g) 红薯大米饭(粳米 50g,甘薯 100g) 豆浆 300mL(黄豆 100g)
加餐	橘子 80g
晚餐	八宝粥(绿豆 5g,赤小豆 5g,糯米 5g,大麦 5g,花生仁 5g,莲子 5g,山药 5g,粳糯米 5g,枣 20g) 清炒西蓝花(花生油 10g,西蓝花 150g) 蒸蛋羹(鸡蛋 25g) 金针菇胡萝卜丝拌海带丝(金针菇 35g,胡萝卜 35g,海带 30g,芝麻油 3g)
加餐	牛奶(100mL)

四、中医药膳方

1. 天麻钩藤粥（《杂病证治新义》）

【原料】天麻、钩藤、杜仲、桑寄生、益母草、夜交藤、茯苓各 10g，石决明 30g，粳米 100g，白糖适量。

【做法】先煎石决明 30 分钟，加入其他药，加水再煎 30 分钟，滤取药液，将粳米洗净加入药液中煮成粥时，再加入白糖调匀，煮沸即可食用。

【功效】滋阴清热。适用于肝阳上亢型高血压病的防治。

2. 决明子粥（《粥谱》）

【原料】决明子（炒）10～15g，粳米 50g，冰糖适量。

【做法】先把决明子放入锅内炒至微有香气，取出，待冷后煎汁，去渣，放入粳米煮粥，粥将熟时，加入冰糖，再煮一二沸即可食用。

【功效】清肝，明目，通便。适用于高血压、高脂血症及习惯性便秘等。

学术视野：新版
《中国高血压临床实践指南》

问题探讨

1. 案例分析

针对案例讨论，请从营养治疗方面为该男提出合理化指导建议。

2. 高血压患者应如何进行自我健康管理？

第二节 冠状动脉粥样硬化性心脏病

案例点击

患者，男，60岁，身高173cm，体重80kg，喜欢吃肉，蔬菜水果摄入较少，不好运动。心前区痛一周，加重2日。一周前开始在骑车上坡时感心前区痛，并向左肩放射，经休息可缓解。走路快时亦有类似情况发作，每次持续3～5分钟，含服硝酸甘油迅速缓解。为诊治来诊，发病以来进食好，二便正常，睡眠可，体重无明显变化。既往有高血压病史5年。血压150～180/90～100mmHg，无冠心病史，无药物过敏史，吸烟十几年，1包/日。其父有高血压病史。

患者健康状况分析

主要健康问题	原因分析
不稳定型心绞痛	1. 高血压 2. 家族史 3. 吸烟 4. 肥胖

冠状动脉粥样硬化性心脏病，简称冠心病，是指冠状动脉粥样硬化或功能改变导致心肌血液供应减少或中断而引起的心脏病。当冠状动脉的供血与心肌需求之间发生矛盾，冠状动脉血流不能满足心肌代谢的需要，就会引起心肌缺血缺氧，急剧的、短暂的缺血缺氧会引起心绞痛，而持续的、严重的心肌缺血引起心肌坏死即为心肌梗死。目前，人类生命三大杀手中心血管疾病排在首位，而冠心病又排在心血管疾病首位。冠心病的发病率在40岁以后逐渐增加，肥胖、高脂血症、高血压、糖尿病和吸烟是其五大危险因素，其中肥胖、高脂血症、高血压、糖尿病又与饮食和营养密切相关。冠心病患者通过积极的膳食营养调理，可以达到防止病变发展、防止病情恶化和延长患者寿命的目的。

一、冠心病的类型

1. 依照世界卫生组织的分型，冠心病大致可分五型

（1）无症状心肌缺血。

（2）心绞痛。

（3）心肌梗死。

（4）缺血性心肌病。

（5）猝死。

2. 根据发病特点和治疗原则不同，冠心病可分两类

（1）慢性冠脉病　又称慢性心肌缺血综合征，包括稳定型心绞痛、缺血性心肌病和隐匿性心肌病。

（2）急性冠脉综合征　包括不稳定型心绞痛、非ST段抬高型心肌梗死、ST段抬高型心肌梗死和猝死型冠心病。

二、危险因素

1. 年龄

年龄的增长会增加动脉血管受损和变窄的风险，进而诱发冠心病。

2. 性别

男性通常比女性患冠心病的风险要大。另外，女性的患病风险在绝经后会增加。

3. 家族史

心脏病的家族史与冠心病的高风险有关，有家族史的人群60岁以前患病风险大大增加。

4. 吸烟

香烟中的尼古丁会使血管收缩，一氧化碳会损伤血管内壁，更容易导致血管粥样硬化。吸烟是心血管疾病发病及死亡的独立危险因素，吸烟量越大、时间越长，其发病及死亡风险越高。

5. 相关疾病

不受控制的高血压会导致动脉变硬和变厚，使血管变窄，大大增加冠心病的发病率；高脂血症患者血中的高胆固醇水平会增加血管斑块形成和动脉粥样硬化的风险，进而增大患冠心病的风险；糖尿病与冠心病的患病风险增高也有关系。

6. 其他因素

肥胖会恶化其他风险因素，生活中压力过大会损伤动脉，同时也是冠心病恶化的风险因素。

三、营养治疗原则

1. 控制总热量，维持正常体重

宜多吃粗粮，以增加复杂的糖类、维生素的含量；单糖及双糖等应适当控制，尤其是高脂血症患者和肥胖者更应注意。

2. 限制脂肪和胆固醇的摄入

脂肪的摄入应限制在总热量的20%以下，以植物脂肪为主，适当地吃些瘦肉、鱼类。应忌用或少用全脂乳、奶油、蛋黄、猪肥肉、肝、黄油、猪油、牛油、羊油、椰子油等。

科学家们研究发现，深海鱼的脂肪中含有多不饱和脂肪酸，能够影响人体脂质代谢，降低胆固醇、甘油三酯、低密度脂蛋白及极低密度脂蛋白水平，从而保护心血管，预防冠心病。由此可见，多吃深海鱼有益于冠心病的防治。膳食中应控制胆固醇的摄入，其摄入量每天应少于300mg，相当于一个鸡蛋中的胆固醇含量。对于冠心病患者应控制鸡蛋的摄入，每日半个鸡蛋或每两日一个鸡蛋，不可一日吃数个鸡蛋，同时要限制摄入动物的内脏、脑等。

3. 适当摄入蛋白质

蛋白质是维持心脏必需的营养物质，能够增强抵抗力，同时蛋白质不易消化，可加快新陈代谢，增加心脏的负担，因此摄入过多的蛋白质对冠心病不利。研究发现，过多地摄入动物蛋白反而会增加冠心病的发病率。所以蛋白质应适量，每日食物中蛋白质的含量以每公斤体重不超过1g为宜，选用牛奶、酸奶、鱼类和豆制品等。

4. 饮食宜清淡、低盐

对合并高血压者尤为重要，食盐的摄入量每天控制在5g以下。食盐的摄入量可随季节活动量适当增减，例如夏季出汗较多及户外活动多，可适当增加盐的摄入量；冬季时出汗少，活动量相应减少，应控制盐的摄入。

5. 供给充足的维生素、无机盐和微量元素

冠心病患者应该补充充足的维生素、无机盐及微量元素，膳食中应该多吃一些含镁、锌、钙、硒元素比较多的食品，多吃些蔬菜水果有益于心脏的健康。含维生素C比较多的食物主要有鲜枣、猕猴桃及柠檬等柑橘类水果。另外，含镁比较丰富的食物主要有玉米、豆类及豆制品；含锌比较丰富的食物主要有肉、蛋、奶类；含钙比较丰富的食物主要有奶类、豆制品、海产品等；含硒比较丰富的食物主要有鲜贝、虾皮、海虾等。

6. 忌烟酒

冠心病患者应当戒烟，减少饮酒量，当合并高脂血症时，应避免饮酒。

四、膳食举例

详见表5-2。

◎ 表5-2 冠心病患者膳食举例

餐次	食谱
早餐	花卷(面粉50g、黄豆粉20g) 玉米面糊粥(玉米面30g)

续表

餐次	食谱
早餐	炝芹菜(芹菜 50g、花生仁 20g) 茶叶蛋 1 个(鸡蛋 60g)
加餐	香蕉 100g
中餐	肉丝炒木耳(猪瘦肉 10g、木耳 10g) 西红柿炒鸡蛋(西红柿 150g、鸡蛋 50g) 红烧鲢鱼(白鲢 100g) 大米饭(大米 100g)
加餐	酸奶 100g
晚餐	千层饼(面粉 50g) 绿豆稀饭(大米 30g、绿豆 20g) 五香豆腐丝(干豆腐 100g) 炒油菜(油菜 150g)

五、中医药膳方

1. 山楂粥（《粥谱》）

【原料】山楂 30～40g，粳米 100g，砂糖 10g。

【做法】将山楂入砂锅煎取浓汁，去渣，而后加粳米、砂糖，煮粥。

【用法】上下午服用，不宜空腹食用。

【功效】健脾胃，消食积，散瘀血。适用于高血压、冠心病、心绞痛、高脂血症及食积停滞、腹痛、腹泻、小儿乳食不消等。

2. 仙人粥（《民间方》）

【原料】何首乌 30～60g，粳米 60g，红枣 3～5 枚，红糖（或冰糖）适量。

【做法】先将何首乌用砂锅煎取汁，去渣后加入粳米、红枣，文火煮粥，待粥熟，加入适量红糖或冰糖，再煮一二沸，趁热服食。

【用法】早晚温热分服。

【功效】益气养阴、滋补心肾，用于气阴两虚，心肾阴虚者，预防冠心病。并可用于头晕、耳鸣、失眠、腰膝软弱、梦遗滑精、崩漏带下、久痢等症。

学术视野：冠心病的临床诊断手段与金标准

问题探讨

1. 案例分析

针对案例，请为患者从生活习惯和健康饮食方面提供合理化建议。

2. 冠心病有哪些类型？

3. 冠心病的营养治疗原则有哪些?

第三节 动脉粥样硬化

案例点击

患者，男，53岁，身高169cm，体重70kg，长期吸烟，饮食不规律，患有高血压。反复胸痛，偶有头晕、下肢乏力，夜间偶发下肢抽筋，到医院就诊，诊断为动脉粥样硬化，高血压。

患者健康状况分析

序号	主要健康问题	原因分析
1	动脉粥样硬化	1. 肥胖 2. 长期吸烟 3. 饮食不规律
2	高血压	

动脉粥样硬化，是由于脂肪、血栓、结缔组织和碳酸钙在血管沉积所造成的一种对人体有害的状态，是心血管系统最常见的疾病之一，对人类健康有严重危害。动脉粥样硬化始发于儿童时期而持续进展，通常在中年或者中老年出现症状，是冠心病、脑梗死、外周血管病等的主要原因。这一疾病流行了100多年，目前动脉粥样硬化不管是在我国还是西方发达国家，都是导致死亡的第一大原因，而且呈越演越烈之势。由于经济的迅速发展和生活水平的提高，西方发达国家从20世纪40年代开始，心血管疾病的发生率和死亡率不断飙升。但在20世纪60年代后，由于生活方式的改变及对于疾病危险因素的有效控制，这类疾病的发病率和死亡率呈不断下降的趋势。但在发展中国家尤其在中国，动脉粥样硬化相关心血管疾病的发生率和死亡率仍持续增长，随着我国生活水平的提高和饮食习惯的改变，该病也成为中国主要死亡原因，通过合理的营养膳食已成为防治的重要措施之一。

动脉粥样硬化的症状主要取决于血管病变及受累器官的缺血程度。

一、临床表现

① 主动脉粥样硬化通常无症状。

② 冠状动脉粥样硬化者，若管径狭窄达75%以上，则可发生心绞痛、心肌梗死、心律失常，甚至猝死。

③ 脑动脉硬化可引起脑缺血、脑萎缩，或造成脑血管破裂出血。

④ 肾动脉粥样硬化常引起夜尿、顽固性高血压，严重者可有肾功能不全。

⑤ 肠系膜动脉粥样硬化可表现为饱餐后腹痛、便血等症状。

⑥ 下肢动脉粥样硬化引起血管腔严重狭窄者可出现间歇性跛行、足背动脉搏动消失，严重者甚至可发生坏疽。

二、营养治疗原则

1. 控制总热量摄入

能量摄入过多是肥胖的重要原因，而肥胖又是动脉粥样硬化的重要危险因素，故应该控制总能量的摄入，并适当增加运动，保持理想体重。

2. 限制脂肪和胆固醇摄入

限制饱和脂肪酸和胆固醇的摄入，适当增加单不饱和脂肪酸和多不饱和脂肪酸的摄入。鱼类主要含多不饱和脂肪酸，对心血管有保护作用，可适当多吃，少吃含胆固醇高的食物，如猪脑和动物内脏等。同时，高胆固醇血症患者应进一步降低饱和脂肪酸摄入量。

3. 提高植物性蛋白的摄入

植物蛋白中的大豆有很好的降低血脂的作用，所以应提高大豆及豆制品的摄入。同时，要限制人工合成食品及含糖饮料的摄入。

4. 保证充足膳食纤维的摄入

膳食纤维可明显降低血胆固醇，因此应多摄入含膳食纤维高的食物，如燕麦、玉米、蔬菜等。

5. 供给充足的维生素和矿物质

维生素 E 和很多水溶性维生素及微量元素具有改善心血管功能的作用，特别是维生素 E 和维生素 C 具有抗氧化作用，应多食新鲜蔬菜和水果。

6. 饮食清淡、少盐

高血压是动脉粥样硬化的重要危险因素，为预防高血压，每日盐的摄入量应限制在 5g 以下。

7. 多食富含卵磷脂的食物

如大豆及制品、禽类、鱼类等，因卵磷脂是一种强乳化剂，能使血中胆固醇颗粒变小，并保持悬浮状态，从而有利于脂类透过血管壁为组织所利用，可使血中胆固醇下降，有利于防治高黏血症及高脂血症。

8. 膳食多样化

人体需要的营养素多达 40 多种，所以要食不厌杂，注意粗细搭配、荤素搭配，不偏食不挑食、多吃蔬菜水果等。

9. 注意节食

饥饱适中，以七八成饱为宜。一日三餐安排合理，早餐要丰富，午餐要饱，晚餐要少，宜吃清淡食物。晚餐进食过饱会刺激肝脏合成低密度脂蛋白和极低密度脂蛋白，造成胆固醇升高，诱发动脉硬化和冠心病。

10. 戒烟

吸烟可损害动脉，戒烟是最好的阻止动脉粥样硬化发展并降低并发症发病风险的方式之一。

11. 常饮绿茶，常饮水

常饮绿茶可预防动脉粥样硬化的形成，因为茶中含有丰富的茶多酚，能降低低密度脂蛋白，降低血脂。另外，许多疾病都是因缺水引起的，所以每天要少量多次，足量饮水。

12. 每周运动 4 天以上

规律的运动能够调节肌肉状态，使其能够更好地利用氧气。体育锻炼还可以促进血液循环和新血管的生长，在受损的组织周围形成侧支循环。一般情况下，应该每周运动 4 天以上，每次 30～60 分钟。

三、膳食举例

详见表 5-3。

◎ 表 5-3　动脉粥样硬化膳食举例

餐次	食谱
早餐	鸡蛋 1 个(60g) 豆浆 300mL(黄豆 100g) 千层饼(面粉 50g,黄豆粉 20g) 猕猴桃 100g
加餐	苹果 100g
中餐	香菇木耳炒肉(猪瘦肉 50g,香菇 50g,木耳 50g,花生油 8g) 鲤鱼炖豆腐(鲤鱼 650g,豆腐 250g,花生油 8g) 红薯大米饭(粳米 50g,甘薯 100g)
加餐	酸奶 100g
晚餐	凉拌海带丝(海带 30g,大蒜 3～5 枚,芝麻油 3g) 清炒西蓝花(西蓝花 150g,花生油 10g) 蒸蛋羹(鸡蛋 25g) 花卷(面粉 500g,酵母 6g)

四、中医药膳方

首乌延寿丹（《世补斋医书》卷八）

【原料】何首乌 2.25kg，豨莶草 500g，菟丝子 500g，杜仲 250g，牛膝 250g，女贞子 250g，霜桑叶 250g，忍冬藤 120g，生地 120g，桑椹膏 500g，黑芝麻膏 500g，金樱子膏 500g，墨旱莲膏 500g。

【做法】先将前九味研细末，合桑椹膏、黑芝麻膏、金樱子膏、墨旱莲膏和匀，酌加炼白蜜捣丸。

【用法】1 次 9g，每日 2 次。

【功效】补肝肾，益精血，强筋骨，乌须发。主治肝肾不足，头晕眼花，耳鸣健忘，腰膝无力，四肢酸麻，夜尿频数，须发早白。现用于高血压、动脉粥样硬化、冠状动脉硬化性心脏病属肝肾不足者。

学术视野：动脉粥样硬化的临床诊断

问题探讨

1. 案例分析

针对案例，请为案例患者从生活习惯和健康饮食方面提供合理化建议。

2. 中医方面有哪些方法可以预防动脉粥样硬化？

参考文献

[1] 中华医学会心血管病学分会，海峡两岸医药卫生交流协会高血压专业委员会，中国康复医学会心血管疾病预防与康复专业委员会．中国高血压临床实践指南［J］．中华心血管病杂志，2024，52（9）：985-1032.

[2] 刘力生．中国高血压防治指南 2010［J］．中华高血压杂志，2011，19（8）：701-743.

[3] 温绍君，张蓓．高血压的正确诊断及恰当治疗［J］．中华老年心脑血管病杂志，2014，16（4）：337-339.

[4] 中国高血压防治指南修订委员会，高血压联盟（中国），中国医疗保健国际交流促进会高血压病学分会，等．中国高血压防治指南（2024 年修订版）［J］．中华高血压杂志（中英文），2024，32（7）：603-700.

[5] 李芳，郭燕，王亮，等．社区高血压患者血压控制现状及影响因素［J］．公共卫生与预防医学，2014，25（5）：100-102.

第六章
神经系统疾病的营养治疗

 学习目标

知识目标： 1. 熟悉神经系统疾病类型
2. 掌握脑血管疾病、神经衰弱、阿尔茨海默病、癫痫等神经系统疾病的营养需求
3. 熟悉几种神经系统疾病的传统中医食疗方法

能力目标： 1. 能够搜集神经系统疾病相关资料
2. 能够根据临床症状判断患者健康状况
3. 能够为神经系统疾病患者提供营养膳食指导

素质目标： 1. 具有医学伦理观和健康管理师职业道德
2. 具有良好的创新精神与创新能力
3. 具有良好的沟通能力和和谐的医患关系
4. 具有良好的健康服务意识
5. 具有对生命的敬畏之心
6. 具有服务健康中国的责任意识与使命感

神经系统疾病是一种比较复杂的疾病，是多种疾病的总称，包括脑血管疾病、周期性麻痹、进行性肌营养不良、强直性肌营养不良、共济失调等。神经系统疾病患者的营养障碍问题很普遍，意识障碍、精神障碍、神经源性呕吐、神经源性球麻痹、神经源性呼吸衰竭及严重并发症均可影响营养代谢功能。可能有营养风险，也可能引起营养不良，从而加重原发疾病，增加并发症，影响疾病结局。因此，针对神经系统疾病患者的治疗应包括改善营养代谢状态，合理实施营养支持。本章以脑血管疾病、神经衰弱、老年痴呆、癫痫 4 种神经系统疾病来介绍神经系统疾病的营养治疗。

第一节　脑血管疾病

案例点击

患者，男，68 岁，身高 174cm，体重 85kg，喜欢钓鱼，一日三餐饮酒，吸烟每日 1 盒，喜好肥腻食物，血压 145/84mmHg，近期身体不适到医院就诊，诊断有轻微房颤。

患者健康状况分析

序号	主要健康问题	原因分析
1	轻微房颤	运动少、饮酒、吸烟、饮食不当、血压高
2	高血压	
3	肥胖	

脑血管疾病是发生在脑部血管，因颅内血液循环障碍而造成脑组织损害的一组疾病。我们生活中所讲的“脑血管意外”“卒中”和“中风”都属于脑血管疾病。国家心血管中心2022年最新数据显示，中国心血管疾病现患病人数约3.3亿，其中脑卒中1300万、冠心病1139万。根据《2022心脑血管健康趋势报告》，最新流调显示中国预计有1600万房颤患者，房颤可引起缺血性中风、心脏功能衰竭等，严重威胁民众的身体健康。

一、临床表现

1. 主要临床表现

（1）肢体偏瘫　突发一侧上下肢的无力，活动障碍，程度有轻有重，分为不完全瘫和完全瘫。不完全瘫又叫轻瘫，力量减弱，但尚可活动，可以抬起、持物或行走等。完全瘫也叫全瘫，患者卧床不起，不能自己活动。

（2）口角歪斜　突发一侧口角歪斜、流涎等，常伴有言语不清等。

（3）言语障碍　可以表现为言语不清、言语不能、言语不流利、表达困难、不能正确理解他人言语等。

（4）头痛　蛛网膜下腔出血者表现为全头部劈裂样疼痛；脑出血患者表现为剧烈头痛。开始时疼痛位于病侧，当颅内压增高或血液流入到蛛网膜下腔时，可出现全头痛。

（5）呕吐　常见于出血性脑血管病，如蛛网膜下腔出血、大量脑出血患者可表现为喷射性呕吐；缺血性脑血管病患者呕吐较少见，当大面积脑梗死合并颅内压增高时，可引起呕吐。

（6）意识障碍　脑出血患者多见，大量脑出血、脑干出血患者意识障碍往往比较严重；脑室出血患者可迅速出现昏迷；蛛网膜下腔出血患者可以出现一过性或持续性意识障碍。大面积脑梗死患者也多伴有意识障碍。

2. 常见并发症

（1）肺部感染　脑血管疾病的患者通常可能会出现肺部感染的并发症，可能是由于自身抵抗力下降而导致的。

（2）脑水肿　脑血管疾病通常可能会出现脑水肿的并发症，同时可能会导致颅内压增高。

（3）脑心综合征　脑出血、蛛网膜下腔出血累及下丘脑、脑干，自主神经中枢所引起的如急性心肌梗死、心内膜下出血、心肌缺血、心律失常或心力衰竭等心脏功能障碍的统称。

二、营养治疗原则

1. 控制能量摄入

能量供给量不应超过需要量，可按25～30kcal/kg体重供给，体重超重者应根据患者具体情况确定能量供给量及控制体重方案。

2. 限制脂肪及胆固醇摄入

总脂肪摄入应予以适量控制，当患者肥胖时应降低脂肪摄入量。以植物油为主，植物油与动物油脂比例不低于2∶1，胆固醇限制在300mg/d以下。若原有高脂血症，动物油脂比例还应适当下调，胆固醇严格限制在200mg/d以下。尽量少吃含饱和脂肪酸高的肥肉、动物油脂及动物内脏等。

3. 适当增加膳食纤维摄入

碳水化合物仍是主要能源物质，适当减少蔗糖和果糖摄入，增加膳食纤维摄入量，主要以水果、蔬菜为主，对于普通成年人来讲，每天需要摄入500g的蔬菜、200g的水果，才能满足身体对膳食纤维的需要。同时也可通过食用麦麸、麦片、全麦粉及糙米、燕麦等全谷类食物，粗细搭配，多样化补充膳食纤维。

4. 适宜蛋白质摄入

蛋白质按每天1.5～2.0g/kg摄入，适当减少动物蛋白质摄入，增加植物蛋白质摄入，如大豆及豆制品，以及花生、核桃、杏仁和莲子等。

5. 控制钠盐摄入量

冠心病患者尤其是伴有高血压者，食盐摄入量应控制在3～5g/d。

三、膳食举例

详见表6-1。

◈ 表6-1 脑血管疾病膳食举例

餐次	食谱
早餐	枸杞小米粥(枸杞10～20粒，小米50g) 蔬菜包子(包子150g) 橘子100g
加餐	豆浆200mL
中餐	米饭1碗(大米100g) 滑熘鸡肉片(鸡肉75g、淀粉适量、醋适量) 清炒莴笋(莴笋150g，花生油8g) 海带豆腐汤1碗(海带25g、豆腐50g)
加餐	香蕉120g
晚餐	莲藕排骨汤(莲藕100g，排骨50g，枸杞适量) 清炒西蓝花(花生油10g，西蓝花150g) 山药炒木耳(花生油8g，山药100g，木耳35g)

四、中医药膳方

1. 乌雌鸡酒方（《圣济总录》）

【原料】乌雌鸡一只，酒五斗。

【做法】乌雌鸡，去毛嘴脚，剖开去肠肚，以酒五斗，煮取二升。去滓，分温三服，相继服尽，汗出即愈。不汗者，用热生姜葱白稀粥投之，盖覆取汗。

【功效】中急风，背强口噤，舌直不得语，目睛不转，烦热苦渴，或身重，或身痒。

2. 雪羹（《绛雪园古方选注》）

【原料】大荸荠四个、海蜇（漂去石灰矾性）一两。

【做法】上二味，水二钟，煎八分服。

【功效】本方具有清热除痰、降血压作用，可用于高血压及中风。

学术视野：《中国心血管健康与疾病报告2023概要》节选

问题探讨

1. 案例分析

针对案例，请分析中老年人脑血管疾病应如何通过营养治疗方式改善。

2. 脑卒中患者术后护理有哪些注意事项？

第二节　神经衰弱

案例点击

患者，男，28岁，10年前上高三时由于学习压力过大，患神经衰弱，表现为失眠，健忘，晚上睡不着、白天睡不醒。后经过多方面调理，已好转。但最近由于工作压力大，又出现入睡困难，易醒，睡眠质量不好，经常感到头脑不清醒，手足心发热，多汗，疲惫，乏力。

患者健康状况分析

序号	主要健康问题	原因分析
1	失眠	神经衰弱复发
2	健忘	
3	睡眠质量差	

神经衰弱是在长期紧张和压力下，产生以脑和躯体功能衰弱为主要特征的一种心理疾病，主要表现为精神活动减弱，更易疲劳，注意力难集中，常伴有情绪易激惹、烦恼、紧张，睡眠障碍及肌肉紧张性疼痛等症状。长期的紧张和高压力状态，以及各种突发生活事件、生活节奏改变等容易导致神经衰弱，教师、学生、公务员、公司职员等脑力工作者为该病的高发人群。中医认为病因为情志所伤、饮食不节、病后体衰、禀赋不足，本病起病缓慢、病程较长，与心、肝、脾、肾等脏腑的功能失调有关。

一、临床表现

1. 主要临床表现

神经衰弱患者临床表现复杂，同时有多种精神症状和躯体症状，归纳起来可分为以下几大症状：

(1) 脑力不足、精神倦怠　当受到内、外刺激时，神经衰弱患者的神经细胞易兴奋，能量消耗过多，长期如此，患者就表现为一系列衰弱症状：精力不足、萎靡不振、不能集中注意力、记忆力减退、工作效率减退。

(2) 对内、外刺激的敏感　日常的工作生活中，一般的活动，如读书看报、看电视等，往往可作为一种娱乐放松，但此时本病患者非但不能放松神经，消除疲劳，反而精神特别兴奋，不由自主地会浮想联翩。尤其是睡觉以前本应该静心入睡，而患者不由自主地回忆、联想往事，神经兴奋无法入睡，甚为苦恼。此外，还有的患者，对周围的声音、光线特别敏感，对其强弱的变化情绪反应强烈。

(3) 情绪波动、易烦易怒、缺乏忍耐性　人的情绪与精神状态主要是由神经的内抑制所决定的，神经衰弱的患者，由于内抑制减弱，遇到刺激容易兴奋，从而缺乏正常人的耐心和必要的等待。

(4) 紧张性疼痛　通常由紧张情绪引起，以紧张性头痛最常见。患者感到头重、头胀、头部紧压感，或颈项僵硬，有的还表现为腰背、四肢肌肉痛。这种疼痛的程度与劳累无明显关系，即使休息也无法缓解。疼痛的表现也往往很复杂，可以表现为持续性疼痛，或间歇性疼痛，有的患者还表现为钝痛或刺痛。

(5) 失眠、多梦　一般来说，人有 1/3 左右的时间是在睡眠中度过的。睡眠时，大脑皮质处于广泛的抑制状态，由脑干中特定的中枢进行调节，使大脑进行内部的重组、整顿和恢复。神经衰弱患者，由于大脑皮质的内抑制下降，神经易兴奋，睡眠时不易引起广泛的抑制扩散，难以入睡或睡眠不够深沉，容易惊醒或睡眠时间太短，或醒后又难以再睡。长期如此，易形成顽固性失眠。失眠后白天头昏脑涨，精神萎靡，使学习、工作效率低下。

(6) 心理生理障碍　有些神经衰弱的患者，求治的主诉（患者最痛苦，最主要的症状）可能不是上述的 5 种，而是一组心理障碍的症状，如头昏、眼花、心慌、胸闷、气短、尿频、多汗、月经不调等，很容易把本病的基本症状掩盖起来。

(7) 腰酸背痛、周身作痛　身体的疼痛也是常见的症状。最多见的是腰酸背痛，四肢或颈肩的疼痛也不少见。痛的部位多不固定，痛区的皮肤没有异常发现，没有红肿等情况。另有些患者在身体某一部分有麻木感觉，可是检查时，并没有皮肤感觉的异常。

2. 常见并发症

(1) 心理疾病　神经衰弱不仅会引发身体上的疾病，治疗神经衰弱的药物还可能会导致心理上的疾病。神经衰弱患者常年受失眠、头痛、胸闷、心悸、健忘等问题的困扰，心情自然郁闷，长此以往巨大的心理压力可能会导致抑郁症、焦虑症等心理疾病。

(2) 耳鸣　耳鸣不都是神经衰弱引发的疾病，但神经衰弱引发耳鸣却是很常见的。关于神经衰弱患者担心会不会耳聋的问题，因为该类耳鸣并无器质性症状，一般可随患者的神经衰弱症状改善而消失，故不需要特殊的治疗。

(3) 神经性头痛　神经衰弱患者常伴有头痛的现象。神经衰弱引发的疾病会折磨人的精神，患者常感一侧或双侧太阳穴疼痛，再蔓延到半个或整个头部，有时也是由于神经衰弱导致失眠引起的。

二、营养治疗原则

神经衰弱患者在饮食疗法方面应特别注意食用下列对脑有营养价值的食物。

① 富含脂类的食物 如肝、鱼类、蛋黄、黄油、大豆、玉米、羊脑、猪脑、芝麻油、花生及核桃等。

② 富含蛋白质的食物 如猪瘦肉、羊肉、牛肉、牛奶、鸡、鸭、鱼、蛋及豆制品等。

③ 富含B族维生素、维生素PP（烟酸与烟酰胺）和维生素E的食物 如动物肝脏、卷心菜及海藻等。

④ 富含维生素C的食物 一般水果及蔬菜中均含有丰富的维生素C。

⑤ 富含微量元素的食物 如动物肝、肾脏与牡蛎、粗粮、豆制品、鱼肉、菠菜、大白菜等。

三、膳食举例

中医学认为神经衰弱属于惊悸、不寐、健忘、眩晕、虚损等范畴。神经衰弱患者使用药膳调理，就是按照中药的性味功能与适宜的食物相结合，经过烹调制作后，使之与人体脏腑阴阳、气血盛衰、寒热虚实相匹配，从而达到治疗神经衰弱的目的。如人参、龙眼、红枣、莲子等食物搭配烹制均有益于神经衰弱患者的营养治疗。膳食举例详见表6-2。

◇ 表6-2 神经衰弱膳食举例

餐次	食谱
早餐	素三明治(烤面包片 50g,西红柿 20g,生菜 20g) 烤肉肠 80g 橘子 100g
加餐	鸡蛋 60g
中餐	卷心菜炒肉(猪瘦肉 40g,卷心菜 120g,花生油 8g) 清炒莴苣(莴苣 120g,花生油 6g) 小葱拌豆腐(小葱 12g,豆腐 50g) 菠菜疙瘩汤(菠菜 50g,面粉 100g,水 400mL)
加餐	黑芝麻丸 25g
晚餐	人参八宝粥(参片 5g,赤小豆 5g,糯米 5g,大麦 5g,花生仁 5g,莲子 5g,山药 5g,粳糯米 5g,枣 20g) 蒜蓉粉丝蒸娃娃菜(大蒜 10g,粉丝 10g,娃娃菜 70g) 卤猪肝(猪肝 40g)

四、中医药膳方

1. 百合地黄汤（《金匮要略》）

【原料】百合七枚（擘），生地黄汁一升。

【做法】以水洗百合，渍一宿，当白沫出，去其水，更以泉水二升，煎取一升，去滓，内地黄汁，煎取一升五合，分温再服。中病，勿更服。

【功效】养阴清热，补益心肺。症见神志恍惚，意欲饮食复不能食，时而欲食，时而恶食；沉默寡言，欲卧不能卧，欲行不能行。

2. 酸枣仁粥（《饮膳正要》）

【原料】酸枣仁 30g，粳米 100g。

【做法】酸枣仁 30g，捣碎浓煎取汁，粳米 100g 煮粥，粥半熟时加入酸枣仁汁，煮熟食用。

【功效】用于治疗失眠、多梦、心悸，养心安神，宁心止汗之效。

学术视野：睡个好觉，赢回幸福感

问题探讨

1. 案例分析

针对案例，请分析神经衰弱患者应如何进行营养治疗？

2. 神经衰弱导致的神经性头痛该如何治疗？以具体药膳方举例。

第三节 阿尔茨海默病

案例点击

患者，男，75 岁，一个月前开始产生幻觉，说有人要抢他的房子，他一人在家，把门反锁，用菜刀将自己的双手和头部砍了几刀，送医之后虽然外伤很快痊愈，但护理人员发现患者大脑不清醒，说胡话，晚上不睡觉，在床上玩自己的衣服和被子等，白天狂躁不安，其他生活比较正常。经医生诊断，老人患有阿尔茨海默病。

患者健康状况分析

序号	主要健康问题	原因分析
1	产生幻觉	神经系统疾病——阿尔茨海默病
2	自残行为	
3	意识不清醒	
4	失眠，夜间精力旺盛	
5	狂躁不安	

阿尔茨海默病（AD）是发生于老年和老年前期、以进行性认知功能障碍和行为损害为特征的中枢神经系统退行性病变。临床上表现为记忆障碍、失语、失用、失认、视空间能力损害、抽象思维和计算力损害、人格和行为改变等。65 岁以前发病者，称早老性痴呆；65 岁以后发病者称老年性痴呆。

阿尔茨海默病是老年期最为常见的一种痴呆类型，也是老年期最常见的慢性疾病之一，大约占到老年期痴呆的 50%～70%。2016 年的一份调查显示，全球共有约 4000 万人罹患阿尔茨海默病，而这个数字预计将每 20 年增长一倍。发展中国家老龄人口比例低于欧美发达国家，但患阿尔茨海默病的比例却较高。

流行病学调查显示，阿尔茨海默病在65岁以上的老年人群中的患病率在发达国家约为4%～8%。我国学者贾建平教授团队研究报告约为3%～7%，女性患病率高于男性，我国目前大约有一千余万名阿尔茨海默病患者。随着年龄增加，阿尔茨海默病患病率逐渐上升，年龄平均每增加6.1岁，其患病率升高1倍，至85岁以后，阿尔茨海默病的患病率可高达20%～30%。

一、临床表现

1. 主要临床表现

医学上，人们根据大量的经验总结出一些典型症状作为判断标准。美国阿尔茨海默病协会把它们归为7个阶段。

（1）阶段一：无症状，患者表现一切正常　这个阶段神经细胞只是异常，还没开始成群结队地坏死，因此患者的认知功能还不受影响。

（2）阶段二：非常轻度的认知功能下降　这个阶段患者开始忘记一些日常生活中很熟悉的细节，比如熟人的名字、熟悉的地名，自己的眼镜、钥匙之类。都是比较轻微的健忘，周围人不会觉得患者有多异常。

（3）阶段三：轻度认知功能下降　有一些早期阿尔茨海默病的患者在这个阶段被诊断出来。健忘已经到了让人觉得奇怪的地步，包括很明显地忘记人名地名或者日常物品的名称，没法记住陌生的人名，阅读出现障碍，弄丢贵重物品或把它们放在不该放的地方，做事变得无计划无条理性等。值得指出的是，虽然这些已经是比较明显的异常，但并不是出现症状的人都被诊断出阿尔茨海默病。

（4）阶段四：中度认知功能下降　这个阶段的症状可以成为医生诊断的依据，属于轻度或早期阿尔茨海默病。例如，患者对最近发生过的事没有印象，不能进行较为复杂的心算，忘记一些个人经历，性格变得不积极不主动，尤其是面对一些大的社交场面或者很需要脑力去做的事的时候显得很畏惧，等等。

（5）阶段五：中偏重度认知功能下降　有这些症状的人通常被诊断为中度或中期阿尔茨海默病，他们的记忆和其他认知功能出现大的障碍，开始需要人陪护。患者有可能忘记家庭住址和电话号码，记不得在哪读的小学和中学，搞不清现在是哪个月份或什么季节，不知道自己现在在哪，需要人帮着挑选合适的衣着出门。但他们通常还是记得自己和家人的名字，吃饭如厕也能自理。

（6）阶段六：重度认知功能下降　这些症状属于中偏重度或中期（对，仍属于中期）阿尔茨海默病。患者的记忆力变得更差，性格变化开始明显，日常生活不能自理。他们可能完全忽略周围的人和事，出现睡眠障碍，吞咽困难，频繁大小便，幻听幻视，神经质地重复某个动作，无目的地闲逛并迷路。在此阶段患者仍知道自己是谁，可能叫不出家人名字，但还能分辨熟人和陌生人。

（7）阶段七：极重度认知功能下降　这是最后的阶段，属于重度或晚期阿尔茨海默病。患者失去了对环境的感知力，说话和行动都有困难。他们可能念叨一些没有意义的词语或句子碎片，大小便失禁，要人喂饭，走路要人扶，甚至坐不稳、不能抬头或微笑、肌肉僵硬、出现不正常的条件反射等等。

值得指出的是，任何疾病的发生都是一个因人而异的渐进过程。实际生活中并不是每个患者都会出现那些列举的症状，症状出现的时间也有个体差异。如果怀疑自己或者身边的人患上了阿尔茨海默病，切忌仅凭网上的信息自行对号入座，而要去医院找医生，让医生根据现代医学的知识和标准来诊断。平均来说，被确诊为阿尔茨海默病的患者存活时间是四到六年，但个体差异很大，从三年到二十年不等。

2. 常见并发症

(1) 营养不良和脱水　阿尔茨海默病患者由于认知能力下降和行动能力减弱，容易导致饮食不规律和水分摄入不足，进而出现营养不良和脱水的情况。营养不良和脱水可能导致患者体力衰竭、免疫力下降、感染风险增加等问题。

(2) 抑郁和焦虑　阿尔茨海默病患者常常会感到困惑、沮丧和失望，容易产生抑郁和焦虑情绪。抑郁和焦虑会加重患者的认知障碍和痴呆症状，并影响患者的生活质量。

(3) 感染　由于阿尔茨海默病患者的免疫系统受损，他们容易感染各种病原体，如肺炎、尿路感染和皮肤感染等。感染可能会加重患者的认知障碍和痴呆症状，并增加死亡风险。

(4) 骨折　阿尔茨海默病患者容易摔倒和跌倒，导致骨折等损伤。骨折会限制患者的行动能力，进一步加重病情。

(5) 贫血　阿尔茨海默病患者可能会出现贫血的情况。贫血会导致患者的体力下降、免疫力下降、认知能力下降等问题，进而加重病情。

(6) 心血管疾病　阿尔茨海默病患者更容易患上心血管疾病，如高血压、冠心病等。

二、营养治疗原则

1. 减少饱和脂肪酸和反式脂肪酸摄入

有研究表明每天摄入饱和脂肪酸约 25g 的人比摄入 12.5g 者的 AD 患病率高 2～3 倍，更多摄入饱和脂肪酸和反式脂肪酸的人比少摄入的人更容易患 AD。

2. 多吃蔬菜、豆类（蚕豆、豌豆和小扁豆）、水果和粗粮

这些食物很少或不含有饱和脂肪酸或反式脂肪酸，却含有丰富的保护大脑健康的维生素（如叶酸和维生素 B_6），强调多摄入这些食物，可能降低认知障碍的风险。

3. 保证维生素 E 摄入

维生素 E 是一种抗氧化剂，存在于许多食物中，特别是坚果和种子类食品中，一小把坚果或种子大约含有维生素 E 5mg，维生素 E 与降低 AD 风险有关。建议每天进食 28g（一小把）坚果或种子类食品。

4. 补充 3 种 B 族维生素（叶酸、维生素 B_6、维生素 B_{12}）

同时服用这 3 种 B 族维生素能降低与认知障碍有关的同型半胱氨酸水平，改善记忆和减少大脑萎缩。

5. 尽量选择服用无铁和铜的复合维生素补充剂和铁补充剂

研究发现，过量的铁和铜摄入可能对认知产生问题，如果日常食物可以满足铁和铜的推荐摄入量，则不需要额外补充。如需补充，应在医生指导下根据自己的膳食情况和特殊生理阶段决定。

6. 尽量避免使用增加膳食铝的炊具、抗酸剂、止汗剂、发酵粉或其他产品

三、膳食举例

详见表 6-3。

◎ 表 6-3　阿尔茨海默病膳食举例

餐次	食谱
早餐	山药饼(山药 100g,面粉 100g,鸡蛋 1 个,牛奶 25g,酵母粉 2g) 豆浆(黄豆 50g,大米 20g,小米 20g,水 400mL) 猕猴桃 60g
加餐	枣夹核桃仁 50g
中餐	胡萝卜鸡蛋包子 100g 清蒸黄花鱼 200g 木须肉(鸡蛋 50g,瘦肉 60g,黄瓜 70g,干木耳 7g,花生油 7g) 百合芦笋汤(百合 20g,芦笋 60g,淀粉 5g,水 300mL)
加餐	山竹 80g
晚餐	党参鸡汤(鸡肉 150g,党参 10g,枸杞 3g) 清炒芹菜(芹菜 80g,腰果 20g,百合 10g,花生油 5g) 五仁糕(糯米粉 80g,大米粉 30g,瓜子仁 5g,核桃仁 5g,松子仁 5g,莲子 5g,杏仁 5g)

四、中医药膳方

1. 回春饮

【原料】黄芪 30g，川芎 15g，葛根 30g，麦冬 15g，首乌 15g，锁阳 15g，石菖蒲 10g，制南星 10g。

【做法】水煎两次，滤汁共约 300mL，分两次饭后温服。

【功效】益气活血，育阴助阳，化痰醒脑。主治老年性痴呆及脑血管病所致之头目掉眩，神萎乏力，胸闷气短，精神淡漠，反应迟钝，健忘痴呆等症。

2. 甘麦大枣汤（《金匮要略》）

【原料】甘草三两，小麦一升，大枣十枚。

【做法】上三味，以水六升，煮取三升，分温三服。

【功效】主治脏躁。症见精神恍惚，常悲伤欲哭，不能自主，心中烦乱，睡眠不安，甚则言行失常，呵欠频作，舌淡红苔少，脉细微数。临床常用于治疗癔症、更年期综合征、神经衰弱等。

学术视野：阿尔茨海默病，从年轻化危机到治疗新希望

问题探讨

1. 案例分析

针对案例，请分析该患者在饮食和生活方面的注意事项。

2. 阿尔茨海默病分为早老性痴呆和老年性痴呆，其中早老性痴呆有什么特点？

第四节　癫痫

案例点击

患者，男，26岁。1岁时开始出现四肢抽搐，历时数秒自行缓解，无口吐白沫，无双眼上翻，经诊断患有癫痫。7岁时出现反复抽搐，有时一天数十次，出现双眼上翻，无口吐白沫，每次历时数秒至数分钟，缓解后马上又发作，都是在“感冒、发热”时出现上述情况。13岁时症状加重，发作时跌倒，伴双眼上翻、流口水，有时半夜发病，发作时意识不清，大喊大叫。18岁时曾出现高热、不省人事，持续2天，入院诊断为“癫痫”，经治疗后发病次数较前明显减少，但每月仍有一次以上发作。发病以来脾气暴躁，记忆力减退。

患者健康状况分析

序号	主要健康问题	原因分析
1	身体抽搐	癫痫间歇性发作
2	双眼上翻、流口水	
3	高热	
4	脾气暴躁	

癫痫是一种表现为反复癫痫发作的慢性脑部疾病，会突然发作，任何年龄段的人群均可发病，是最常见的神经系统疾病之一。痫性发作是由脑部神经元“异常放电”引起的，具有反复性和短暂性的特点。

癫痫影响着全球7000多万人，每年，我国会有40万～60万人被新确诊为癫痫患者。癫痫可发生在各个年龄人群，但儿童患者和老年患者比较常见。在孕期女性中，癫痫发作的比例为0.3%～0.7%。

癫痫的分类非常复杂。在2017年，国际上根据癫痫发作机制的不同，将癫痫分为局灶性发作、全面性发作、不明起始部位发作、未能分类发作四大类。

一、临床表现

1. 主要临床表现

（1）全身强直-阵挛发作（大发作）　突然意识丧失，继之先强直后间歇性痉挛。常伴尖叫、面色青紫、尿失禁、舌咬伤、口吐白沫或血沫、瞳孔散大。持续数十秒或数分钟后自然停止，进入昏睡状态。醒后有短时间的头昏、烦躁、疲乏，对发作过程不能回忆。若发作持续不断，一直处于昏迷状态者称大发作持续状态，常危及生命。

（2）失神发作（小发作）　突发性精神活动中断，意识丧失、可伴肌阵挛或自动症。一次发作数秒至十余秒。

（3）单纯部分性发作　某一局部或一侧肢体的强直、阵挛性发作，或感觉异常发作，历时短暂，意识清楚。若发作范围沿运动区扩及其他肢体或全身时可伴意识丧失，称杰克逊发作。发作后患肢可有暂时性瘫痪。

（4）复杂部分性发作（精神运动性发作）　精神感觉性、精神运动性及混合性发作。多有不同程度的意识障碍及明显的思维、知觉、情感和精神运动障碍。可有神游症、夜游症等自动症表现。有时在幻觉、妄想的支配下可发生伤人、自伤等暴力行为。

（5）植物神经性发作（间脑性）　可有头痛型、腹痛型、肢痛型、晕厥型或心血管性发作。无明确病因者为原发性癫痫，继发于颅内肿瘤、外伤、感染、寄生虫病、脑血管病、全身代谢病等引起者为继发性癫痫。

2. 常见并发症

（1）外伤　癫痫患者若突然失去意识倒地，可能会撞到尖锐物体，容易引起外伤，一般皮外伤相对较多见，若外人制止不当或碰到尖硬物体，严重情况下还可能造成骨折。

（2）识别障碍　由于癫痫患者不及时进行治疗，可能会出现对事物的辨别能力差、时间感知歪曲、不真实感等现象，还会出现一些错觉，例如对于物体的真实大小、外形、距离等产生了一定的认知错误，还会出现语言障碍，产生部分的失语或者重复语言的现象。

（3）记忆障碍　癫痫发病过程一般持续 1～5 分钟，从发作到意识恢复经历 5～15 分钟。醒后自觉头痛、全身肌肉酸痛、疲乏，对发作过程无记忆。对熟悉事物产生没有体验过的感觉，或对过去经受过的事物不能快速回忆。

二、营养治疗原则

无论是哪一种病因所引起的癫痫，都能刺激脑功能亢进，影响神经细胞的损伤。由于脑内血液循环改变，刺激神经细胞，促进糖酵解和三羧酸循环，结果使脑细胞的氧化和葡萄糖的供应减少。因此，碳水化合物的供应不要过多，避免暴食。每日以 300g 碳水化合物为宜。碳水化合物为直接供给身体细胞和组织所需的能源。

高血压、子痫等患者癫痫反复发作时，有时可引起脑水肿和电解质代谢紊乱，应避免暴饮，限制水分和钠盐摄入，以防止颅内压增高。水分摄入量每日不超过 1000mL，钠盐每日不超过 3g。

外伤后癫痫患者常有脑外伤后综合征，以及长期服用镇静药史，故容易出现脱水、贫血、白细胞减少、营养不良等，严重者可出现电解质代谢紊乱（高钾血症）。应用低钾饮食，钾每日摄入量不可超过 3g。应用含钾盐低的蔬菜如油菜心、小红萝卜、白萝卜、芹菜、南瓜、西红柿、茄子、葱头、黄瓜、冬瓜、丝瓜、西葫芦等；水果如鸭梨、苹果、葡萄、菠萝等；其他如鸡蛋、鸭蛋、牛奶、猪心等食品含钾亦较低。

癫痫发作时，使神经兴奋性增高，易发生碱中毒或血钙过低，应用高钙饮食，钙能镇静中枢神经系统，抑制神经细胞兴奋性，含钙丰富的食物如芹菜、油菜、小白菜、荠菜、榨菜、红果、干酸枣、炒杏仁、炒南瓜子、榛子、猪肾、牛奶、干酪、蛋黄、小黄鱼、田螺、鱼松、青蛤、海参、虾皮、芝麻酱等。

癫痫患者常缺乏镁，尤其是大多数需要长期药物治疗，如苯妥英钠长期服用时，易引起骨质疏松，除注意给予高钙饮食外，还应注意镁的摄入。因为成年人体内含镁 20～25g，大概有一半集中在骨骼内，骨骼中的镁不能供给身体细胞使用，如果缺镁时，除影响骨骼的成骨外，还能发生肌肉颤抖，精神紧张，手足抽搐。缺镁惊厥状态和缺钙引起的相似，当患者注射镁盐于肌肉中，使其血清恢复到原有镁量水平，其惊厥状态即可停止。所以癫痫患者应多选择含镁丰富的食品如玉米、小米、黄豆、红小豆、豆腐干、绿色蔬菜、牛肝、鸡肉等。成年男性每日需要 350mg，才能维持镁平衡。癫痫患者又因镇定神经，还长期服用苯巴比妥，容易发生坏血病，所以，应摄入大量维生素 C 的食品，以帮助血管壁的胶原形成，使胶原形成的结缔组织集中在软骨、骨骼韧带和所有的血管壁及牙齿间。如果维生素 C 供应不足，结缔组织崩溃，就产生坏血病。同时维生素 C 与钙质有密切关系，维生素 C 缺乏时，骨骼的生长受到阻碍，无机盐也跟着消失，骨骼脆弱无弹性韧性，如给充足维生素 C，则骨骼恢复得快，并不易发生骨折。此外，维生素 B_6 缺乏，常发生颤抖和精神紧张、过敏、失眠，用维生素 B_6 治疗癫痫、舞蹈症和震颤瘫痪，再和 B 族维生素合剂同用，能减少癫痫发作。

三、膳食举例

详见表 6-4。

◎ 表 6-4 癫痫膳食举例

餐次	食谱
早餐	西葫芦锅塌(西葫芦 60g,面粉 20g,盐 0.5g) 燕麦胚芽粥(燕麦胚芽米 45g,牛奶 200mL) 苹果 150g
加餐	陈皮红豆沙(陈皮 5g,红豆 50g,水 250mL)
中餐	炒牛肝(牛肝 75g,青红辣椒 20g,花生油 6g) 果仁菠菜(菠菜 100g,炒花生米 20g,虫草花 5g,芝麻油 3g) 肉沫酿豆腐(肉沫 25g,豆腐 150g,盐少许,油少许) 糙米饭(糙米 50g,水适量)
加餐	橘子 80g
晚餐	豆腐干炒油菜(豆腐干 40g,油菜 80g,油 4g) 口蘑炒肉片(口蘑 20 枚,猪肉 50g,油 8g) 蛤蜊蒸蛋羹(鸡蛋 25g,蛤蜊 20g,不额外加盐) 玉米饼(玉米粉 30g,面粉 15g,水适量)

四、中医药膳方

1. 天麻陈皮粥（《药粥治百病》）

【原料】天麻、陈皮各 10g，大米 100g，白糖适量。

【做法】天麻切片和陈皮一同放入砂锅内，加入适量清水大火煮开，小火煎煮片刻，去渣留汁备用。大米淘洗干净后放入药汁中煮成粥，最后加入适量白糖即可食用。

【功效】健胃祛风、理气健脾。天麻具有息风止痉、镇静、抗惊厥的功效，风痰壅盛型的患者在治疗癫痫病时可常用此方。

2. 人参橘皮汤（《御药院方》）

【原料】人参一两，橘皮半两（去白），干生姜半两。

【做法】上为药末，每服三钱，水一中盏煎至六七分，去滓，温分二服。

【功效】补益气血。气血不足型的患者在治疗癫痫时可常用此方。

学术视野：
《全球癫痫报告》

问题探讨

1. 案例分析

针对案例，请分析癫痫患者治疗后的日常营养方案。

2. 请分析癫痫患者急救注意事项。

参考文献

[1] 吴晓冬．药理学［M］．南京：南京东南大学出版社，2014.

[2] 刘祚燕，吴琳娜．老年康复护理实践［M］．成都：四川大学出版社，2017.

[3] 关骅．临床康复学［M］．北京：华夏出版社，2005.

[4] 万国靖．阿尔茨海默病（AD）治疗的合理用药［J］．黑龙江医药，2015，28（4）：838-840.

[5] 史向松，宋苏蒙，徐建洋．癫痫药物治疗的过去、现在与未来［J］．中国现代神经疾病杂志，2023，23（2）：78-88.

[6] 陆钦池．癫痫持续状态药物治疗进展［J］．中国现代神经疾病杂志，2023，23（2）：104-109.

第七章
消化系统疾病的营养治疗

 学习目标

知识目标： 1. 了解常见消化系统疾病的概念及种类
2. 熟悉一般人群消化系统疾病的产生原因
3. 熟悉常见消化系统疾病的特点及临床表现
4. 掌握一般人群消化系统疾病的营养治疗原则

能力目标： 1. 能够为消化系统疾病患者提供膳食指导
2. 能够为消化系统疾病患者制作营养食疗方案

素质目标： 1. 具有倡导健康生活方式、服务健康中国的情怀
2. 具有正确的人生观价值观
3. 具有以人为本的健康服务理念
4. 具有敬佑生命、救死扶伤、甘于奉献、大爱无疆的医者精神
5. 具有良好的自我健康管理意识

消化系统的基本生理功能是摄取、转运、消化食物和吸收营养、排泄废物。食物经过消化和吸收，才能提供机体生存所需的物质和能量。因此维护消化系统正常运行对人们保持健康至关重要。

第一节　口腔疾病

案例点击

患者，男，45岁，某公司技术主管，因工作关系时常加班，爱吃甜食，以烟为伴，下班回家后倒头就睡，即使刷牙也马马虎虎。最近出现牙痛、牙床溢脓、口臭、牙齿松动、口唇糜烂等情况。

患者健康状况分析

序号	主要健康问题	原因分析
1	牙痛，牙齿松动	1. 喜甜食 2. 口腔清洁不到位
2	溢脓	
3	口唇糜烂	

口腔健康是现代人类文明的标示之一，拥有健康的口腔可以更好地享受美食，让生活更加美好。然而，由于人们口腔卫生自我健康管理不足，常出现各种口腔疾病，最常见的口腔

疾病有龋齿、牙周病及口腔溃疡。

一、龋齿

龋齿，俗称虫牙、蛀牙，一种由口腔中多种因素复合作用导致的牙齿硬组织进行性病损，具体表现是无机质脱矿和有机质的分解，随病程的发展牙齿会有色泽改变，之后形成实质性损伤，如不及时治疗，病变继续发展，形成龋洞，直至牙冠完全被破坏最终消失。龋齿可以继发牙髓炎等一系列并发症，在非医疗条件干预下，龋齿一旦产生，不会自行愈合，任其发展的最终结果是牙齿丧失。

龋齿是一种多因素疾病，主要是宿主、寄生物、细菌和口腔环境四大因素相互作用致病。宿主因素指患者自身牙齿本身的窝沟、牙釉质发育不良；含氟量低；牙齿排列拥挤、错位，容易滞留食物，引起细菌生长繁殖等。寄生物因素指寄生虫、病毒等。细菌因素主要是变形链球菌致病。口腔环境因素是指精制的碳水化合物在口腔内经细菌发酵作用产酸，引起龋齿。

1. 临床表现

① 健康的牙齿表面应该是完整、光滑、有光泽的。龋齿患者的牙齿在发病早期可能会出现白垩色斑或黄褐色斑点，窝沟处则呈浸墨状弥散，此时患者一般无自觉症状。

② 中期以后患者会出现对冷、热、甜、酸敏感的现象，同时牙齿外观上会发现有龋洞，无自发性疼痛。

③ 随着病程的发展龋洞也会越来越大，甚至还可引发根尖周炎甚至颌骨炎症和牙槽骨等一系列的并发症，最终可能导致牙齿丧失。

2. 营养治疗原则

（1）平衡饮食

龋齿患者，应注意补充足够的蛋白质、脂肪，丰富的钙、铁、磷等矿物质及 B 族维生素、维生素 A、维生素 C、维生素 D 等，多吃新鲜水果蔬菜，以提高龋齿的抗病能力。

（2）多吃含氟或其他矿物质的食物

氟进入牙组织后，能增强釉质的抗酸性能，所以可以起到防龋作用。但补氟不能过量，因为过量的氟会引起氟斑牙，还会危及牙齿、骨关节和全身的健康。

（3）多吃富含纤维素食物

这是因为食用纤维素食物需要较大的咀嚼力，可以磨掉牙面上的裂沟，牙面易洗刷干净，所以细菌不易停留。不可进食过于坚硬的食物，以免磨损牙齿。

（4）少吃糖类食物

严格控制糖的摄入量，尤其是蔗糖，糖与龋病的关系非常密切，它对龋病的发生起了决定性的作用。

（5）限制饮用碳酸饮料

因为碳酸软饮料含有磷酸，可减少牙釉质的钙含量，进而腐蚀牙齿结构，可采用吸管饮用碳酸饮料。

3. 膳食举例

详见表 7-1。

◎ 表 7-1 龋齿膳食举例

餐次	食谱
早餐	豆浆 300mL(黄豆 100g) 牛奶燕麦糊(牛乳 200g,燕麦片 30g)
加餐	蒸鸡蛋(鸡蛋 50g)
中餐	芹菜炒猪肝(芹菜 400g,猪肝 300g) 煎薯饼(红薯 250g,牛肉 30g,虾米 20g,鸡蛋 1 个) 生姜粥(生姜 10g,粳米 50g)
加餐	苹果 80g
晚餐	鸡脯肉炒胡萝卜(鸡脯肉 300g,胡萝卜 200g,芝麻油 10g) 金针菇胡萝卜丝拌海带丝(金针菇 35g,胡萝卜 35g,海带 30g,芝麻油 3g)

4. 中医药膳方

(1) 生姜粥

【原料】生姜 10g，粳米 50g。

【做法】先用粳米煮粥，粥熟后加入生姜片，略煮片刻，空腹趁热食用。

【功效】驱寒辛温，适用于寒凝牙痛。

(2) 胡萝卜炒鸡丝

【原料】胡萝卜 200g，鸡肉 350g，蒜、姜、精盐、味精、植物油适量。

【做法】将姜、蒜分别切成小细丝状备用，把鸡肉、胡萝卜分别切成细丝。将炒锅置文火上，注植物油烧至六分热时，加入姜、蒜爆香，倒入鸡丝翻炒，待鸡丝炒至六分熟时，把胡萝卜丝也倒入锅中加盐翻炒至熟，起锅时撒上少量味精翻匀即可。

【功效】补氟抗龋。

(3) 煎薯饼

【原料】红薯 250g，牛肉 30g，虾米 20g，鸡蛋 1 个，葱花、精盐、鸡精、淀粉各适量。

【做法】将红薯去皮切片蒸熟，捣成薯蓉。将牛肉切片，虾米浸软，葱切碎备用。将鸡蛋打入碗中，抽打均匀。锅置火上，注油烧热，爆炒虾米、猪肉后铲入盆内，往盆中加入薯蓉、葱花、蛋液、精盐、鸡精，用淀粉调匀，做成小圆饼形，在油锅中煎至金黄色即可。

【功效】防治龋齿，增强骨质。

二、牙周病

牙周病是指发生在牙龈、牙槽骨、牙周韧带、牙骨质等牙齿周边部位的慢性炎症，多数牙周病由长期存在的牙龈炎发展而来。牙周病主要是由聚积在口腔内的细菌引起，牙周病的发生也受个人健康状况的影响，如糖尿病、营养不良、艾滋病等因素也会引起牙周病。

1. 临床表现

① 牙周病是一种慢性疾病、自觉症状一般不显著，在有较深的牙周袋而引起牙周脓肿

或并发急性牙周膜炎时，可以出现剧烈的牙痛。

② 牙齿出现继发性创伤，如果牙已松动，当咀嚼食物时，可因刺激牙周组织引起钝痛。

③ 如果牙龈萎缩、牙根暴露或牙颈部发生酸蚀，可受食物的机械刺激或冷热刺激而发生敏感性疼痛。

2. 营养治疗原则

(1) 增加蛋白质的供给

补充丰富的高质量蛋白质，既可以增强机体抵抗力和抗炎症能力，又能提供受损牙周组织修复所必需的原料。

(2) 保证足量的维生素

尤其是保证B族维生素、维生素C的摄入量。B族维生素有助于食物消化，能保护口腔组织；维生素C可有效防止牙龈出血。

(3) 补充矿物质

尤其是钙、磷、锌、铁等矿物质的摄入量及其比例关系。锌可以增强机体抗感染能力，增强受损组织愈合速率。

(4) 减少刺激性食品的摄入

少食高油脂食品及辣椒、大蒜、芥末、烟酒等刺激性食品。

(5) 少吃糖和精制糖

蔗糖等碳水化合物是牙齿病变的决定性物质，并能阻止白细胞消灭细菌。

3. 膳食举例

详见表7-2。

◇ 表7-2 牙周病膳食举例

餐次	食谱
早餐	牛奶燕麦糊(牛乳200g,燕麦片30g) 面包100g
加餐	鸡蛋羹(鸡蛋25g)
中餐	西红柿鸡蛋汤(西红柿300g,鸡蛋200g) 素炒西蓝花(西蓝花200g,芝麻油10g) 肉片炒血豆腐(肉片50g,血豆腐100g) 馒头200g
加餐	橘子80g
晚餐	芪枣枸杞黄鳝汤(黄鳝300g,黄芪30g,枸杞30g) 牛肉炒娃娃菜(牛肉200g,娃娃菜300g,花生油10g)

4. 中医药膳方

(1) 芪枣枸杞黄鳝汤

【原料】黄鳝300g，黄芪30g，枸杞30g，大枣6枚，生姜3片，米酒适量。

【做法】先将黄鳝去除内脏后洗净，盐腌，过沸水去腥味，切片备用。起油锅，将生姜爆香，加入少许米酒，片刻取出。然后将黄芪、枸杞、大枣、鳝肉等一齐放入砂锅中，加清水适量，武火煮沸后，改文火煮1小时，调味食用。

【功效】清热解毒。

（2）固齿散

【原料】生姜50g。

【做法】将生姜加水煎汁，代茶饮用。每日1～2次，连用5日。

【功效】清热解毒，消炎祛肿。

（3）丝瓜汤

【原料】丝瓜500g，生姜100g。

【做法】丝瓜和生姜洗净切片后将丝瓜段、生姜片加水，煎煮饮用。

【功效】清热解毒。适用于治疗牙龈肿痛。

三、口腔溃疡

口腔溃疡，俗称“口疮”是一种发生于口腔黏膜的溃疡性损伤疾病，多见于唇内侧、舌头、舌腹、颊黏膜、前庭沟、软腭等部位，这些部位的黏膜缺乏角质化层或角化较差，容易出现单个或多个黄白颜色的溃烂点。口腔溃疡发作时疼痛难忍，有强烈的灼痛感，严重影响日常生活，并可引发口臭、咽炎、头痛、恶心、乏力、便秘等症状。口腔溃疡的发生是多种因素综合作用的结果，其包括局部创伤、精神紧张、营养不良、激素水平改变及维生素或微量元素缺乏等原因。如缺乏微量元素锌、铁，缺乏叶酸、维生素B_{12}及营养不良等，可降低免疫功能，增加口腔溃疡发病的可能性。系统性疾病、遗传、免疫及微生物在口腔溃疡的发生、发展中可能起至关重要的作用。血链球菌及幽门螺杆菌等细菌也与口腔溃疡关系密切。

1. 临床表现

① 口腔溃疡初起为细小的红点，以后红点逐渐扩大并溃烂，形成黄豆大小的凹形溃烂点，浅的溃烂点较轻，深的溃烂点较重。常发生在舌尖、口唇内侧、面部两颊黏膜等部位。口腔溃疡处有灼热的感觉，疼痛明显，进食有刺激性的食物时更为明显，严重时连说话时也会疼痛。

② 一般口腔溃疡10日左右会逐渐好转，不留瘢痕。如调治不好，口腔溃疡会久治不愈，并且会反复发作，且舌面上会出现多个溃烂点，由几个增加至十几个，疼痛难受，甚至不能进食，而仅能用流质或半流质吞食，甚至会伴发热、头痛、恶心等全身症状的出现。

2. 营养治疗原则

（1）注意口腔清洁

坚持早晚刷牙，经常用淡盐水漱口，多饮开水，保持口腔湿润。生活要有规律，不要过度紧张，注意劳逸结合，要保证睡眠充足，避免过度疲劳，心情要保持愉快舒畅，对防治口腔溃疡大有益处。

（2）饮食宜清淡

多吃富含维生素的新鲜蔬菜水果，如番茄、娃娃菜、西瓜、柚子、柑橘等，有利于溃疡的愈合。还要多吃富含膳食纤维素的食物如燕麦、菠菜、玉米等，预防便秘，保持大便通畅，也有助于减少口腔溃疡的发生。

(3) 忌刺激性食物

患者要禁忌烟、酒、浓咖啡及其他含有咖啡因的刺激性饮料；忌食香燥、辛辣食物，如葱、生姜、大蒜、芥末、辣椒、牛肉、羊肉、狗肉等。

3. 膳食举例

详见表 7-3。

◈ 表 7-3 口腔溃疡膳食举例

餐次	食谱
早餐	小米粥(小米 200g) 肉松 100g
加餐	煮玉米 100g
中餐	软米饭 200g 炖娃娃菜(娃娃菜 300g,瘦肉 100g,花生油 10g) 焯拌菠菜(菠菜 150g,芝麻油 3g,芝麻油 10g)
加餐	柚子 80g
晚餐	豌豆木耳豆腐干炒肉干(猪瘦肉 50g,豌豆 70g,木耳 50g,香豆腐干 30g,花生油 8g) 西红柿鸡蛋汤(西红柿 200g,鸡蛋 100g) 乌冬面 100g

4. 中医药膳方

(1) 蜂蜜黄花菜

【原料】黄花菜 30g，蜂蜜 50g。

【做法】将黄花菜泡发、洗净，放入锅内，倒入两碗清水，煎至一碗，待温热时调入蜂蜜，即可服用。

【用法】每日 1 剂，分 3 次缓缓服完，连服 5～7 日。

【功效】消炎止血，清热利湿。适用于口腔溃疡。

(2) 蜂蜜绿茶饮

【原料】苹果皮 30g，绿茶 1g，蜂蜜 25g。

【做法】先将苹果皮洗净、切碎，放入锅内，倒入 450mL 清水，煮沸 5 分钟过滤取煎煮汁，冲泡绿茶、蜂蜜，即可服用。

【用法】每日 1 剂，分 3 次温服，连服 5～7 日。

【功效】清热解毒，健脾敛疮。适用于口舌干燥、口腔炎等。

学术视野：口腔健康——多系统健康的“晴雨表”

问题探讨

1. 案例分析

根据案例给出信息，结合所学知识，谈谈如何为该患者解决他的口腔健康问题。

2. 龋齿、牙周病、口腔溃疡在防治上有什么异同点？

3. 日常生活中你还知道哪些防龋齿的食品？

第二节　胃病

案例点击

患者，男，40岁，工厂三班倒工人，生活习惯不良，间断胃脘胀满疼痛5年余，加重10天。患者于2021年3月9日下夜班，吃了隔夜的酱牛肉出现胃脘胀痛，伴腹痛、腹泻和呕吐，并出现头痛发热等后续症状。经医生诊断，患者患有胃溃疡、急性肠胃炎。

患者健康状况分析

序号	主要健康问题	原因分析
1	间断胃脘胀满疼痛	1. 生活习惯不良 2. 食用隔夜牛肉
2	腹泻和呕吐	

一、消化性溃疡

消化性溃疡是指主要发生在胃和十二指肠的慢性溃疡。胃酸和胃蛋白酶的消化作用导致这些溃疡的生成，故称为消化性溃疡。胃溃疡多见于中老年人，十二指肠溃疡多见于青壮年，此病中医称之为胃脘痛，认为发病的主要原因是饮食不调，故饮食调养在治疗上有重要意义。

1. 病因

本病为一种多病因疾患，可因遗传、地理环境、精神刺激、饮食习惯及药物等因素而致病，近年研究表明，幽门螺杆菌也是发病的原因之一。

2. 临床表现

其症状为长期周期性发作的节律性上腹部疼痛，同时还可伴有泛酸、恶心呕吐、便秘及消化不良等，并发症常可出现出血、穿孔、幽门梗阻等。

3. 营养治疗原则

（1）烹调方式要得当

在溃疡面活动期，以进食易消化、富有营养的流质或半流质食物为好。因此，烹调时应以蒸、煮、炖等方法为佳。煎、炸、腌制等烹制的菜肴不仅不易消化而且在胃内停留时间较长，这会影响溃疡面的愈合。

（2）多吃润肠的食物

消化性溃疡患者要多吃蜂蜜、香蕉等能润肠的食物，利于排便，减轻病情。

（3）摄入足够的营养素

应选用易消化、热量高、维生素和蛋白质丰富的食物，如面条、软米饭、鸡蛋、牛奶、猪瘦肉、豆制品等；富含维生素A、B族维生素、维生素C的食物，如胡萝卜、动物肝脏、水果等。这些食物，有助于促进溃疡的愈合和增强身体的抵抗力。

（4）忌食刺激性的食物

忌食刺激胃酸分泌的食物，如辣椒、生葱、生蒜、咖喱、咖啡、芥末、浓茶等，以及过酸、产气、生、冷、硬的食物，避免胃酸分泌过多，刺激溃疡面，使溃疡面血管扩张而引起出血。

（5）少食多渣食物

应避免吃油炸及含粗纤维较多的干果、芹菜、韭菜、海带、火腿、腊肉、鱼干等对溃疡面产生机械性刺激的食物。这些食物粗糙不易消化，还会引起胃液大量分泌，加重胃的负担，但经过加工制成菜泥等易消化的流食后可以食用。

4. 膳食举例

详见表7-4。

◈ 表7-4 消化性溃疡膳食举例

餐次	食谱
早餐	蒸蛋羹(鸡蛋25g) 山药大米粥(山药15g,大米50g)
加餐	豆腐脑100g
中餐	软米饭150g 糯米红枣粥(糯米80g,红枣30g,白糖20g) 软烧鱼块(鲤鱼肉300g) 白菜豆腐汤(白菜100g,豆腐100g)
加餐	低脂牛奶80g 香蕉50g
晚餐	肉泥菜汤面条(肉泥20g,白菜50g,面条300g) 砂仁煲猪肚(猪肚200g,砂仁10g)

5. 中医药膳方

（1）糯米红枣粥

【原料】糯米150g，红枣30g，白糖20g。

【做法】将糯米洗淘干净，红枣洗净去核；将糯米、红枣放入锅内，加清水适量，置旺火上烧沸，改用文火煮熟成粥，加入白糖搅匀即成。

【功效】补脾胃，益气血。

（2）砂仁煲猪肚

【原料】猪肚1只，砂仁10g，葱、姜各少许，精盐、料酒各适量。

【做法】将猪肚洗净，切成4cm见方的块。将砂仁研成细粉。姜拍破，葱切段；将猪肚、砂仁、葱、姜、料酒放入锅内，加清水适量，置旺火上烧沸，再倒入瓷煲内，用文火煲1小时，加入精盐搅匀即可。

【功效】暖胃，止痛，止呕。

（3）香蕉苹果膏

【原料】香蕉2根，苹果2个，蜂蜜适量。

【做法】将香蕉、苹果洗净，去皮捣烂，加入蜂蜜拌匀即成。

【功效】缓解溃疡疼痛，润肠通便。

二、胃炎

胃炎是指由于各种原因引起的胃黏膜的炎症，是最常见的消化系统疾病之一，临床上分为急性和慢性两种。

1. 急性胃炎

（1）病因

急性胃炎，多由于饮食不清洁，进食了被沙门菌属等细菌污染的食物而发病，也有化学、物理、应急等原因引起的。

（2）临床表现

① 起病时，患者腹部不适，以后发生腹痛、腹泻和呕吐，伴有不同程度的头痛、寒战、发热等全身症状。

② 主要特点为频繁的呕吐和腹泻。呕吐，可吐出食物，或胆汁；腹泻的粪便一般为黄色、水样，次数较多，严重的还会引起呕血、便血等症状。

（3）营养治疗原则

① 患者发生呕吐、腹泻等症状后，失水较多，需要及时补充水和电解质，可酌情喝点淡盐水等，避免脱水并加速毒素的排出。

② 患者应卧床休息，注意胃部保暖。症状缓解后可少食多餐，喝稀饭、藕粉、蒸蛋羹等流质食物，转入恢复期可以进食米饭、花卷等主食。

③ 患者应注意饮食卫生，忌食富含膳食纤维素的蔬菜水果及易产气的豆类、牛奶、牛肉等食品，禁食生冷、冰镇、煎炸、熏烤、油腻、辛辣刺激等食物。

（4）膳食举例

详见表7-5。

◎ 表7-5 急性胃炎膳食举例

餐次	食谱
早餐	烤面包 100g 稀饭(大米 50g)
加餐	鸡蛋羹(鸡蛋 25g)
中餐	肉汤面条(肉泥 200g,面条 500g) 素炒空心菜(空心菜 100g)
加餐	苏打饼干 80g 藕粉(藕粉末 100g)
晚餐	八宝粥(绿豆 5g,赤小豆 5g,糯米 5g,大麦 5g,花生仁 5g,莲子 5g,山药 5g,粳米 5g,枣 20g) 清蒸鲫鱼(鲫鱼肉 200g) 凉拌菠菜(菠菜 50g)

（5）中医药膳方

① 干姜绿茶饮

【原料】干姜5g，绿茶5g。

【做法】将干姜切成细丝，与绿茶一起放入保温杯内，用沸水冲泡 10 分钟，即可服用。

【用法】每日 1 剂，多次冲泡，代茶饮服。

【功效】温中排毒，消炎止泻。

② 绿茶饮

【原料】茶叶 10g，精盐 1g。

【做法】将茶叶、精盐放入锅内，倒入两碗清水，煎至一碗，即可服用。

【用法】每日 1 剂，2 次水煎服，连服 2～3 日。

【功效】清热，收敛，止泻。

科学依据：据现代药理研究表明，茶叶浸剂或煎剂在试管中，对各型痢疾杆菌均具有抗菌作用，其抑菌疗效与黄连不相上下。还对沙门氏菌、金黄色葡萄球菌、白喉杆菌、枯草杆菌等细菌亦有抑菌作用。因而，茶叶与消炎杀菌的精盐配伍治疗急性肠胃炎有良好疗效。

③ 乌梅汤

【原料】乌梅 5～6 枚。

【做法】将乌梅放入锅内，倒入两碗清水，煎至一碗，即可服用。

【用法】每日 1 剂，2 次水煎服，饭前空腹服，连服 2～3 日。

【功效】健脾和胃，化食止泻。适用于预防、治疗急性胃肠炎。

科学依据：现代药理研究表明，乌梅对痢疾杆菌、大肠杆菌、伤寒杆菌、副伤寒杆菌等多种致病菌有抑制作用。因此，用乌梅治疗急性胃肠炎具有良好的疗效。

2. 慢性胃炎

（1）病因

慢性胃炎，是指由多种病因引起的各种慢性胃黏膜炎症性病变。慢性胃炎是一种多发病、常见病，慢性胃炎可由急性胃炎转化而来，也可能由幽门螺杆菌感染、物理刺激、化学药物等因素导致，老年人几乎都不同程度地存在着慢性胃部炎症。

（2）临床表现

① 一般患者有中上腹饱胀、疼痛，食欲不振，恶心呕吐，嗳气泛酸，纳呆等症状。

② 胃炎常与饮食不规律、劳累受寒、精神因素有关，并反复发作或骤然疼痛。少数患者可出现消瘦、便血、贫血、消化不良、腹泻等症状。

（3）营养治疗原则

① 养成良好的饮食习惯

注意饮食卫生，避免外来微生物对胃黏膜的刺激；饮食要有规律，每日三餐应定时定量；进食要细嚼慢咽，使食物充分与唾液混合，切忌暴饮暴食，减少粗糙食物对胃黏膜的刺激。

② 饮食要清淡，营养要丰富

尽量做到进食较精细易消化且富含维生素 A、B 族维生素、维生素 C 的食物，少食生冷、油腻、肥甘、煎炸、熏烤、辛辣的食物；应戒烟忌酒，忌喝浓茶、浓咖啡等有刺激性的饮料。

③ 患者还要保持精神愉快

尽量避免烦恼、忧虑等不快心态，也要尽量避免精神紧张和过度疲劳。

（4）膳食举例

详见表 7-6。

◎ 表 7-6　慢性胃炎膳食举例

餐次	食谱
早餐	牛奶 200mL 烤面包 200g
加餐	蒸鸡蛋 100g
中餐	肉汤面条(肉泥 200g,菠菜 80g,面条 300g) 清蒸鱼(鲫鱼肉 300g) 西红柿炒鸡蛋(西红柿 200g,鸡蛋 50g)
加餐	苹果 80g
晚餐	八宝粥(绿豆 5g,赤小豆 5g,糯米 5g,大麦 5g,花生仁 5g,莲子 5g,山药 5g,粳糯米 5g,枣 20g) 菜肉馅水饺(白菜 200g,猪肉 300g)

（5）中医药膳

① 胡椒姜枣汤

【原料】白胡椒 7 粒，红枣（去核）7 个，生姜 1 块。

【做法】将胡椒放入红枣内包裹，用文火烤至焦黄，与生姜一起放入锅内，倒入两碗清水，煎至一碗，即可服用。

【用法】每日 1 剂，分 2 次温服，连服 2～3 日。

【功效】温中和胃，消炎降逆。适用于虚寒型慢性胃炎，反胃恶心等。

② 蜂蜜萝卜汤

【原料】心里美萝卜 1 个，蜂蜜适量。

【做法】将心里美萝卜洗净，切成小块，放入锅内，倒入三碗清水，用文火煎至一碗，即可服用。

【用法】每日 1 剂，分 2 次水煎服，服前调入蜂蜜，代茶饮服，连服 7 剂。

【功效】健胃消食，通气利水，常服对治疗慢性胃炎有良效。

③ 香菜葡萄酒

【原料】新鲜香菜 500g，优质葡萄酒 500mL。

【做法】将香菜洗净，沥干水分，放入大口瓶内，倒入葡萄酒，盖上盖密封，浸泡 7 天后，即可服用。

【用法】每日 3 次，于早、中、晚饭前各服一小杯，连服 3 个月。泡过的香菜还能保持绿色的，也可食用，疗效会更好。

【功效】温中健胃，消食下气。适用于脾胃虚寒型胃炎，一般坚持服用 2 个月以上会有良好疗效。

④ 姜枣汤

【原料】红枣 500g，生姜 150g。

【做法】将红枣、生姜（切片）洗净，用小火炒至干、外皮微黑，以不焦煳为准，把炒好的大枣掰开口，储瓶备用。

【用法】每日 2 次，每次放红枣 5 枚，生姜 3 片，也可调入少许蜂蜜，用开水冲泡 15 分钟，连服 2 个月。

【功效】温中祛寒，健脾益胃，常服对治疗老胃病、虚寒型胃炎有特效。

学术视野：《脾胃论·脾胃虚实传变论》（节选）

问题探讨

1. 案例分析

学完本节课，你能利用所学知识为案例中患者解决健康问题吗？

2. 根据消化性溃疡和胃炎的营养治疗原则，请你为该患者配置一份膳食表。

3. 学了这节课谈谈以后你会怎么预防胃病。

第三节　肝胆胰腺疾病

案例点击

患者，男，69岁，右上腹痛反复发作3年。绞痛伴发热、寒战、皮肤黄染。3年前开始出现右上腹绞痛，多于进食油腻后引起，无发热及黄疸。近2年腹痛发作频繁，偶有寒战、发热，无黄疸。半年前右上腹绞痛，伴轻度皮肤黄染，尿色深，经输液治疗后缓解。一天前突感右上腹绞痛，伴寒战、高烧，体温39℃，急诊入院。

患者健康状况分析

序号	主要健康问题	原因分析
1	绞痛伴发热、寒战、皮肤黄染	1. 胆结石 2. 胆囊炎
2	右上腹绞痛，伴寒战、高烧	

一、病毒性肝炎

病毒性肝炎，是指由不同肝炎病毒（甲型、乙型、丙型、丁型、戊型肝炎病毒）引起的一组急性传染病。青壮年及儿童的发病率高于老年人。病毒性肝炎可分无黄疸型和黄疸型两种类型，其中以无黄疸型为多见。主要通过消化道、输入患者或带病毒者的血液、采用不清洁的注射器、注射污染病毒的生物制品等途径传播。

1. 临床表现

（1）急性黄疸型肝炎

病初常有畏寒、发热38℃左右、食欲下降、无力、恶心、呕吐、厌食、腹泻，尿色加深。肝脏肿大、压痛或叩击痛。

（2）急性无黄疸型肝炎

患者全身乏力，食欲不振，恶心呕吐，厌油腻，腹痛，腹泻，肝区疼痛、肿大，肝功能异常。

（3）慢性肝炎

病情反复一年以上，症状明显。肝区胀痛，肝脏肿大反复一年以上，质地硬，有蜘蛛痣和肝掌、脾大。

2. 营养治疗原则

（1）充分摄入易消化的食物患者饮食

以高蛋白、高维生素、高碳水化合物、低脂肪、易消化的食物为主，并注意饮食的色香味美，患者要少食多餐，以增加全天摄入量，患者尽量多进食，增加营养食品是患者早日治愈肝炎疾病的主要方法。绝对禁止患者饮酒及含酒精的饮料，以免增加肝脏负担。

（2）充分休息

充足的休息是疾病康复的关键。待患者黄疸消退、肝功能恢复正常后，可逐渐恢复下床活动，循序渐进地增加活动量，以患者不感到疲劳为度。

3. 膳食举例

详见表 7-7。

◎ 表 7-7　病毒性肝炎膳食举例

餐次	食谱
早餐	小米粥 200g 蒸鸡蛋 100g
加餐	牛奶 200mL
中餐	白菜豆腐汤(白菜 200g,豆腐 300g) 熟鹅肝 100g 软米饭 200g
加餐	苹果 100g 葡萄 100g
晚餐	南瓜粥(南瓜 100g,小米 100g) 小炒猪肝(猪肝 200g) 蘑菇三鲜汤(新鲜蘑菇 80g,黄豆芽 40g,竹笋 40g) 小西红柿 200g

4. 中医药膳方

（1）红枣山楂饮

【原料】红枣 20 枚，山楂 15g。

【做法】将红枣、山楂洗净，一起放入锅内，倒入两碗清水，煎至一碗，即可服用。

【用法】每日 1 剂，2 次水煎服，连服 10～15 剂。

【功效】健脾养肝，解毒消炎。

科学依据：据现代药理学研究表明，红枣中富含糖类，其中酸性多糖能为肝细胞提供必需的营养物质，还能促进肝脏的新陈代谢，从而起到保护肝脏的作用。

（2）黄花菜煮泥鳅

【原料】活泥鳅 100g，干黄花菜 30g，调料少许。

【做法】将泥鳅宰杀、去肠杂、洗净，黄花菜用清水浸洗，一起放入锅内，倒入适量清水，用大火煮沸后，改用小火煮至熟软，加入调料调味，即可服用。

【用法】每日1剂，分2次当菜食用，连服7～10剂。

【功效】补中益气，利胆护肝。适用于黄疸型肝炎急性期，皮肤黄染、小便赤黄、肝区疼痛等症状。

（3）蘑菇猪肉汤

【原料】鲜蘑菇100g，猪瘦肉100g，调料少许。

【做法】将鲜蘑菇、猪瘦肉洗净，切成小块，放入锅内，加适量清水，用文火炖至熟软，加入调料调味，即可服用。

【用法】每日1剂，分2次当菜汤佐膳，连服10剂以上。

【功效】清热解毒，补中养肝。适用于慢性肝炎。

科学依据：据现代药理研究表明，蘑菇中含有的干扰素诱导剂能诱发机体产生干扰素，其提取液有明显的抗病毒作用，同时蘑菇还能促进肝脏代谢，加快肝脏细胞再生。临床上曾用鲜蘑菇的水煎浸膏片治疗传染性肝炎、慢性肝炎。肝脏患者常食蘑菇对身体的康复大有裨益。

二、脂肪肝

脂肪肝是指由于各种原因引起的肝细胞内脂肪堆积过多的病变，是一种常见的肝脏病理改变，属可逆性疾病。正常人肝组织中含有少量的脂肪，约为肝重量的3%～5%，如果肝内脂肪蓄积太多，超过肝重量的5%或在组织学上肝细胞50%以上有脂肪变性时，就可称为脂肪肝。一般而言，脂肪肝早期诊断并及时治疗即可恢复正常。

脂肪肝一般分为酒精性脂肪肝和非酒精性脂肪肝两大类。根据脂肪含量又可分为轻、中、重三种类型，通常脂肪含量达到肝脏重量的5%～10%时被视为轻度脂肪肝，10%～25%为中度脂肪肝，超过25%为重度脂肪肝。

1. 临床表现

① 轻度脂肪肝的临床症状不明显，常常是通过检查才偶然发现。

② 一般当中、重度脂肪肝导致肝功能受损时，症状才反映出来，出现肝区胀痛、全身乏力、食欲下降、恶心呕吐等症状。疲乏感是脂肪肝患者最常见的自觉症状。

2. 营养治疗原则

（1）患者生活要有规律，注意劳逸结合

避免紧张、焦虑、易怒等负面情绪。加强体育锻炼，经常进行户外有氧活动，如慢跑、游泳、网球、乒乓球、羽毛球等运动，要从小运动量开始循序渐进逐步达到适当的运动量，促进体内脂肪的消耗，有利于脂肪肝的康复。

（2）患者的饮食宜清淡

要多吃富含维生素、矿物质、膳食纤维的蔬菜水果，维生素有防止脂肪肝对肝脏的损害的作用，矿物质有利于代谢废物的排出，膳食纤维有助于增加饱腹感，达到减少脂肪摄入的目的，有助于促进肝内脂肪减少积累。

（3）多饮茶

可促进脂肪代谢，减少脂肪在肝脏的堆积。

（4）戒烟酒，慎用药物

可以避免尼古丁、酒精对肝脏的伤害。尤其要慎用各种药物，以免药物的毒副作用对肝脏进一步的损害，不利于脂肪肝的康复。

3. 膳食举例

详见表7-8。

◎ 表7-8 脂肪肝膳食举例

餐次	食谱
早餐	全麦馒头 200g 韭菜炒鸡蛋(韭菜 200g,鸡蛋 100g) 脱脂牛奶 200mL
加餐	橘子 100g
中餐	糙米饭 300g 芹菜炒肉丝(芹菜 300g,猪肉 200g) 番茄炒豆腐(番茄 150g,豆腐 60g)
加餐	素炒莴笋(莴笋 80g,花生油 10g)
晚餐	杂粮粥(杂粮 200g) 玉米面窝头 100g 手撕包菜 200g

4. 中医药膳方

（1）瓜皮水芹汤

【原料】冬瓜皮、西瓜皮、水芹菜各60g。

【做法】将冬瓜皮、西瓜皮、水芹菜洗净，放入锅内，倒入三碗清水，用文火煎至一碗，即可服用。

【用法】每日1剂，分2次水煎服，连服7～10日。

【功效】清热解毒，柔肝去脂。适用于脂肪肝、高脂血症、单纯性肥胖等。

（2）枸杞子茶

【原料】宁夏枸杞子15g，茶叶6g。

【做法】将枸杞子、茶叶放入茶杯内，倒入沸水，加盖浸泡15分钟，即可服用。

【用法】每日1剂，多次冲泡，长期服用。

【功效】清热除脂，滋阴养肝。

（3）普洱茶

【原料】普洱茶18g。

【做法】将普洱茶放入茶杯内，倒入沸水，加盖浸泡10分钟，即可饮用。

【用法】每日1剂，多次冲泡，长期服用。

【功效】解毒通便，降脂平肝。

三、肝硬化

肝硬化，是以肝脏正常结构呈结节性变性且质地变硬为主要变化的慢性疾病。可能的病因有病毒性肝炎、营养失调、代谢紊乱、酒精中毒、化学药物中毒等。

1. 临床表现

① 早期往往无明显症状，或有胃口不佳、恶心、呕吐、右上腹胀痛、腹泻等症状。早期的主要体征为肝大，肝功能检查指标一般在正常范围内。

② 晚期肝脏缩小变硬，表面呈颗粒状或小结节状。肝功能减退，某些肝功能检查指标呈阳性。患者有脾肿大、腹水，形体消瘦、面色灰暗、全身无力、胃肠道出血等症状。

2. 营养治疗原则

(1) 起居要有规律

要保证每天充足的睡眠和休息，减轻肝脏负担。病情稳定后，可进行适当活动，如散步、太极拳、保健操等，以不感觉到疲劳为度。

(2) 注意情绪调理

心情要开朗、积极，消除负面思想。怡情制怒对保养肝脏尤为重要，要善于调节精神方面的不良情绪，使肝脏在心平气和中得以调养，有利于病情的改善。

(3) 注意饮食

患者要以高蛋白质、高维生素、高热量的饮食，食物要细软、易消化，避免粗糙、坚硬、带骨刺、辛辣的食物，以免造成食管静脉曲张破裂。有水肿或腹水者，应降低食盐的摄入量。不宜多饮茶水，严禁吸烟、饮酒，吸烟、饮酒不利于肝病的稳定和恢复，而且会加快肝硬化的进程，进而有促发肝癌的危险。避免接触和食用对肝脏有毒的物质。切忌盲目过多地滥用药物，从而加重肝脏负担，不利于肝脏恢复。

3. 膳食举例

详见表 7-9。

◈ 表 7-9　肝硬化膳食举例

餐次	食谱
早餐	大米粥(大米 200g) 蒸鸡蛋 100g
加餐	牛奶 100mL
中餐	大米饭 300g 炒青菜(小青菜 300g,花生油 10g) 清蒸鲫鱼(鲫鱼 300g)
加餐	苹果 80g
晚餐	软米饭 200g 番茄蛋汤(番茄 200g,鸡蛋 100g) 白切鸡 300g 莴笋溜鱼片(草鱼 100g,莴笋 50g,芝麻油 5g)

4. 中医药膳

（1）鲤鱼赤小豆陈皮汤

【原料】鲤鱼1条（约500g），赤小豆120g，陈皮6g。

【做法】以上三味放砂锅内共煲至烂熟。

【功效】此方具有健脾行水，利水祛湿，消胀除肿的功效。其中陈皮味苦，性温具有健脾和胃、行气宽中的作用，主治脾胃气滞、恶心呕吐、食欲不振；鲤鱼利水，消肿，下气，通乳；赤小豆具有利水消肿、解毒排脓的作用，用于水肿胀满、脚气肢肿、黄疸尿赤、风湿热痹、痈肿疮毒、肠痈腹痛。

（2）西瓜皮猪肝汤

【原料】西瓜皮100g，猪肝50g。

【做法】将西瓜皮、猪肝洗净，放入锅内，倒入两碗清水，煎至一碗，即可服用。

【用法】每日1剂，分2次水煎服，最后食用猪肝。

【功效】清热益肝，利湿散结。

（3）蜂蜜芝麻核桃

【原料】熟核桃仁、熟黑芝麻、蜂蜜各500g。

【做法】将熟核桃仁、熟黑芝麻研为细末，放入瓶内，倒入蜂蜜调匀，储瓶备用。

【用法】每日早晚各服1匙，连服半年以上。

【功效】养肝益肾，补虚化结。

（4）冬瓜三豆汤

【原料】赤豆、绿豆、白扁豆各30g，冬瓜250g。

【做法】将赤豆、白扁豆、绿豆洗净，用清水浸泡1小时，冬瓜洗净，连皮切块，放入锅内，倒入适量清水，用文火煮至熟烂，即可服用。

【用法】每日1剂，分2次温服，连服10～12日。

【功效】健脾清热，利水化结。适用于肝硬化腹水。

四、胆囊炎

胆囊炎，是指由胆石症引起梗阻、细菌感染而引起胆道炎症，多数患者同时有胆石症。常因进食油腻食物而发病。

1. 临床表现

① 一般有消化不良症状，例如上腹部不适，胀气、反酸、嗳气等。

② 急性发作时，右上腹出现持续性绞痛，可向右肩胛部放射，并伴有发热、怕冷、恶心、呕吐等症状。

③ 右上腹有明显压痛感、反复发作，严重者可摸到肿大的胆囊。

2. 营养治疗原则

（1）注意卧床休息

减少活动量，避免疲劳。进行消炎治疗时，要采取禁食的措施。当症状缓解后可适量服用高糖流质食物，如浓米汤、素菜汤等。

（2）患者饮食以少油腻、少渣、易消化为宜

少食多餐，为防止便秘发生可适当吃些富含膳食纤维的蔬菜和水果；多饮汤水有利于胆汁的分泌和排出。

（3）忌食产气、胆固醇高的食物

患者要忌食产气的豆类及辣椒、胡椒、洋葱、韭菜等刺激性强的食物；忌食肥腻、生冷、烟熏类食物；尤其要禁忌胆固醇含量过高的食物，如鸡蛋、猪油、猪蹄、猪头肉、羊肉、奶油蛋糕及鱼籽、动物内脏等，以免加重胆囊的负担。

3. 膳食举例

详见表 7-10。

◈ 表 7-10　胆囊炎膳食举例

餐次	食谱
早餐	小米粥(小米 100g) 花卷 100g
加餐	脱脂豆浆 100mL
中餐	软米饭 200g 青菜炒虾仁(青菜 300g,虾仁 200g) 肉沫豆腐(猪瘦肉 50g,豆腐 100g) 炒苦瓜(苦瓜 200g,花生油 10g)
加餐	酸奶 100mL
晚餐	清蒸鲫鱼(鲫鱼 200g) 拌黄瓜(黄瓜 300g) 西红柿鸡蛋面(西红柿 100g,鸡蛋 50g,面条 300g)

4. 中医药膳方

（1）玉米须饮

【原料】新鲜玉米须 60g。

【做法】将玉米须洗净，放入锅内，倒入两碗清水，煎至一碗，即可服用。

【用法】每日 1 剂，分 2 次水煎服，连服 5～7 日。

【功效】清热利水，疏肝利胆。适用于慢性胆囊炎。

科学依据：据现代药理研究表明，玉米须制剂能促进胆汁排泄，减少其胆色素含量，降低其黏度，具有利胆消炎的作用。因而玉米须适用于治疗慢性胆囊炎患者。

（2）冬瓜韭根杏仁煎汤

【原料】新鲜冬瓜连皮 100g，韭菜根 10g，杏仁 12g。

【做法】将切块后的冬瓜、韭菜根、杏仁洗净，放入锅内，倒入两碗清水，煎至一碗，即可服用。

【用法】每日 1 剂，分 2 次水煎服，连服 5～7 日。

【功效】清热解毒，疏肝利胆。

（3）山楂菊花茶

【原料】新鲜山楂 50g，菊花 30g。

【做法】将山楂洗净、切碎，连同菊花放入锅内，倒入两碗清水，煎至一碗，即可服用。

【用法】每日 1 剂，分 2 次水煎服，连服 5～7 日。

【功效】清热消炎，舒肝利胆。

五、胆结石

胆结石，是指一种胆囊、胆道内结石的常见疾病。多由胆汁郁结、胆道感染及胆固醇代谢失调所致，胆囊炎可引发胆石症，胆石症又可以促发胆囊感染，两种病经常同时存在，互为因果。常于夜间或饱餐、脂肪餐后发病。多见于中年人，女性患者比男性患者多一倍左右。

1. 临床表现

(1) 胆总管结石

起病急骤，发作时上腹部呈间歇性绞痛，伴恶心、呕吐、发热、大汗淋漓，2～3 日出现黄疸，大便有时呈陶土色。右上腹明显有压痛感或叩击痛。

(2) 胆囊结石

一般无症状，较大的胆囊结石可引起嗳气、厌油腻、腹部饱胀，或右上腹闷胀不适等症状。

2. 营养治疗原则

(1) 进行适当的体育运动

消耗过多的热量，注意控制体重，防止脂肪在体内过度积存，这都是防治胆结石的重要环节。

(2) 患者要合理调整膳食结构

饮食要清淡易消化，多食富含蛋白质、维生素的食品，多吃新鲜蔬菜水果，少食含胆固醇较多的脂肪类食物，最好采用蒸、煮、炖的烹饪方式，忌食肥腻、生冷、煎炸、熏烤等食物，尤其要禁忌胆固醇含量过高的食物如蛋黄、鱼籽、动物内脏等，杜绝引起腹部胀气的食物如大豆、白萝卜等；禁食刺激性强的调味品如辣椒、芥末等，以防胆囊剧烈收缩而造成胆石症急性发作。

3. 膳食举例

详见表 7-11。

◈ 表 7-11 胆结石膳食举例

餐次	食谱
早餐	西红柿鸡蛋面(西红柿 100g,鸡蛋 50g,面条 300g)
加餐	果汁 100mL
中餐	软米饭 300g 清蒸鳕鱼(鳕鱼 200g) 炒黄瓜 200g
加餐	酸奶 100mL
晚餐	小米粥(小米 100g) 发面饼 200g 肉沫豆腐(肉沫 100g,豆腐 200g) 鸡丁花菜(花菜 300g,鸡丁 200g)

4. 中医药膳方

(1) 麻油核桃

【原料】核桃肉、麻油、冰糖各 500g。

【做法】将核桃肉洗净，沥干水分，与麻油、冰糖一起放入锅内，用大火隔水蒸熟。

【用法】每剂分 10 天服用，每日服用 2 次，连服 2～3 剂。

【功效】润肠通便，通络化石。

科学依据：据现代医学研究认为，胆结石主要是由于食物中的黏蛋白与胆汁中的钙离子和非结合型胆红素相结合而生成的。而核桃中所含的丙酮酸成分能阻止黏蛋白与钙离子和非结合型胆红素的结合，故能逐渐溶解体内的胆结石，并能将其逐渐排出体外。因此，胆石症患者常食核桃有助于疾病的康复。

(2) 蒲公英玉米须茶

【原料】新鲜蒲公英 50g，玉米须 30g。

【做法】将蒲公英、玉米须洗净，放入锅内，倒入两碗清水，煎至一碗，即可服用。

【用法】每日 1 剂，分 2 次水煎服，连服 5～7 日。

【功效】清热解毒，利胆祛湿。

六、胰腺炎

胰腺由于外伤，细菌或病毒感染，代谢紊乱，蛔虫、肿瘤堵塞胰管，胰液排出受阻，反流由胰管漏入胰腺及其周围组织等因素可引起自身消化，进而发生炎症。胰腺炎分为急性胰腺炎和慢性胰腺炎。暴饮暴食、酗酒、高脂饮食、胆道疾病和脂肪代谢紊乱均可引起胰腺炎的急性发作。

1. 临床表现

① 急性胰腺炎患者表现为突然出现持续性左上腹痛，并向左腰、左背、左肩部呈带状放射。

② 若病情恶化，胰腺周围广泛坏死，可产生腹胀、腹壁紧张、全腹压痛、反跳痛等腹膜刺激症状，甚至出现腹水、高热和休克等危重表现。

③ 急性胰腺炎反复发作会转为慢性胰腺炎，也有慢性酒精中毒引起的无痛性慢性胰腺炎。

④ 慢性胰腺炎主要表现为间歇长短不一的急性发作，可有腹痛、消化不良、脂肪性腹泻等症状，并可并发糖尿病和胆系疾病。

2. 营养治疗原则

(1) 急性胰腺炎

营养治疗的目的是通过限制脂肪和蛋白质的摄入量来减轻胰腺负担，缓解疼痛，促进受损胰腺恢复。

① 能量　急性发作期患者因剧痛不能进食，且有发热、呕吐等症状会消耗较多能量，为了有利于疾病的治疗和恢复，应注意提供足够的淀粉类食物和含糖量高的水果来提供

能量。

② 蛋白质　急性期为避免加重胰腺负担应限制蛋白质的摄入量，但为了修复受损的胰腺和供给机体必需营养物质，应供给适量蛋白质。病情好转时，每天可摄入40g左右。

③ 脂肪　要严格限制脂肪的摄入，急性胰腺炎应停止进食一切含脂肪的食物。病愈后相当长时间也要对脂肪严加限制，每日脂肪供给量约30g左右。

④ 维生素　应供给含有维生素丰富的食物，尤其要注意补充大量维生素C，以利于恢复。

⑤ 无机盐　禁食后常出现钾、镁、钠、钙等电解质的下降，膳食应配合临床治疗加以调节。

⑥ 少食多餐　每日进餐5～6次，每餐选1～2种细软而易消化的半流质食物。

⑦ 绝对禁烟酒及刺激性食物　如辣椒、咖喱、芥末等。

⑧ 烹调方法　宜采用蒸、煮、烩等方式，烹调时严格控制植物油用量，每日脂肪摄入量不超过5g。

(2) 慢性胰腺炎

① 脂肪　应严格限制脂肪的摄入量，每日脂肪供给量不超过20g。

② 蛋白质　供应量应适当，不超过70g为宜，选用含脂肪量少且生物价高的蛋白质。

③ 碳水化合物　患者恢复需要大量的能量，因此，碳水化合物的摄入量不作限制，以满足身体能量需要为准。

④ 胆固醇　因伴有胆道疾病，或伴有胰腺动脉硬化，每日胆固醇严格限制在300mg以下，胆固醇的最佳摄入量为0。

⑤ 维生素　供给富含维生素A、B族维生素、维生素C的食物，尤其注意补充维生素C，每天应摄入不低于300mg。

⑥ 进食方法　采用少食多餐的进食制度，进食细软而易消化的半流质食物。

⑦ 食物选择　禁食用刺激性食物；味精每日用量不超过6g；禁用含脂肪多的食物及油炸、熏烤食品；可食用鱼、虾、鸡肉、瘦牛肉、蛋清等优质蛋白质。

3. 膳食举例

(1) 急性胰腺炎膳食治疗举例

详见表7-12。

◎ 表7-12　急性胰腺炎膳食举例

餐次	食谱
早餐	玉米粥(玉米200g)
加餐	鸡蛋羹25g
中餐	西红柿鸡蛋汤(西红柿200g,鸡蛋100g) 土豆炖牛腩(牛腩200g,土豆500g) 草鱼炖豆腐(草鱼200g,豆腐200g) 软米饭200g
加餐	橘子80g
晚餐	小米汤(小米200g) 素炒娃娃菜(娃娃菜200g,花生油10g) 虾仁豆腐汤(虾仁200g,豆腐200g)

（2）慢性胰腺炎膳食治疗举例

详见表 7-13。

◈ 表 7-13 慢性胰腺炎膳食举例

餐次	食谱
早餐	小米汤(小米 200g) 面包 200g
加餐	豆浆 100mL
中餐	西红柿鸡蛋面(西红柿 50g,面条 200g,鸡蛋 100g) 粉皮烩鸡丝(粉皮 200g,鸡丝 200g) 花卷 200g
加餐	西红柿炖牛腩(西红柿 100g,牛腩 20g)
晚餐	大米粥(大米 200g) 清蒸鱼(鲤鱼 100g) 蛤喇疙瘩汤(蛤喇 200g,淀粉 200g,西红柿 50g)

4. 中医药膳方

（1）陷胸汤

【原料】大黄粉 9～15g，玄明粉 15～30g。

【做法】将大黄粉和玄明粉混匀放于杯中，冲入开水 200mL，6 小时内两次分服。若 6 小时无腹泻，再用上述药量冲入开水 200mL。100mL 口服，另 100mL 保留灌肠，以腹泻为度。腹泻后，各种急性症状明显减轻，再辨证施治。后续可用加减大柴胡汤继续治疗，直至痊愈。

【功效】通里攻下。

【主治】急性胰腺炎。

（2）慢胰汤

【原料】党参、茯苓、白术、白芍、郁金、丹参、泽兰、川楝子、延胡索各 10g，甘草 6g。

【做法】水煎服。每日 1 剂，日服 2 次。

【功效】益气健脾，活血通络。

【主治】慢性胰腺炎。症见腹隐痛、反复发作、迁延不愈、痛有定处，食欲缺乏，消瘦，疲乏无力，大便溏泻，舌质淡紫或淡暗，苔薄白稍腻，脉沉无力。

学术视野：《诸病源候论 · 五脏六腑病诸候（凡十三论）》（节选）

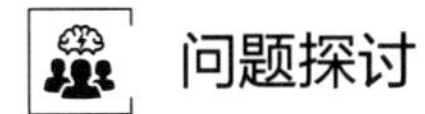

问题探讨

1. 案例分析

学完本节课，你能利用所学知识为案例中患者解决健康问题吗？

2. 根据胆结石和胆囊炎的营养治疗原则，请你为案例中患者配置一份膳食表。
3. 学了这节课谈谈以后你会怎么预防肝胆胰腺疾病。

第四节　肠道疾病

案例点击

患者，女，56岁，便干，排出费力，大便2～3日一行，病情加重时需借助药物排便，多为清热泻火之类，可以解一时之急，随着年岁增加，病情逐渐加重，不用药物大便丝毫不能排出。

患者健康状况分析

主要健康问题	原因分析
便干，排出费力	便秘

一、便秘

便秘，是指粪便在肠内停留时间过长，排便困难的疾病，一周内排便次数少于三次或虽有便意但欲解不能解，而粪便干燥难解者均可称为便秘。一般便秘多由于进食过少、食物过于精细，膳食纤维不足以刺激肠道蠕动所致。便秘可由器质性病变引起，也可因肠道功能失调引起，多见于老年人，女性患者多于男性患者。

1. 临床表现

(1) 一般性便秘

2～3日排便1次，多食富含纤维素的蔬菜，如芹菜、玉米、燕麦等，大便即可恢复正常。

(2) 功能性便秘

一般无任何其他症状或体征，只是3～5日排便1次，粪便硬结、量少，干燥呈羊粪状，排便困难。

(3) 习惯性便秘

有口苦、腹胀、多屁、食欲不振等胃肠功能紊乱症状，3～5日排便1次，粪便恶臭、干硬。

2. 营养治疗原则

(1) 多吃水果和蔬菜

每天要吃一定量富含纤维素的蔬菜与水果，可以促进肠道蠕动，利于排便。

(2) 主食不宜过于精细

要适当吃些富含膳食纤维的粗粮，如麦麸、燕麦、玉米、大豆等。

(3) 多吃润肠通便的食物

多吃些润肠通便的食物，如香蕉、苹果、黑芝麻、核桃仁、蜂蜜等。

(4) 多饮热水

使肠道得到充足的水分，可利于肠道内食物的通过。

（5）忌食刺激性食物

忌饮烈酒、浓茶、咖啡等刺激性饮料，忌食花椒、洋葱等辛辣的食品，以免肠燥引起便秘。

（6）生活要有规律

患者心情要保持舒畅，生活要有规律，养成定时排便的习惯，提高排便能力。

3. 膳食举例

详见表 7-14。

◇ **表 7-14 便秘膳食举例**

餐次	食谱
早餐	玉米粥(玉米 200g) 茶叶蛋(鸡蛋 50g)
加餐	酸奶 100mL
中餐	米饭 200g 芹菜炒牛肉丝(芹菜 200g,牛肉 200g) 菜心肉丝汤(白菜心 100g,猪肉 100g) 滑熘豆腐(豆腐 150g,油菜 50g)
加餐	苹果汁 100mL
晚餐	炒黄豆芽(猪瘦肉 100g,黄豆芽 200g) 紫菜白菜汤(紫菜 50g,白菜 100g) 煮玉米(玉米 200g)

4. 中医药膳方

（1）麻油黑豆粉

【原料】黑豆、麻油适量。

【做法】先将黑豆炒熟，研成细末，用麻油调匀，储瓶备用。

【用法】每日 2 次，每次 1 汤匙，饭前用温开水送服。

【功效】润肠通便，健脾利湿常服对治疗便秘有良效。

（2）松子

【原料】松子 120g。

【做法】每日 1 剂，分 2 次食用，连服 3～5 日。

【功效】润肠通便。适用于老年人便秘、大便硬结。

科学依据：松子仁富含油酸酯，能润肠通便而不伤正气，对治疗老年人体虚便秘、大便干结有良好的疗效。

（3）莲子心

【原料】莲子心 3g。

【做法】将莲子心放入茶杯，倒入沸水，冲泡 15 分钟，即可服用。

【用法】每日 1 剂，当茶频饮，连服 7～10 剂。

【功效】祛内火，润肠道，通大便。

二、肠炎

炎症性肠病是一组病因未明的慢性非特异性肠道炎症的总称，目前分为溃疡性结肠炎、克罗恩病、未定型结肠炎。中国炎症性肠病的发病率约为3.44/10万人；溃疡性结肠炎的发病率高于克罗恩病。患者以年轻人居多，男女发病率无明显差异。

1. 临床表现

（1）主要临床表现

① 克罗恩病　最常见表现为腹痛、腹泻和腹部肿块，部分患者有肛周病变（肛周脓肿、肛瘘和肛裂等），少数人有肠外表现，发病年龄一般在15～40岁，男性患者稍多于女性患者。

② 溃疡性结肠炎　最常见表现为持续或反复发作的腹泻、腹痛和黏液血便，伴里急后重和不同程度的全身症状。黏液血便是溃疡性结肠炎最常见的症状，发病年龄一般在20～50岁，男性患者和女性患者发病率相当。

③ 未定型结肠炎　既不能确定为克罗恩病，又不能确定为溃疡性结肠炎，病变主要位于近端结肠，远端结肠一般不受累，即使远端结肠受累，病变也很轻。

④ 全身表现　无论未定型结肠炎、克罗恩病还是溃疡性结肠炎，均可出现不同程度的发热、消瘦和贫血等症状。

（2）常见并发症

炎症性肠病的主要并发症是营养不良；通常症状为体重降低、贫血、低骨密度等。炎症性肠病导致营养不良的原因包括疾病相关的炎症活动和能量消耗增加、摄入不足、吸收不良、肠黏膜溃疡导致的慢性失血和蛋白质丢失，以及药物治疗等。因此，膳食和营养与炎症性肠病密切相关，不仅参与炎症性肠病的发病，还影响对治疗的反应和生活质量等。对于摄入不足和营养不良的患者，全肠内营养不仅有益于改善患者的营养状况，还有助于诱导疾病缓解。炎症性肠病病因不明，基因和环境因素均参与疾病发生。肠道菌群改变和通透性增加导致肠道免疫功能紊乱在炎症性肠病的发生过程中占有十分重要的作用。膳食风险因素主要包括精制糖、含果糖的糖浆或软饮料、饱和脂肪酸、“红肉”等。

2. 营养治疗原则

由于对此类膳食模式的相关研究多为观察性研究、样本例数较少且缺乏有效的对照，因而目前尚无法得出肯定的结论。

（1）多食用蔬菜、水果、鱼

在摄入天然食物时应遵循“个体化”和“无伤害”原则。炎症性肠病患者的膳食原则包括：回避有刺激性的食物；补充新鲜的蔬菜和水果，限制饱和脂肪酸和ω-6多不饱和脂肪酸。

（2）食物回避

奶和奶制品是最常见的回避食物品种，但若无过敏或不耐受，不应限制奶和奶制品。目前有多种膳食模式尝试应用于炎症性肠病患者，目的是剔除促炎或可能诱发过敏的食物及增加抗炎食物的摄入，从而达到诱导疾病缓解的目的。

① 半素膳食　鼓励摄入蔬菜和水果，奶和蛋类按日常摄入，限制动物性食品。

② 抗炎膳食　限制乳糖、精制糖和加工的复杂碳水化合物、多食用多不饱和脂肪酸食物，控制饱和脂肪酸摄入量、补充益生菌和益生元。

③ 地中海膳食　摄入大量新鲜的蔬菜和水果，橄榄油；中等量摄入鱼类；减少肉类摄入。

3. 膳食举例

详见表 7-15。

◈ 表 7-15　肠炎膳食举例

餐次	食谱
早餐	小米粥(小米 100g) 煮鸡蛋 200g
加餐	苹果 80g
中餐	软米饭 300g 牛肉沫豆腐(牛肉 200g,豆腐 300g) 猪肚炖白术(猪肚 200g,白术 50g) 凉拌猴头菇(猴头菇 100g,芝麻酱 50g)
加餐	橘子 80g
晚餐	鸡蛋汤(鸡蛋 200g) 清蒸鳕鱼(鳕鱼 300g) 板栗炖鸡(鸡肉 200g,板栗 100g)

4. 中医药膳方

(1) 香椿鱼

【原料】香椿叶 100g，面粉、水、橄榄油、盐适量。

【做法】将香椿叶洗净后切碎，面粉加适量水和盐调成面糊，然后将香椿叶放入面糊内调匀。烧热锅，放橄榄油，烧至油六成熟时，把糊料用勺徐徐倒入油锅内，成条索状，形成一条条小鱼。炸黄熟透后捞起即可食用。

【功效】清热利湿、利尿解毒之功效，收敛固涩，可用于久泻久痢、肠痔便血、崩漏带下等病症。

(2) 砂仁焖猪肚

【原料】猪肚 500g，春砂仁 10g，生姜各少许。

【做法】将猪肚用盐、清水反复漂洗干净，并放入开水中泡去脑味，去白膜，备用；春砂仁洗净、打碎，生姜切片。把春砂仁放入猪肚内，起油锅，用姜燥香猪肚，然后加水温火焖熟。猪肚切条即成，随量食用。

【功效】健脾、益胃、温中、补虚。

三、腹泻

腹泻，是指大便次数增多，粪质稀薄，水分增加，甚至排泄物如水样的疾病，有时会伴有未消化的食物或脓血，俗称“拉肚子”。多由炎症性肠病、消化不良、细菌感染、食物过敏等所致。腹泻一年四季均可发生，但以夏秋两季为多见。腹泻可以分为急性腹泻和慢性腹泻两种。

1. 临床表现

(1) 急性腹泻

一般突然发生的腹泻，大多伴有发热、呕吐、酸中毒，甚至休克等症状。

(2) 慢性腹泻

病程较长的，有的可反复发作，时好时坏，因病因不同可伴有腹痛、发热、消瘦、腹部包块等症状，一般腹泻症状可持续超过 1 个月以上，每天大便 5～6 次，大便稀薄，水分增加，甚至排泄物如水样。

2. 营养治疗原则

(1) 急性水泻期需要暂时禁食

脱水过多者需要多饮温开水，严重者需要及时输液治疗。

(2) 宜选择清淡的流质饮食

如浓米汤、藕粉、果汁和面汤等，腹泻完全停止时，应食用细、软、烂、少渣、易消化的半流质食物。少食多餐，尽量少吃白萝卜、牛奶、豆类等易发酵和产气的食物。

(3) 忌食刺激性食物

为减轻患者的肠胃负担，应禁烟酒及刺激性强的食物。

(4) 充分休息

患者应卧床休息，注意保暖，尤其注意腹部的保暖，还要及时处理粪便，用温水清洗肛门，勤洗手，以免重复感染。

3. 膳食举例

(1) 急性腹泻的参考食谱

详见表 7-16。

◎ 表 7-16 急性腹泻膳食举例

餐次	食谱
早餐	小米粥(小米 50g) 鸡蛋羹(鸡蛋 25g)
加餐	橘子汁 100mL
中餐	龙须面甩蛋花(西红柿 100g,鸡蛋 50g,龙须面条 200g) 肝泥(鹅肝 200g) 鸡肉米粥(鸡肉 50g,小米 200g)
加餐	肉沫豆腐花(肉沫 50g,豆腐 100g)
晚餐	大米粥(大米 200g) 鲫鱼汤(鲫鱼 200g)

（2）慢性腹泻的参考食谱

详见表 7-17。

◈ 表 7-17 慢性腹泻膳食举例

餐次	食谱
早餐	大米粥(大米 200g) 煮鸡蛋(鸡蛋 50g)
加餐	果汁 100mL
中餐	肉沫龙须面(肉沫 100g,龙须面 300g) 冬瓜烩鱼丸(冬瓜 200g,鱼丸 100g) 苏打饼干 100g
加餐	鸡蛋羹(鸡蛋 25g)
晚餐	花卷 200g 南瓜粥(南瓜 100g) 芙蓉鸡片(鸡脯肉 200g,青椒 50g,木耳 50g)

4. 中医药膳方

（1）妙方一

【原料】红糖 30g，白酒 50g。

【做法】将红糖、白酒放入碗内，用火点燃，边烧边搅，直把碗中的红糖溶化为止，待温热时即可服用。

【用法】每日 1 剂，1 次服完，连服 2～3 日。

【功效】温胃，固肠，止泻。适用于腹泻、肠炎等患者。

（2）妙方二

【原料】山楂 150g。

【做法】将山楂炒焦，研为细末，储瓶备用。

【用法】每日 2～3 次，每次服 6～9g，用白糖水冲服，连服 3～5 日。

【功效】健脾消食，固肠止泻。适用于腹泻不止患者。

科学依据：据现代药理研究表明，山楂煎剂对大肠杆菌、变形杆菌等导致腹泻的细菌均有抗菌作用；焦山楂煎剂体外试验也对大肠杆菌、金黄色葡萄球菌等细菌有明显的抑制作用。由此可见，山楂是治疗腹泻的食疗佳品。

四、阑尾炎

阑尾炎是因多种因素而形成的炎性病变，为外科常见病，分为急性阑尾炎和慢性阑尾炎。以青年患者居多，男性患者多于女性患者。临床上急性阑尾炎比慢性阑尾炎更常见。

1. 病因

（1）物理因素

阑尾炎发生的主要原因是阑尾排空功能欠佳。主要是由于弯曲的盲管开口细小，管腔又狭窄，而且蠕动极慢，以致阑尾管腔极易堵塞，常因食物碎块、蛔虫或异物发生梗阻。一旦梗阻可使管腔内分泌物积存、内压增高，压迫阑尾壁阻碍远侧血液运输。

（2）生理因素

阑尾扭曲、开口小，当胃肠蠕动功能紊乱时，阑尾蠕动便会反射性减弱，变慢，也会造成梗阻。此时细菌入侵管腔，就可引起炎症。

（3）病理因素

因腹泻、便秘等胃肠道功能障碍，导致阑尾肌肉和血管痉挛，产生阑尾管腔狭窄、血液供给障碍、黏膜受损，细菌入侵而致急性炎症，阑尾腔外的粘连、纤维条索、肿瘤压迫等也会造成梗阻从而引起炎症。

2. 临床表现

（1）急性阑尾炎

① 急性阑尾炎初期有中上腹或脐周疼痛，数小时后腹痛转移并固定于右下腹，原中上腹或脐周痛即减轻或消失。因此，无典型的转移性右下腹疼痛史并不能排除急性阑尾炎。

② 胃肠道症状。单纯性阑尾炎的胃肠道症状并不突出。在早期有恶心、呕吐等症状。盆腔位阑尾炎和阑尾坏疽穿孔可导致排便次数增多。

③ 发热。一般只有低热，无寒战，体温一般不超过 38℃。阑尾坏疽、穿孔或已并发腹膜炎等容易出现高热。

（2）慢性阑尾炎

① 右下腹部出现间断性隐痛或胀痛，疼痛程度因人而异，部位比较固定。患者一般在饱餐，剧烈运动，着凉后，发生腹痛。

② 慢性阑尾炎患者常有程度不等的消化不良、食欲不振。病程较长者可出现消瘦、体重下降。一般无恶心、呕吐、腹胀等症状，老年患者可能有便秘。

③ 右下腹部压痛是唯一的体征，范围较小，位置较固定，重压时才能出现疼痛。一般无腹部结块。

3. 营养治疗原则

（1）忌食辛辣、生冷食物

忌食香燥、辛辣、生冷食物，如葱、生姜、大蒜、芥末、辣椒、牛肉、羊肉、狗肉等。

（2）戒烟酒

患者要禁忌烟、酒、浓咖啡及其他含有咖啡因的刺激性饮料。

（3）少食不易消化的食物

应避免吃油炸及含粗纤维较多的干果、芹菜、韭菜、海带、火腿、腊肉、鱼干等粗糙不易消化的食物。但经过加工制成菜泥等易消化的流食后可以食用。

（4）少食油炸及肥腻食物

饮食要清淡易消化，多食富含蛋白质、维生素的食品，多吃新鲜蔬菜水果，少食含胆固醇较多的脂肪类食物，最好采用蒸、煮、炖的烹饪方式，忌食肥腻食物，尤其要忌食胆固醇含量过高的食物如蛋黄、鱼籽、动物内脏等。

4. 膳食举例

详见表 7-18。

◎ 表 7-18 阑尾炎膳食举例

餐次	食谱
早餐	花卷 200g 豆浆 100mL(黄豆 30g)
加餐	小米汤(小米 100g)
中餐	鲤鱼炖豆腐汤(鲤鱼 300g,豆腐 100g) 芋头泥(芋头 200g,面粉 20g) 软米饭 300g
加餐	煮鸡蛋 50g
晚餐	西红柿鸡蛋汤(西红柿 200g,鸡蛋 50g) 土豆肉片(土豆 200g,猪瘦肉 100g) 虾仁冬瓜(虾仁 100g,冬瓜 200g)

5. 中医药膳方

（1）大黄牡丹汤

【原料】大黄 12g，牡丹皮 9g，桃仁 12g，瓜子 15g，芒硝 9g。

【做法】前 4 味用水先煮，汤成去渣，内芒硝，再煎沸。

【用法】1 次服完，有脓当下，如无脓，当下血。

【功效】泻热破结、散结消肿的功效，主要用于治疗肠痈初期和湿热瘀滞证。

大黄是泻下药，牡丹皮具有清热凉血的功效，因此会导致腹泻不止的危害。老年人、孕妇、产后或体质虚弱者慎用或忌用，不良反应尚不明确。

（2）仙方活命饮

【原料】白芷 3g，贝母、防风、赤芍药、当归尾、甘草节、皂角刺（炒）、穿山甲（炙）、天花粉、乳香、没药各 6g，金银花、陈皮各 9g。

【做法】用酒一大碗，煎五七沸服。现代用法：水煎服，或水酒各半煎服。

【功效】清热解毒，消肿散结，活血止痛。

学术视野：解锁纤维秘密，肠道健康升级

问题探讨

1. 案例分析

学完本节课，你能利用所学知识为案例中患者解决健康问题吗？

2. 写出各类肠道疾病的营养治疗原则。

3. 谈谈以后你会怎么预防肠道疾病。

参考文献

[1] 许璧月．浅谈口腔护理［J］．医学美学美容（中旬刊），2015（4）：366-367.

[2] 程亚丽．浅谈老年人口腔特征及修复特点［J］．医学美学美容（中旬刊），2014（9）：95-96.

[3] 王镇吉．口腔疾病与全身健康之间的研究进展 [J]．医学信息，2014（2）：477.
[4] 陈艳，杨永平．中医药阻断逆转肝纤维化的现状、希望与挑战 [J]．临床肝胆病杂志，2018，34（4）：689-693.
[5] 戈雪婧，赵长青，徐列明．扶正化瘀胶囊对肝硬化患者生存率的影响 [J]．中华肝脏病杂志，2017，25（11）：834-840.
[6] 王富兵，丁江涛，范辉．胆胰管内支架植入联合胆宁片治疗胆源性急性复发性胰腺炎的效果 [J]．广西医学，2018，40（20）：2414-2416.
[7] 高昂，方明治．中医药治疗放射性肠炎的研究进展 [J]．癌症进展，2017，15（11）：1259-1261，1277.

第八章
呼吸系统疾病的营养治疗

学习目标

知识目标： 1. 了解呼吸系统疾病的概念
2. 了解常见呼吸系统疾病的表现
3. 掌握呼吸系统疾病的营养防治原则

能力目标： 1. 能够正确识别呼吸系统疾病
2. 能够给呼吸系统疾病患者进行营养治疗

素质目标： 1. 养成团队合作精神
2. 具有良好的职业道德
3. 培养创新思维

呼吸系统疾病是一种常见疾病，与呼吸系统的解剖部位和生理功能密切相关。它包括感冒、气管炎、肺炎等，一年四季都有可能发病，特别是在冬、春季多发。

第一节　流感

案例点击

患者，男，19岁。因乘凉露宿，遭遇风寒，先治未效。3日后畏寒发热更重，住院治疗。症见寒热无汗，面色较红，烦躁嗔怒，头身疼痛，乍有轻时。脉象浮紧而数，舌苔薄白微黄不燥。

患者健康状况分析

序号	主要健康问题	原因分析
1	寒热无汗，面色较红，烦躁嗔怒，头身疼痛，乍有轻时	流感（风寒）
2	脉象浮紧而数，舌苔薄白微黄不燥	

流行性感冒，简称为流感，顾名思义是具有很强的传染性而形成流行，能使很多人同时或先后发病的传染病，是流感病毒引起的一种急性呼吸道疾病，属于丙类传染病。

流感病毒呈球形或丝状，由外向内有三部分，分别为包膜、基质蛋白和核心。核心包含遗传物质为负链、单股、分节段RNA。根据核蛋白和基质蛋白的不同，分为甲（A）、乙（B）、丙（C）、丁（D）四种类型。流感病毒对乙醇、碘伏、碘酊等常用消毒剂敏感，对紫外线和热比较敏感，56℃条件下30分钟可将其灭活。

流感病毒容易发生变异，传染性强，人群普遍易感，发病率高。因抗原异变，传播迅速，每年可引起季节性流行，造成严重的疾病负担和社会经济负担，是全球关注的重要公共卫生问题。

在我国，流感多发在冬、春季节，患者会出现高热、乏力、寒战、头痛、咳嗽、全身肌肉酸痛等不适症状，而呼吸道症状较轻。

流感病毒进入呼吸道后，与呼吸道表面纤毛柱状上皮细胞的特殊受体结合而进入细胞，随后在细胞内复制，新的病毒颗粒不断被释放并播散再感染更多其他细胞，从而引起发热、头痛、肌痛等全身症状，甚至还可引起病毒性肺炎、脑病等。

一、临床表现

流感发病比较急，潜伏期一般为1～2天，高热，体温可达39～40℃，伴畏寒，一般持续2～3天；全身中毒症状重，如乏力、头痛、头晕、全身酸痛；持续时间长，体温正常后乏力等症状仍可持续1～2周；呼吸道其他症状轻微，常有咽痛，少数有鼻塞、流涕等；少数有恶心、呕吐、食欲不振、腹泻、腹痛等。

流感分为单纯型、胃肠型、肺炎型和中毒型。

（1）单纯型　是最常见的流感临床类型。一般潜伏期是一到三天，急骤起病，常有症状有高热，畏寒，头痛，头晕、全身肌肉、关节酸痛，无力等症状，鼻咽症状较轻，有食欲减退情况。少部分患者有轻度流涕、喷嚏、干咳等症状。患者表现出眼结膜充血发红，咽红或扁桃体红肿。血常规检查白细胞减少，淋巴细胞增多。单纯型流感也有轻型患者，热度较低，症状不典型，病程短，多见于流感流行的中后期。

（2）胃肠型　通常伴有腹痛、腹胀、呕吐、腹泻等消化道症状，一般来说儿童多于成人。以腹泻、腹痛、呕吐为主要临床表现。起病症状与流感相似，但多有恶心、少见呕吐，可出现腹痛、腹泻，大便次数增多，黄色稀便或有黏液。大多病程较短，预后良好。

（3）肺炎型　表现为肺炎甚至有呼吸衰竭。较少见，多发生于老年人、儿童、原有心肺疾患的人群。起病急，高热，剧烈咳嗽，痰中带血，明显的呼吸困难，烦躁不安，极度衰竭。

（4）中毒型　有全身的毒血症表现，严重者可以导致休克，循环衰竭甚至死亡。表现为高热不退，血压下降，谵妄、惊厥、脑膜刺激征等脑膜炎症状。

二、营养治疗

流感期间要注意饮食清淡，多吃一些西蓝花、青菜、西红柿等蔬菜。在流感期间不要吃烧烤、煎炸的食品，这类食品中含有大量的调料，会刺激到呼吸系统，导致病情加重，而且烧烤类食品含有大量的油脂，会加重肠胃负担。

① 选择容易消化的流质饮食，如菜汤、蛋羹、稀粥、蛋汤、牛奶等。

② 饮食宜清淡少油腻，既满足营养的需要，又能增进食欲。可供给白米粥、小米粥、小豆粥，配合甜酱菜、大头菜、榨菜或豆腐乳等小菜，以清淡、爽口为宜。

③ 保证水分的供给，可多喝酸性果汁，如山楂汁、猕猴桃汁、红枣汁、鲜橙汁、西瓜汁等，以促进胃液分泌，增进食欲。

④ 多食含维生素C、维生素E及红色的食物，如西红柿、苹果、葡萄、枣、草莓、甜

菜、橘子、西瓜及牛奶、鸡蛋等。预防感冒的发生。

⑤ 饮食宜少量多餐。如退热后食欲较好，可改为半流质饮食，如面片汤、清鸡汤龙须面、小馄饨、菜泥粥、肉松粥、肝泥粥、蛋花粥。

三、膳食举例

详见表 8-1。

◈ 表 8-1 流感膳食举例

餐次	食谱
早餐	荷叶冬瓜粥(粳米 100g,荷叶 1 张,冬瓜 500g,盐 3g,味精 1g,麻油 3mL)
加餐	苹果 100g
中餐	米饭(大米 90g) 降火酱拌菠菜(菠菜 250g,油面筋 2 片,蒜头 1 粒,辣椒面少许,酱油 1 大匙) 竹叶菜饭(干竹叶 3 叶,白米 1 杯,油菜 2 株,胡萝卜 1 小段,海藻干 1 匙)
加餐	牛奶 200g
晚餐	花卷(面粉 70g) 木耳炒百合(黄瓜 100g,水发木耳 45g,百合、白果、熟红豆各 20g,盐、醋、香油各适量) 冬瓜汤(冬瓜肉 150g,冬瓜皮 50g,豆腐 100g,老姜 2 片,老玉米须 25g,盐 2g)

四、流感的预防

避免接触有流感症状的患者，出门的时候要戴口罩，回家以后要洗手。多做运动，注意个人卫生及周围环境卫生，保持心情乐观开朗。平时注意多锻炼身体，增强体质，保证良好的睡眠。在流感流行的季节不要去人多密集的地方，要多喝水。饮食健康，多进食新鲜的蔬菜水果，少吃刺激性的食物。加强营养，增强自身的抵抗力，平时多吃含有维生素 C 的新鲜水果，如橙子、橘子、柚子、葡萄、柠檬等，维生素 C 可以抗氧化，增强代谢，可以起到预防感冒的作用。注射流感疫苗进行预防，效果最理想。

五、中医药膳方

1. 五神汤

【原料】荆芥 6～10g，苏叶 6～10g，茶叶 3～6g，生姜 6～10g，红糖 20～30g。

【做法】将荆芥和苏叶用清水冲洗，滤过，与茶叶和生姜一起放入大盅内，置文火上煎沸腾。另将红糖加水适量，煮沸，令红糖完全融化，然后将红糖液加入药液即可（过滤取液）。

【用法】饮后覆被而卧，取微汗出，即可退热。剩下的药液，煮热当茶饮。

【功效】疏风散寒，发汗解表。适用于外感风寒等。

2. 神仙粥

【原料】生姜 3～5g，连须葱白 5～7 枚，糯米 50～100g，香醋 10～15mL。

【做法】将糯米淘净与生姜入砂锅内，文火煮透，再加入葱白，待粥将成时，加入香醋，稍煮即可。

【用法】此粥要趁热服用，以微出汗为宜。

【功效】发散风寒。适用于风寒感冒初期，头疼、发热恶寒、浑身酸痛、鼻塞流涕、咳嗽喷嚏，以及胃寒呕恶，不思饮食。

学术视野：呼吸系统疾病的主要原因

问题探讨

1. 案例分析

针对案例，分析患者适宜的营养膳食原则。

2. 什么是流感？
3. 流感的营养治疗方法有哪些？
4. 如何进行流感的预防？

第二节　病毒性肺炎

案例点击

患儿，男，8岁。因发热、头痛、咳嗽3日，在社区医院就诊，静滴青霉素和头孢曲松钠及地塞米松治疗，病情没有得到及时控制，体温虽一度降低但很快又升至39.3℃，且咳嗽加剧，遂来诊要求中药治疗。

患儿健康状况分析

序号	主要健康问题	原因分析
1	发热	肺炎
2	头痛	
3	咳嗽3日	

病毒性肺炎是由一种或多种病毒侵入呼吸道上皮细胞和肺泡上皮，造成肺功能损伤的疾病。病毒感染一般由上呼吸道病毒感染、向下蔓延所致的肺部炎症。一年四季中肺炎均可发生，但大多见于冬、春季节，可暴发或散发流行。临床主要表现为发热、头痛、全身酸痛、干咳及肺浸润等症状。病毒性肺炎的发生与病毒的毒力、感染途径及宿主的年龄、免疫功能状态等有关。一般儿童发病率高于成人。

一、病毒性肺炎的定义

病毒通过呼吸道侵入人体内部攻击肺部组织，从而引起一系列病理生理反应，即为病毒性肺炎。根据引起感染的病毒种类不同，大致分为流感病毒肺炎、腺病毒感染肺炎、冠状病毒感染肺炎、疱疹病毒感染肺炎等。这些病毒类型都有其独特的特点，对人体健康的影响也表现出差异。

病毒性肺炎的临床症状和特征无特征性。病毒感染可导致下呼吸道疾病，包括气管支气管炎、细支气管炎、双侧肺炎。病毒感染易继发细菌性肺炎。

二、营养治疗原则

（1）提高能量摄入　病毒性肺炎患者高热，导致机体新陈代谢加强，热能消耗增加，需要补充大量热能，建议每日能量摄入量为25～40kcal/(kg·d)。食物以主食、肉类为主。

（2）增加优质蛋白的食物　蛋白质是构成人体组织的基本成分，能调节人体的生理功能，蛋白质在体内形成抗体，在高热时，体内蛋白质需要量增加。每日摄入蛋白质量为1.5g/(kg·d)，其中优质蛋白质如瘦肉、牛奶、鸡蛋、豆制品应在40%以上。

（3）补充维生素　人体为了获得良好的免疫力，需摄入充足的维生素A、B族维生素、维生素E、维生素C。应摄入大量的蔬菜和水果，如果蔬菜水果摄入不足，应补充维生素C、维生素E、维生素B_2、维生素B_{12}等维生素制剂。

（4）补充矿物质　肺炎发作时，水和电解质平衡被打破，要注意维持患者体内体液数量的平衡，根据患者的具体情况、心肺功能情况，补充水分。由于高热消耗大量的体液，应增加水的摄入量，可少量多次摄入不加白糖的果汁、淡盐水。

（5）适量摄入脂肪和碳水化合物　肺炎患者适量摄入碳水化合物和脂肪，可以维持能量供应和代谢需求。碳水化合物以全谷物类食物为主，如荞麦、燕麦、糙米等，该类食物可提供能量，还富含膳食纤维，有助于维持肠道健康。脂肪摄入应以不饱和脂肪酸为主，如橄榄油、坚果等，避免过多摄入饱和脂肪酸和反式脂肪酸，以减轻炎症反应。根据患者的营养状况和消化能力，合理分配碳水化合物和脂肪的比例，避免过量摄入导致代谢负担。

（6）摄入富含抗氧化剂的食物　肺炎患者可通过摄入富含抗氧化剂的食物来增强免疫力和减轻氧化应激反应。常见的抗氧化剂包括维生素C、维生素E、类胡萝卜素（如番茄红素）、多酚类（如生物黄酮）等。建议多食用深色蔬菜和水果，如青椒、苦瓜、西红柿、花椰菜、葡萄、蓝莓等。这些食物中的抗氧化物质有助于中和自由基，减少炎症损伤，并支持免疫系统功能。根据患者的消化能力和营养需求，合理搭配，避免过量摄入单一营养素。

三、膳食举例

详见表8-2。

◈ **表8-2　病毒性肺炎膳食举例**

餐次	食谱
早餐	蜜饯胡萝卜粥(粳米100g,蜜饯50g,胡萝卜2根,冰糖15g,冷水1000mL)
加餐	梨100g
中餐	米饭(大米90g) 归精黑豆煲鸡汤(当归50g,黄精50g,黑豆50g,红枣4枚,生姜2片,嫩鸡1只,盐少许,冷水适量) 白果蒸鸡蛋(白果10颗,鸡蛋2个,盐1小匙)
加餐	牛奶100g
晚餐	花卷(面粉70g) 沙参玉竹煲猪肺(沙参15g,玉竹10g,蜜枣2枚,猪肺1个,猪腱肉180g,姜2片,盐适量) 桑白杏仁茶(桑白皮10g,南杏仁10g,绿茶12g,冰糖20g)

四、病毒性肺炎的预防

要严格控制传染源。加强野生动物的管控，不要近距离地接触野生动物，而且要切断传播途径，保护易感人群，由于人群普遍易感，所以减少外出对于切断传播途径，保护易感人群才是最有效的措施之一。

在不得不外出的情况下千万要做好个人防护，一定要佩戴口罩，可以使用一次性的医用口罩，还要注意个人卫生，勤洗手，室内要注意勤通风，做好消毒。

五、中医药膳方

麻杏石甘汤（《伤寒论》）

【原料】麻黄四两（去节），杏仁五十个（去皮），甘草二两（炙），石膏半斤（碎，绵裹）。

【做法】上四味，以水七升，先煮麻黄，减二升去上沫，内诸药，煮取二升，去滓，温服一升。

【功效】有辛凉宣肺，清热平喘，解表的功效，临床多用于治疗肺有蕴热引起的高热、痰液黏稠、口干渴、气急等不适病症。

学术视野：肺炎的健康教育指导

问题探讨

1. 案例分析

根据案例情况，分析患儿状况及营养食疗方案。

2. 病毒性肺炎的定义是什么？
3. 病毒性肺炎的营养治疗原则是什么？
4. 如何进行病毒性肺炎的预防？

第三节 支气管炎

案例点击

患者，男，39岁。患有咳嗽10年，痰多8年。体检两肺正常，胸部X射线检查显示肺纹理明显增粗，诊断为慢性支气管炎急性发作期。

患者健康状况分析

序号	主要健康问题	原因分析
1	咳嗽10年	慢性支气管炎
2	痰多8年	

支气管炎是指气管、支气管黏膜及其周围组织的慢性非特异性炎症。支气管炎主要原因为病毒和细菌的反复感染形成了支气管的慢性非特异性炎症。气温下降、呼吸道小血管痉挛缺血、防御功能下降等易于致病；烟雾粉尘、污染大气等慢性刺激也可致病；吸烟使支气管痉挛、黏膜变异、纤毛运动降低、黏液分泌增多，易于致病；过敏因素也有一定关系。

一、临床症状

1. 急性支气管炎

急性支气管炎发病初期常常表现为上呼吸道感染症状，患者通常有鼻塞、流清涕、咽痛和声音嘶哑等临床表现。而全身症状较为轻微，但可出现低热、畏寒、周身乏力，自觉咽喉部发痒，并有刺激性咳嗽及胸骨后疼痛。早期痰量不多，但痰液不易咳出，2～3日后痰液可由黏液性转为黏液脓性。患者受凉、吸入冷空气或刺激性气体可使咳嗽加剧或诱发咳嗽。患者晨起时或夜间咳嗽常较显著。咳嗽也可为阵发性，有时呈持久性咳嗽。咳嗽剧烈时常常伴有恶心、呕吐及胸部、腹部肌肉疼痛。如伴有支气管痉挛，可有哮鸣和气急。一般而言，急性支气管炎的病程有一定的自限性，全身症状可在4～5日内消退，但咳嗽有时可延长数周。

查体有时可发现干啰音，咳嗽后消失；肺底部偶可听到湿啰音，伴有支气管痉挛时，可听到哮鸣音。通常白细胞计数正常，胸部X射线检查也无异常发现。

2. 慢性支气管炎

慢性支气管炎是指除外慢性咳嗽的其他各种原因后，患者每年慢性咳嗽、咳痰3个月以上，并连续两年。并不一定伴有持续存在的气流受限。

（1）咳嗽　反复、逐渐加重的咳嗽是本病的突出表现。轻者仅在冬、春季节发病，尤以清晨起床前后最明显，白天咳嗽较少。夏、秋季节，咳嗽减轻或消失。重症患者则四季均咳，冬春加剧，日夜咳嗽，早晚尤为剧烈。

（2）咳痰　一般痰呈白色黏液泡沫状，晨起较多，常因黏稠而不易咯出。在感染或受寒后症状迅速加剧，痰量增多，黏度增加，或呈黄色脓性痰或伴有喘息。偶因剧咳而痰中带血。

（3）气喘　当合并呼吸道感染时，由于细支气管黏膜充血水肿，痰液阻塞及支气管管腔狭窄，可以产生气喘（喘息）症状。患者咽喉部在呼吸时发生喘鸣声，肺部听诊时有哮鸣音。

（4）反复感染　寒冷季节或气温骤变时，容易发生反复的呼吸道感染。此时患者气喘加重，痰量明显增多且呈脓性，伴有全身乏力、畏寒、发热等。肺部出现湿啰音，查血白细胞计数增加等。反复的呼吸道感染尤其易使老年患者的病情恶化，必须予以充分重视。

本病早期多无特殊体征，在多数患者的肺底部可以听到少许湿或干啰音。有时在咳嗽或咳痰后可暂时消失。长期发作的患者常常有肺气肿的症状。

二、营养治疗原则

饮食调整，体重正常的患者给予平衡饮食，以增加呼吸道的抵抗能力。体重低于正常者，应供给高热能、高蛋白饮食，以利于受损伤的支气管组织修复。患者由于消化道细胞缺氧而使得食欲减退，应采用少量多餐的进餐方式，每天可分为多次。供给易于消化吸收的食物，蛋白质供给量为每天1.2～1.5g/kg，应以动物蛋白和大豆蛋白等优质蛋白为主。

三、膳食举例

详见表8-3。

◎ 表8-3　支气管炎膳食举例

餐次	食谱
早餐	花卷(面粉80g) 杏仁菜胆猪肺汤(菜胆50g,杏仁20g,猪肺750g,盐适量)
加餐	香蕉100g
中餐	米饭(大米90g) 南北杏无花果煲排骨(排骨200g,南、北杏各10g,无花果适量,盐3g,鸡精4g) 菠菜洋葱牛肋骨汤(牛筋125g,带肉牛肋骨500g,菠菜50g,洋葱20g,盐、胡椒粉少许)
加餐	牛奶200g
晚餐	花卷(面粉70g) 沙参玉竹煲猪肺(沙参15g,玉竹10g,蜜枣2枚,猪肺1个,猪腱肉180g,姜2片,盐适量) 木耳炒百合(黄瓜100g,水发木耳45g,百合、白果、熟红豆各20g,盐、醋、香油各适量)

四、中医药膳方

1. 化痰解毒汤（吴天来方）

【原料】制半夏10～28g，泽漆15～50g，陈皮13g，紫菀16g，白前16g，桂枝9g，生姜3g，黄芩16g，桔梗9g，枳壳9g，甘草9g。

【用法】水煎服，每日1剂，每日2次，分早晚各服1次。

【功效】消饮化痰，宣肺止咳。用于慢性支气管炎。

2. 清热除痰汤（王正芳方）

【原料】瓜蒌16g，杏仁13g，半夏13g，炙麻黄6g，苏子13g，枳壳11g，陈皮13g，牛蒡子13g，桔梗13g，枇杷叶11g，贝母13g，前胡11g，白前11g。

【用法】水煎服，每日1剂，每日2次，分早晚各服1次。

【功效】除痰清热，降气宽胸。适用于慢性支气管炎。

3. 温补阳气汤（任宇雷方）

【原料】黄芩、生桑皮各11g，党参、茯苓各16g，当归、赤芍、白术、五味子各13g，陈皮、半夏、麻黄、桂枝各6g，葶苈、甘草各9g。

【用法】水煎服，每日1剂，每日分2次服。2周为1个疗程，疗程间隔4日。

【功效】解毒化痰，宣郁肃肺。

4. 降气化痰汤（李克绍方）

【原料】杏仁13g，麻黄13g，石膏28g，甘草8g，苏子13g，白芥子6g，莱菔子13g，干姜 13g，细辛 13g，五味子 6g，川贝 13g，米壳 6g。

【用法】水煎服，每日 1 剂，每日 2 次，分早晚各服 1 次。巩固疗效时，以此方配制成丸剂口服。

【功效】降气化痰，清热宣肺，止咳平喘。用于治疗慢性支气管炎。

5. 清疏养肝加减方（张仲景方）

【原料】党参 16g，茯苓 18g，附子 13g，干姜 13g，五味子 11g，细辛 3g，陈皮 16g，半夏 16g，杏仁 13g，当归 16g，地龙 11g，炙甘草 13g。

【用法】每日 1 剂，水煎服，每日 2 次，早、晚各 1 次。

【功效】温肾补脾，宣肺化痰，清疏养肝，止咳平喘。用于慢性支气管炎。

学术视野：支气管哮喘的健康教育指导

问题探讨

1. 案例分析

针对案例，分析患者适宜的营养膳食原则。

2. 简述支气管炎的临床症状。

3. 如何进行支气管炎的营养防治？

参考文献

[1] 冯维斌，刘伟胜. 呼吸科专病中医临床诊治［M］. 北京：人民卫生出版社，2005.

[2] 张伯礼，高学敏. 常见病中成药临床合理使用丛书呼吸科（分册）［M］. 北京：华夏出版社，2015.

[3] 徐冰，王树巧，谢广中. 流行性感冒疫苗免疫现状与展望［J］. 中国计划免疫，2005，11（5）：409-413.

[4] 赵国东. 呼吸病药方大全［M］. 武汉：湖北科学技术出版社，2014.

第九章
代谢性疾病的营养治疗

学习目标

知识目标： 1. 了解常见代谢性疾病种类
2. 掌握常见代谢性疾病包括糖尿病、肥胖、痛风的营养治疗原则
3. 熟悉常见代谢性疾病的影响因素及临床表现
4. 熟悉各种常见代谢性疾病的食物选择原则
5. 了解常见代谢性疾病的中医药膳方

能力目标： 1. 能够借助互联网进行相关专业知识的自主学习
2. 能够整体把握课程学习情况，对患者进行科学的营养健康教育
3. 能够指导患者正确选择食物，建立科学的饮食方式
4. 能够结合患者自身情况制定个性化食谱及运动方案

素质目标： 1. 具有良好的团队合作意识及互帮互助的正能量
2. 具有弘扬正气、明辨是非的处事态度
3. 具有甘于奉献、为患者服务的医者精神
4. 具有自我健康管理意识和服务于他人健康的良好工作态度

随着生活方式的改变，我国糖尿病、肥胖等常见代谢性疾病的发病率逐年上升，成为我国公共卫生领域的重要问题之一，熟悉相关营养因素及营养治疗在代谢性疾病中的重要作用，是疾病防治的关键之一。代谢性疾病已成为当今流行病，糖尿病、肥胖、痛风等与碳水化合物、蛋白质、脂肪等营养素的摄入有密切的关系。因这些疾病的发生均与饮食因素有关系，如果在临床上仅重视药物治疗而忽视饮食治疗，往往会影响治疗效果，故饮食营养治疗作为这些疾病综合治疗体系中最基本的一项措施，越来越受到重视。

第一节　糖尿病

案例点击

患者，男，46岁，办公室职员，近半年来无明显诱因尿量较多，每天尿量约3500mL，经常感到口渴，饮水增多，饮食增多，且近半月体重减轻，到当地医院就诊。查体：身高170cm，体重70kg，肝、肾功能正常。生化检测结果：空腹血糖为8.9mmol/L，餐后2小时血糖为15.8mmol/L，尿糖（++），尿酮体（+）。门诊诊断：2型糖尿病。给予口服降糖药物，嘱患者调整饮食，适量运动，密切监测血糖变化情况，定期来院复诊。

案例点击

患者健康状况分析

序号	主要健康问题	原因分析
1	尿量多	糖尿病
2	饮水多	
3	摄食多	
4	体重减轻	
5	血糖水平高	

糖尿病（diabetes mellitus，DM）是一组由多病因引起的以慢性血葡萄糖（简称血糖）水平增高为主要特征的代谢性疾病，主要是机体胰岛素分泌缺陷和（或）胰岛素作用缺陷所导致。长期产能营养素（碳水化合物、脂肪、蛋白质）代谢紊乱会引起机体多系统损害，导致神经、血管、心脏、眼、肾等组织器官慢性进行性病变、功能减退及衰竭；应激或病情严重时可发生急性严重代谢紊乱，如糖尿病酮症酸中毒、高渗性高血糖状态。大多数糖尿病患者的典型临床表现为“三多一少”，即多饮、多食、多尿、体重减轻，如不及时治疗和有效控制血糖，糖尿病患者会合并心血管、眼、肾、神经系统、皮肤等多组织损伤或疾病。

近年来，随着经济的高速发展、人们生活水平不断提高，我国居民生活方式和膳食结构发生巨大改变，生活方式西方化，社会老龄化，肥胖率上升，糖尿病发病率、患病率及糖尿病患者数量也呈现快速增长趋势，严重危害居民健康，是我国当前面临的重要公共卫生问题。《中国居民营养与慢性病状况报告（2020年）》显示，我国18岁及以上居民糖尿病患病率为11.9%，糖尿病前期检出率为35.2%，其中2型糖尿病（T2DM）是主要类型，50岁以上成年人患病率更高。糖尿病发生具有趋低龄化、长病程、并发症多、健康危害严重和医疗支出费用高等特点。另外，儿童和青少年2型糖尿病的患病率显著增加，尤其是超重、肥胖儿童。

一、糖尿病概述

1. 糖尿病的分型

根据病因学证据，2019年世界卫生组织（WHO）将糖尿病分类更新为6种类型。

（1）1型糖尿病（T1DM）

由于胰岛β细胞破坏，导致机体胰岛素分泌绝对缺乏所致。

（2）2型糖尿病（T2DM）

可由以胰岛素抵抗（insulin resistance，IR）为主伴胰岛素分泌不足转为以胰岛素分泌不足为主伴IR；其中胰岛素抵抗（IR）是指胰岛素作用的靶器官对胰岛素作用的敏感性下降，即正常剂量的胰岛素产生低于正常生物学效应的一种状态，被认为是2型糖尿病（T2DM）的发病基础。

（3）混合型糖尿病

（4）妊娠期糖尿病（GDM）

一般发生在妊娠之后，大部分患者分娩之后血糖可恢复至正常水平。

（5）其他特殊类型糖尿病

某些内分泌病、胰腺疾病、感染、药物及化学制剂引起。

（6）未分类糖尿病

2. 糖尿病的影响因素

糖尿病的危险因素比较复杂，主要有以下六个方面。

（1）遗传因素

糖尿病具有家族遗传易感性。国外相关研究报道表明25%～50%有糖尿病家族史，研究发现双生子T2DM中共显性高达90%以上。

（2）肥胖

80%左右的糖尿病患者有肥胖的病史，调查资料显示，我国超重/肥胖者糖尿病患病率是非肥胖者的5倍左右。超重和肥胖者均易发生高胰岛素血症和胰岛素抵抗。

（3）体力活动减少

体力活动能减轻胰岛素抵抗。英国一项研究发现与缺乏体力活动的人相比，那些坚持中等程度体力活动的人发生糖尿病的危险性明显降低。

（4）生理因素

随年龄的增长糖尿病发病率上升，大多数糖尿病患者的发病年龄在50～70岁。

（5）社会环境因素

不良生活方式，如吸烟、过量饮酒、生活节奏加快、竞争激烈、压力大、应激增多等也成为糖尿病发生发展的危险因素。

（6）饮食结构

不合理的“西方化”膳食，可造成身体脂肪的过度堆积，因而需要更多的胰岛素来调节细胞对糖的吸收，再加上此类人群机体胰岛素促进糖分解代谢功能下降，由此出现血糖异常升高，或发展为糖尿病。

二、糖尿病的营养防治

在糖尿病治疗的“五驾马车”（饮食疗法、运动疗法、药物疗法、病情监测和糖尿病教育）中，饮食和运动是糖尿病治疗的两大基石。有研究证实科学的饮食是糖尿病治疗的基础，科学地调配饮食结构可以有效改善病情；科学合理的运动能够帮助机体战胜疾病，促进身心健康，对糖尿病患者而言，亦是如此。

1. 糖尿病的治疗原则及控制目标

糖尿病的治疗应遵循综合管理的原则，控制高血糖、高血压、血脂异常、超重/肥胖、高凝状态等心血管多重危险因素，在生活方式干预的基础上进行必要的药物治疗，以提高糖尿病患者的生存质量，延长预期寿命。同时也要遵循个体化原则，根据患者的年龄、病程、预期寿命、并发症或合并症病情严重程度等确定个体化的控制目标。中国2型糖尿病综合控制目标和糖化血红蛋白（HbA1c）分层目标值建议见表9-1及表9-2。

◈ 表 9-1　中国 2 型糖尿病综合控制目标

指标		控制目标
血糖/(mmol/L)①	空腹	4.4～7.0
	非空腹	<10.0
糖化血红蛋白/%		<7.0
血压/mmHg		<130/80
总胆固醇/(mmol/L)		<4.5
高密度脂蛋白胆固醇/(mmol/L)	男性	>1.0
	女性	>1.3
三酰甘油/(mmol/L)		<1.7
低密度脂蛋白胆固醇/(mmol/L)	未合并动脉粥样硬化性心血管疾病	<2.6
	合并动脉粥样硬化性心血管疾病	<1.8
体重指数/(kg/m^2)		<24.0

① 毛细血管血糖。

◈ 表 9-2　糖化血红蛋白分层目标值建议

HbA1c 水平	适用人群
<6.5%	病程较短、预期寿命较长、无并发症、未合并心血管疾病的 2 型糖尿病患者，其前提是无低血糖或其他不良反应
<7.0%	大多数非妊娠成年 2 型糖尿病患者
<8.0%	有严重低血糖史、预期寿命较短、有显著的微血管或大血管并发症，或有严重合并症、糖尿病病程很长，尽管进行了糖尿病自我管理教育、适当的血糖监测、接受有效剂量的多种降糖药物包括胰岛素治疗，仍很难达到常规治疗目标的患者

注：HbA1c 分层目标适用于 18 岁及以上的成年人。

2. 糖尿病的食养原则和建议

根据营养科学理论、中医理论和目前膳食相关慢性病科学研究文献证据，在专家组共同讨论、建立共识的基础上，对糖尿病患者的日常食养提出 8 条原则和建议。

（1）食物多样，养成和建立合理膳食习惯　膳食管理和治疗是糖尿病患者血糖控制的核心，应遵循平衡膳食的原则，做到食物多样、主食定量、蔬果奶豆丰富、少油、少盐、少糖，在控制血糖的同时，保证每日能量适宜和营养素摄入充足。

平衡膳食模式是最大程度上保障人类营养需要和健康的基础，食物多样是平衡膳食模式的基本原则。多样的食物应包括谷薯类、蔬菜水果类、畜禽鱼蛋奶类、大豆坚果类等。糖尿病患者同样应该保持食物多样，膳食丰富多彩，保证营养素摄入全面和充足，少油少盐限糖限酒。

合理膳食是指在平衡膳食基础上，以控制血糖为目标，调整优化食物种类和重量，满足自身健康需要。主食要定量，碳水化合物主要来源以全谷物、各种豆类、蔬菜等为好，水果要限量；餐餐都应有蔬菜，每天应达 500g，其中深色蔬菜占一半以上；天天有奶类和大豆，常吃鱼、禽，适量蛋和畜肉，这些是蛋白质的良好来源；减少肥肉摄入，少吃烟熏、烘烤、腌制等加工肉类制品，控制盐、糖和油的摄入量。

（2）能量适宜，控制超重/肥胖和预防消瘦　糖尿病营养治疗的首要原则即合理控制总能量摄入。体重是反映一段时间内膳食状况和人体健康状况评价的客观指标，也是影响糖尿病发生发展的重要指标之一。总能量应根据患者的病情、血糖、尿糖、年龄、性别、身高、体重、劳动强度、活动量大小及有无并发症等来确定，以维持或略低于理想体重为宜，根据患者的体型和理想体重，估计每日能量供给量（表 9-3）。

◎ 表 9-3　成年糖尿病患者每日能量供给量　　单位：kJ(kcal)/(kg・d)

体型	卧床	轻体力活动	中体力活动	重体力活动
消瘦	105～125(25～30)	146(35)	167(40)	188～209(45～50)
正常	84～105(20～25)	125(30)	146(35)	167(40)
肥胖	63(15)	84～105(20～25)	125(30)	146(35)

肥胖患者减重后可以改善机体胰岛素抵抗，从而改善血糖控制。超重和肥胖患者减重3%～5%，即可以产生具有临床意义的健康获益。合并消瘦或营养不良的患者，应在专业营养医师的指导下，通过适当增加膳食中能量、蛋白质的供给量，以达到和维持理想体重为目的。老年患者应特别注意预防肌肉衰减并保持健康体重。

（3）主食定量，优选全谷物和低血糖生成指数食物　主食多富含碳水化合物，是影响餐后血糖水平的核心因素，糖尿病患者应该学习选择主食类食物和计量。血糖生成指数（GI）是衡量食物对血糖影响的相对指标，选择低 GI 食物有利于餐后血糖控制，在选择主食或谷物类食物时，可参考我国常见食物的血糖生成指数表（表 9-4）。

◎ 表 9-4　各类食物 GI 分类表

食物分类		食品名称	GI 分类
谷类及制品	整谷粒	小麦、大麦、黑麦、荞麦、黑米、莜麦、燕麦、青稞、玉米	低
	谷麸	稻麸、燕麦麸、青稞麸	低
	米饭	糙米饭	中
		大米饭、糯米饭、速食米饭	高
	粥	玉米粒粥、燕麦片粥	低
		小米粥	中
		即食大米粥	高
	馒头	白面馒头	高
	面(粉)条	强化蛋白面条、加鸡蛋面条、硬质小麦面条、通心面、意大利面、乌冬面	低
		全麦面、黄豆挂面、荞麦面条、玉米面粗粉	中
	饼	玉米饼、薄煎饼	低
		印度卷饼、比萨饼(含乳酪)	中
		烙饼、米饼	高
方便食品	面包	黑麦粒面包、大麦粒面包、小麦粒面包	低
		全麦面包、大麦面包、燕麦面包、高纤面包	中
		白面包	高
	饼干	燕麦粗粉饼干、牛奶香脆饼干	低
		小麦饼干、油酥脆饼干	中
		苏打饼干、华夫饼干、膨化薄脆饼干	高
薯类、淀粉及制品		山药、雪魔芋、芋头(蒸)、山芋、土豆粉条、藕粉、苕粉、豌豆粉丝	低
		土豆(煮、蒸、烤)、土豆片(油炸)	中
		土豆泥、红薯(煮)	高
豆类及制品		黄豆、黑豆、青豆、绿豆、蚕豆、鹰嘴豆、芸豆	低
		豆腐、豆腐干	低
蔬菜		芦笋、菜花、西蓝花、芹菜、黄瓜、茄子、莴笋、生菜、青椒、西红柿、菠菜	低
		甜菜	中
		南瓜	高

续表

食物分类	食品名称	GI 分类
水果及制品	苹果、梨、桃、李子、樱桃、葡萄、猕猴桃、柑橘、芒果、芭蕉、香蕉、草莓	低
	菠萝、哈密瓜、水果罐头(如桃、杏)、葡萄干	中
	西瓜	高
乳及乳制品	牛奶、奶粉、酸奶、酸乳酪	低
坚果、种子	花生、腰果	低
糖果类	巧克力、乳糖	低
	葡萄糖、麦芽糖、白糖、蜂蜜、胶质软糖	高

(4) 积极运动，改善体质和胰岛素敏感性　合理的运动可促进肌肉组织对葡萄糖的摄取和利用，提高胰岛素与受体的结合力，从而降低血糖水平。另外，运动可降低血脂、减轻体重、改善血液循环，有助于防治糖尿病的血管并发症。糖尿病患者可根据自己的身体状况，选择合适的运动方式。运动应遵循循序渐进的原则，运动时间由短到长，运动量由小到大，动作由易到难。另外，运动前后要加强血糖监测，避免低血糖。

运动中出现持续加重的不适感觉，应停止运动，及时就医，老年人应该寻找适合自己的活动方式，通过有针对性的身体锻炼，既注意安全，又可以有效、显著地降低跌倒风险。如：动态及静态的平衡练习、核心力量练习、下肢力量练习、柔韧性练习、协调练习等。

(5) 清淡饮食，限制饮酒，预防和延缓并发症　相关研究证据表明，食盐摄入过多可增加高血压、脑卒中等疾病的发生风险。酒精属于高能量食物，1g 酒精可提供 7kcal 能量，且饮酒的同时往往会摄入大量的食物，进而导致能量摄入过多。饮酒还可使糖负荷后的胰岛素分泌增加，可能使接受胰岛素、降糖药治疗的患者发生低血糖。

(6) 食养有道，合理选择应用食药物质　中医认为食物具有“四气”“五味”“归经”和“升降沉浮”等属性。“四气”是指食物具有寒、热、温、凉四种不同的性质，寒凉食物可以清热，但易伤阳；温热食物可以祛寒，但易伤阴，强调寒热温凉阴阳平衡。“五味”包括酸味、苦味、甘味、辛味、咸味，酸味入肝，苦味入心，甘味入脾，辛味入肺，咸味入肾，在食养之时，要五味调和。

中医学自古以来就有“药食同源”的理论。按照中医辨证论治原则，阴虚热盛证采用具有养阴清热作用的食药物质，如桑叶、决明子、莲子等；气阴两虚证采用具有益气养阴作用的食药物质，如桑椹、枸杞子、葛根等；阴阳两虚证可选用山药、茯苓、肉桂等。把日常膳食和传统中医养生食谱相结合。

(7) 规律进餐，合理加餐，促进餐后血糖稳定　定时定量、规律进餐是维持血糖平稳的基础。不暴饮暴食，不随意进食零食、饮料，不过多聚餐。不论在家或在外就餐，都应该根据个人的生理条件和身体活动量，做到饮食有节、科学配置，进行标准化、定量的营养配餐，合理计划餐次和分配能量来安排全天膳食，吃饭宜细嚼慢咽，形成良好饮食习惯。

是否需要加餐、什么时间加餐，以及选择何种零食，应根据患者具体血糖波动的特点及平稳程度来决定。

(8) 自我管理，定期营养咨询，提高血糖控制能力　有效管理和控制血糖平稳，很大程度上取决于患者的自我管理能力。糖尿病管理需要采取综合性措施，结合患者的病程、病情和行为改变特点等，兼具个性化和多样性。糖尿病患者需要切实重视、学习糖尿病相关知识和自我管理技能，包括膳食调理、规律运动、监测血糖、遵医嘱用药、胰岛素注射技术，以及低血糖的预防和处理等。

糖尿病患者应定期主动向专业的临床医师及营养医师进行营养咨询，接受个性化营养教育、膳食指导，以促进技能获取和营养治疗方案的有效实施，在此基础上改善自身健康状况和临床结局。营养咨询应包括膳食评估和膳食调整、营养状况评估和营养诊断，以及营养处方、运动处方的制定等。在临床医师和营养医师的帮助下，适时调整膳食、运动和行为，以及用药量等方案，保持健康的生活方式，并有效控制血糖，预防并发症发生。

三、膳食举例

详见表 9-5。

◎ 表 9-5 糖尿病膳食举例

餐次	食谱
早餐	玉米面馒头(玉米面 15g,面粉 40g) 纯牛奶 250mL 煮鸡蛋(鸡蛋 50g) 凉拌白菜豆丝(白菜 80g,豆腐丝 25g)
加餐	黄瓜 100g
中餐	杂粮饭(绿豆 20g,大米 80g) 蒸酿香菇(猪里脊肉 50g,香菇 40g,生姜 10g,葱 20g) 蒜香秋葵(秋葵 200g) 西红柿蛋花汤(西红柿 50g,鸡蛋 25g)
加餐	圣女果 100g
晚餐	金银卷(玉米面 20g,面粉 50g) 虾仁芦笋(虾仁 60g,芦笋 75g) 清炒油麦菜(油麦菜 150g) 银耳莲子汤(银耳 10g,莲子 10g)

注：全天食用油 20g，钠盐 5g。

四、中医药膳方

中医学认为糖尿病属“消渴”范畴，早在 2000 多年前的经典著作《黄帝内经》中已有论述。

1. 红薯叶炖冬瓜

【原料】鲜红薯叶 60g，鲜冬瓜 100g。

【做法】红薯叶洗净，冬瓜削皮去瓤，切小块。锅置火上倒入适量清水，待水沸腾倒入冬瓜块，煮至冬瓜块软烂放入红薯叶，待汤锅继续沸腾时起锅。

【用法】温服。

【功效】红薯叶有提高免疫力、止血、降糖、解毒等功效，含胰岛素样成分，对糖尿病患者有益。

2. 猪胰淡菜汤

【原料】猪胰 1 个，淡菜 60g，佐料适量。

【做法】将猪胰洗净，放入沸水锅中氽一下，捞出切片；将淡菜（干品）浸泡，洗净，然后放锅内加适量水煮，开锅后捞出洗净。再放入锅中，加入猪胰、料酒、精盐、胡椒粉、姜片，肉汤烧煮至肉熟烂，盛入汤盆即成。

【用法】温服。

【功效】猪胰有健脾、助消化，养肺润燥等功效，用猪胰治疗糖尿病属于按中医“同气相求”的治疗思路来治疗糖尿病。

学术视野：糖尿病食谱编制方法

问题探讨

1. 案例分析

根据所学知识，为患者提供营养健康指导。

2. T2DM 患者运动时应遵循哪些原则？

第二节　高脂血症

案例点击

患者，男，32 岁，体型偏胖，饮食偏油腻，吸烟多年。今日在单位上班时自觉头晕，视物旋转，恶心、呕吐，持续大约 10 分钟，医院就诊，测血压 140/90mmHg，患者有恶心、呕吐，呕吐物为胃内容物，大约 5～6 次，可见红色血丝，无咖色物质。此次病程中患者无发热，无头晕、头痛，无晕厥，无肢体活动不灵，无呼吸困难，无腹痛、腹泻，饮食及睡眠可，大小便如常。血脂四项：TC 6.35mmol/L，TG 2.72mmol/L，LDL-C 4.6mmol/L。

患者健康状况分析

主要健康问题	原因分析
高脂血症	1. 高血压 2. 肥胖 3. 吸烟 4. 饮食不合理

脂类代谢是机体的一个重要代谢，和其他三大代谢共同维护机体结构和功能的正常运行，是生命活动中不可缺少的环节。血脂异常是临床上发病人数较多，危害较重的代谢性疾病，在中老年人群中较为常见，其后果常是血管受损，造成心、脑、肾的病变，严重影响人的生命质量。

高脂蛋白血症，就是通常所说的高脂血症，它是指血清脂蛋白浓度异常升高，可以简单地将其分为：高胆固醇血症、高甘油三酯血症、混合型高脂血症和低高密度脂蛋白胆固醇血症。防治高脂血症是预防冠心病的重要措施之一。另外，膳食营养与高脂血症也存在密切联系，合理的饮食与营养也成为预防高脂血症的手段之一。

一、高脂血症的分类

1. 根据血清检测水平分类

（1）高胆固醇血症　血清总胆固醇（TC）水平增高，超过 5.18mmol/L，而甘油三酯（TG）水平正常；

（2）高甘油三酯血症　血清 TG 水平增高，超过 1.70mmol/L，而 TC 水平正常；

（3）混合型高脂血症　血清 TC 与 TG 水平均增高，即 TC>5.18mmol/L，TG>1.70mmol/L；

（4）低高密度脂蛋白血症　血清高密度脂蛋白-胆固醇（HDL-C）水平降低，低于 0.9mmol/L。

2. 根据病因分类

（1）原发性高脂血症　包括家族性脂蛋白酶缺乏症，家族性Ⅲ型高脂蛋白血症，家族性高胆固醇血症；家族性高甘油三酯血症；多脂蛋白型高脂血症；原因未明的原发性高脂蛋白血症：多基因高胆固醇血症；散发性高甘油三酯血症；家族性高 α 脂蛋白血症。

（2）继发性高脂血症　包括糖尿病高脂血症；甲状腺功能减退；肾病综合征；慢性肾功能衰竭；急性肾功能衰竭；药物性高脂血症。

二、临床表现

高脂血症的临床表现主要包括两大方面：①脂质在真皮内沉积所引起的黄色瘤；②脂质在血管内皮沉积所引起的动脉粥样硬化，产生冠心病和周围血管疾病等。由于高脂血症时黄色瘤的发生率并不十分高，动脉粥样硬化的发生和发展则需要相当长的时间，所以多数高脂血症患者并无任何症状和异常体征发现。患者的高脂血症则常常是在进行血液生化检验时被发现的。

高脂血症还可出现角膜环和脂血症眼底改变。角膜环又称角膜老年环，若见于 40 岁以下者，则多伴有高脂血症，以家族性高胆固醇血症为多见，但特异性并不很强。脂血症眼底改变是由于富含甘油三酯的大颗粒脂蛋白沉积在眼底小动脉上引起光散射所致，常常是严重的高甘油三酯血症并伴有乳糜微粒血症的特征表现。此外，明显的高甘油三酯血症还可引起急性胰腺炎，应该引起注意。

三、营养治疗原则

1. 控制饮食，粗细搭配

调整饮食和改善生活方式是高脂血症的治疗基础，尤其是对于原发性高脂血症患者，更应首选饮食治疗。主食搭配部分粗粮，如玉米、燕麦可与大米、面粉等配合使用。副食品以鱼类、瘦肉、豆制品及各种新鲜蔬菜、水果为主，少食精制食品、甜食、奶油等。

2. 减少摄入高脂肪和高胆固醇食物

血脂正常者脂肪摄入量应控制在总能量的25%，有肥胖、血脂异常及高脂血症家族史者应控制在20%，胆固醇每天摄入量应小于300mg，其中烹调油每天不超过25g。限制油炸食物，烹调食物可用蒸、煮、炖、凉拌等少油的方法。少吃花生，但可以食用核桃肉、瓜子仁等。胆固醇含量少的食物包括植物油、蔬菜、水果、豆类及淡水鱼等可适当多进食，还可常食海带、紫菜、木耳、金针菇、香菇、大蒜、洋葱等有利于降脂和预防动脉硬化的食物。

3. 控制单、双糖的摄入量

控制单、双糖摄入量，碳水化合物摄入占总能量55%～60%，以复杂碳水化合物为主。限制甜食、糕点、含糖饮料的摄入，增加膳食纤维摄入，每天膳食纤维摄入量不少于30g。

4. 保持合适的体重

BMI参考值范围为20～23.9kg/m^2，建议将体重指数保持在这个范围。

5. 养成良好的生活习惯

戒烟戒酒，以免干扰血脂代谢，导致血脂升高；适当运动，运动可增加脂肪消耗，防止皮下脂肪、内脏脂肪和血脂增多，还可改善心脏功能。建议进行中、低强度的有氧运动，如快走、慢跑、游泳、打太极拳等，每天30分钟，每周3～5天；避免熬夜和过度劳累，尽量避免情绪波动，如精神紧张、情绪过激和抑郁等，这些不良因素都可导致血脂升高，增加心血管疾病发生的危险。

四、膳食举例

详见表9-6。

◈ 表9-6　高脂血症膳食举例

餐次	食谱
早餐	脱脂牛奶250mL 玉米面发糕(玉米面100g) 拌莴笋丝150g(莴笋150g)
加餐	苹果150g
中餐	炖豆腐(海米15g,香菇25g,豆腐100g) 木耳炒鸡丝(木耳20g、鸡丝50g) 蒸蛋羹(鸡蛋25g) 馒头100g(面粉100g)
加餐	香蕉100g
晚餐	芹菜玉米粒炒鲜核桃仁(芹菜50g,玉米粒25g,鲜核桃仁50g) 西红柿炒圆白菜(西红柿50g,圆白菜100g) 米饭(大米100g) 酸奶200mL

五、中医药膳方

1. 菊花山楂茶（《民间方》）

【原料】菊花和生山楂各15～20g。
【制法】水煎或开水冲浸。
【用法】每日1剂，代茶饮用。
【功效】健脾，消食，清热，降脂。适用于冠心病、高血压、高脂血症。

2. 山楂荷叶饮（《民间方》）

【原料】荷叶12g，山楂15g。
【制法】将山楂、荷叶水煎代茶。
【用法】代茶，频频饮用。
【功效】活血化瘀，消导通滞。适用于高血压兼有高脂血症患者。

学术视野：《中国血脂管理指南（基层版2024年）》发布

问题探讨

1. 案例分析

针对案例，请为患者提供营养食疗科学指导。

2. 高脂血症营养食疗原则有哪些？

第三节 肥胖

案例点击

患者，男，38岁，文员，近6年由于工作原因，活动量明显减少，以致体重明显增加，由68kg增至120kg，食欲好，胃纳佳，平时喜食肉类食品、干果类零食及油炸食品，嗜酒。伴有关节疼痛、走路气喘。曾尝试控制饮食、加强运动及中医针灸等疗法控制体重，但效果不佳。查体：身高170cm，体重120kg，血压130/85mmHg，均匀性肥胖体型，颈软，甲状腺无肿大，无紫纹，心肺听诊无特殊，腹软，肝、脾未触及，下腹部与大腿内侧未见紫纹。否认“高血压、心脏病”病史。诊断为肥胖。

患者健康状况分析

序号	主要健康问题	原因分析
1	体重明显增加	活动量少，肥胖，饮食不当
2	关节疼痛	
3	走路气喘	

肥胖（obesity）是指机体总脂肪含量过多和/或局部脂肪含量增多及分布异常，是由遗

传和环境等因素共同作用而导致的慢性代谢性疾病。肥胖已成为一种全球性“流行病”，全球人口的BMI正逐渐增加。根据WHO 2017年的报道，截至2016年，全球18岁及以上的成人中肥胖者超过6.5亿，5～19岁儿童、青少年中超重/肥胖者超过3.4亿。《中国居民营养与慢性病状况报告（2020年）》显示，我国超过一半成人超重/肥胖，6～17岁、6岁以下儿童和青少年超重/肥胖率分别达到19.0%和10.4%。超重/肥胖造成的并发疾病与死亡风险密切相关，成为可预防疾病及失能的首要原因。

一、肥胖概述

根据最新研究预测，至2030年，中国成年人（≥18岁）超重/肥胖率将达到65.3%，在学龄儿童及青少年（7～17岁）中将达到31.8%，在学龄前儿童（≤6岁）中将达15.6%。中国不同人群和地区间的患病率及危险因素存在较大差异。未来中国超重/肥胖率还将持续增加，肥胖防控问题亟须全社会关注。

肥胖也会引发一系列健康问题，例如：增加高血压、糖尿病、血脂异常、冠心病、心肌梗死、脑卒中及部分肿瘤等多种慢性非传染性疾病的发病风险；肥胖也可导致一定的社会和心理问题，从而增加居民卫生保健服务成本，加重医疗卫生体系的负担。《中国居民肥胖防治专家共识（2022年）》预测，保守估计，到2030年，中国归因于超重/肥胖的医疗费用将达4180亿元人民币，约占全国医疗费用总额的21.5%，见图9-1。

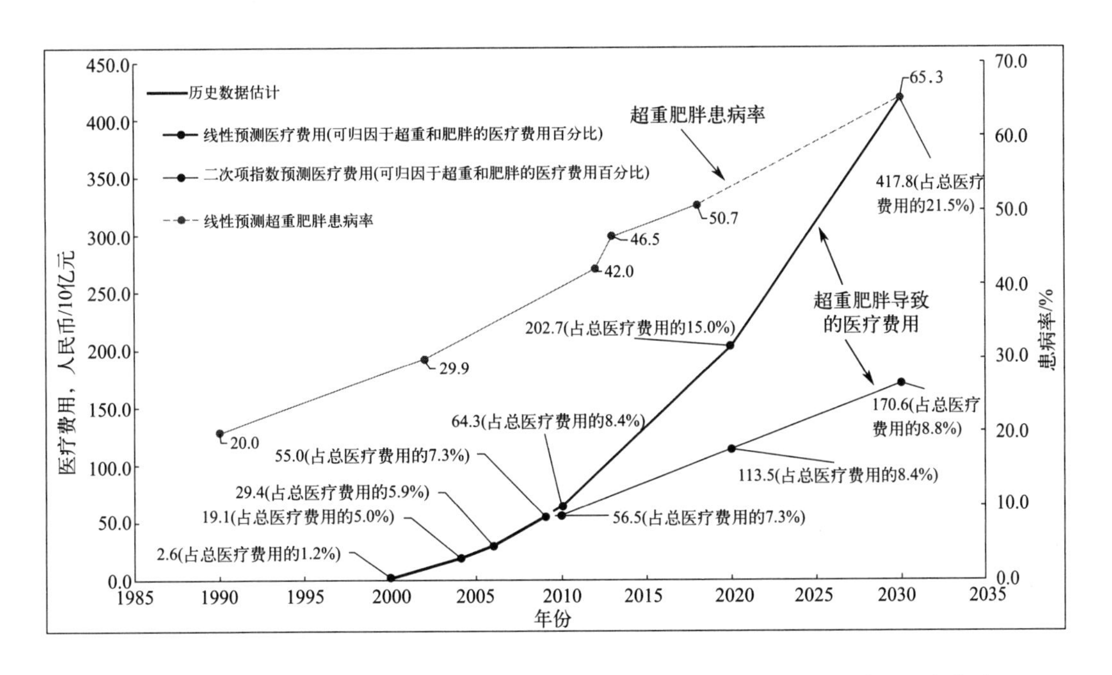

图9-1　预测2030年中国成年人（≥18岁）超重/肥胖率和超重/肥胖导致的医疗费用

二、肥胖的分类

肥胖按发生原因可分为三类。

1. 遗传性肥胖

主要指遗传物质变异（如染色体缺失、单基因突变）导致的一种极度肥胖，这种肥胖比较罕见。

2. 继发性肥胖

主要指由于下丘脑-脑垂体-肾上腺轴发生病变、内分泌紊乱或其他疾病、外伤引起的内分泌障碍而导致的肥胖，例如甲状腺功能减退症、皮质醇增多症、男性无睾症、女性更年期综合征及多囊卵巢综合征等。

3. 单纯性肥胖

主要是指单纯由于营养过剩所造成的全身性脂肪过量积累，排除了由遗传性肥胖、代谢性疾病、外伤或其他疾病所引起的继发性、病理性肥胖，是一种由内在因素（以遗传因素为主）和外界因素（以生活方式为主）相互作用导致的复杂性疾病，常表现为家族聚集倾向。

三、肥胖的影响因素

肥胖属于慢性、易复发、进行性的一种疾病状态，既是医学问题，也是复杂的社会问题。从生物医学角度而言，肥胖可理解为由遗传、膳食、生活方式与行为、心理因素及社会文化等个体因素导致的能量过剩。同时，外界环境驱动因素在很大程度上影响个体的行为，从而影响超重/肥胖的发生。

肥胖发生的根本原因是机体的能量摄入大于机体的能量消耗，从而导致多余的能量以脂肪形式储存。因此，膳食营养因素在肥胖发生的过程中发挥了非常重要的作用。

1. 遗传因素

遗传因素不仅影响肥胖的程度，还影响体内脂肪分布的类型，特别是对内脏脂肪的影响尤为显著。遗传因素还可影响个体的基础代谢率、食物热效应和运动能量消耗速率，此外，人们摄入产能营养素的比例也会受一定的遗传因素影响。

2. 生命早期危险因素

母亲孕前及孕期的健康、胎儿期及婴幼儿早期的生长发育决定了重要器官的结构、功能及适应能力，生命早期宫内不良环境的暴露（如宫内异常的代谢环境、电磁场等）可能会通过影响胎儿的内分泌和代谢系统，继而使其在儿童和青少年期更易发生肥胖。有相关研究表明，超重和肥胖存在早期发育起源，孕前高 BMI 和孕期身体质量过度增加是巨大儿和儿童肥胖的危险因素。

3. 膳食因素

随着我国经济的发展和人们生活方式的改变，我国居民的膳食结构已从传统的以粗粮和蔬菜为主的植物性膳食逐渐转变为西方发达国家膳食结构，其中，动物源性食品、精制谷物、含糖饮料、深加工食品及油炸食品等食品的消费量逐渐增加。有研究表明，中国膳食模式的整体转变使中国成年人、儿童和青少年发生肥胖的风险显著增加。

4. 生活方式与行为因素

由于工作机械化和自动化、家务劳动等身体活动减少、机动车出行增多，中国居民的生活方式日趋久坐少动，身体活动减少也是中国肥胖增加的主要危险因素之一。吸烟、饮酒、睡眠及生物钟节律异常等不良生活方式也影响肥胖的发生。

5. 社会文化因素

一些传统观念可能潜在加剧中国肥胖流行。一些家庭的生活观念将“吃得多”“能吃”“富态”和身体好相等同，父母不科学或不适当的营养知识、态度和行为会增加儿童肥胖风险。此外，很多家庭会经常鼓励孕妇在怀孕及产后期间“食补”，容易导致能量摄入过量，加上传统“坐月子”导致久坐少动，造成母亲营养过剩、BMI过度增高。

6. 心理因素

随着社会经济快速发展，人们的心理压力急剧上升，不良的社会心理状况可能是导致中国居民超重/肥胖发生率升高的因素之一。有研究表明，心理健康障碍和各种消极的情绪会导致饮食行为异常和久坐等不良生活方式，继而增加超重/肥胖风险。此外，由于心理会影响运动行为，对体育运动有更好的主动性，进而增加运动参与，有利于预防肥胖。

7. 环境驱动因素

随着城市化迅速发展，中国居民的工作和生活方式发生了巨大改变，身体活动减少，导致肥胖风险增加。在城市消费主义盛行的背景下，包装食品生产、餐饮业的快速发展使人们外出就餐逐渐成为一种常态，居民快餐、加工食品、膳食脂肪摄入量逐渐增加。同时，中国外卖配送服务的迅速发展使得居民对不健康、高脂和高糖食品的消费增加，还会进一步减少居民的身体活动量。

四、超重/肥胖的常用筛查方法和诊断标准

1. 身高标准体重法

这是WHO推荐的传统上常用的衡量肥胖的方法，公式为：肥胖度(%)=[实际体重(kg)-身高标准体重(kg)]/身高标准体重(kg)。判断标准：肥胖度10%～19%为超重；20%～29%为轻度肥胖；30%～49%为中度肥胖；≥50%为重度肥胖。

2. 体重指数（body mass index，BMI）

体重指数(kg/m^2)=体重(kg)/身高^2(m^2)，BMI可用来间接评估人体的脂肪成分，近30年来，是国际上测量与诊断超重和肥胖使用最广泛的指标。我国判定标准为$24.0kg/m^2$≤BMI≤$27.9kg/m^2$时为超重，BMI≥$28.0kg/m^2$时为肥胖。BMI简单易用，在临床工作和流行病学研究中被广泛应用，但也有一定的局限性：①不是直接测量身体成分，不能区分体内脂肪体重和瘦体重，肌肉型个体，体质量较重，容易被误诊（如运动员）。②对老年人身体脂肪的预测不如中青年人有效。

3. 腰围（waist circumference，WC）和腰臀比（waist to hip ratio，WHR）

腰围和腰臀比是反映中心性肥胖的间接测量指标，可用于预测某些疾病的发生率和死亡率。《中国成人超重和肥胖症预防控制指南（2021）》指出，85cm≤男性腰围<90cm，80cm≤女性腰围<85cm 为成人中心性肥胖前期；男性腰围≥90cm、女性腰围≥85cm 为成人中心性肥胖。

4. 皮褶厚度（skinfold thickness）

皮褶厚度需要使用皮褶厚度测量仪对特定部位进行测量，包括了皮肤及皮下脂肪的厚度，常用测量部位有肱三头肌、肩胛下角、腹部的皮褶厚度，可作为间接评估体内脂肪的含量及分布的指标。大型流行病学研究中，测量皮褶厚度相对容易操作，并可用于预测总体脂肪和区域脂肪分布。但不同测试者操作时的测量误差较大，同一观察者的测量重复性也不够理想，多年来，其使用逐渐减少。

5. 双能 X 射线吸收法（dual energy X-ray absorptiometry，DXA）

DXA 被认为是测量身体成分（包括脂肪成分的量和分布）的金标准，可对去脂体质量、脂肪量、骨密度进行特定分区测量，如手臂、腿部及躯干，在测量体脂及去脂体质量方面具有良好重复性及准确性。由于 DXA 测量设备价格昂贵，且携带不方便，以至于难以在大样本研究和临床工作测试中广泛使用。

6. 生物电阻抗分析法（bio-electrical impedance analysis，BIA）

通过 BIA 法可得到丰富数据，包括体质量、体脂肪、骨骼肌、体脂百分比等。相比于 DXA，BIA 设备具有快速、操作简便、无创、安全、价格低廉等特点，因而应用相对比较广泛。但 BIA 也存在局限性，主要是关于其测量的精确性，使用 BIA 设备时需要标准化，测量结果的准确性会受到 BIA 设备、受试者的身体结构、水合状态和疾病状态等因素的影响。

五、肥胖的营养防治

关于肥胖的营养防治措施，首要的任务是在公众中宣传肥胖对人类健康的危害，指导居民合理膳食。合理膳食既有利于控制体重和减肥，又能保持各营养素之间适宜的比例，从而使人体需要与膳食供应之间建立起平衡的关系，以避免供应不足导致营养不良或供应过量导致肥胖。

1. 控制总能量的摄入

肥胖的根本原因是能量摄入大于消耗，因此对于肥胖营养防控的首要任务即控制总能量的摄入，即饮食供给的能量不得高于机体实际消耗的能量，使机体达到能量平衡或负平衡。进行能量控制时，一定要遵循循序渐进的原则，逐步降低体重。能量短时间减少过多或过快，不仅会影响或损害身体健康，而且难以坚持，依从性差。

2. 调整膳食模式和营养素的摄入

在控制总能量摄入的基础上，进一步对膳食模式和各种营养素摄入的比例进行调整，改善膳食结构，养成科学饮食习惯。保证食物多样化，营养素摄入充足。增加全谷物、深色蔬菜和新鲜水果摄入，增加豆类及其制品、低脂奶类及其制品、水产品类摄入。减少煎、炸等烹调方式，控制油、盐、糖摄入。少喝含糖饮料，减少外出就餐。食不过量，达到能量平衡，能够促进体重的减少，有效预防肥胖的发生。

（1）调整宏量营养素的构成比和来源　在总能量摄入一定的前提下，宏量营养素之间的比例对机体能量代谢及健康效应的影响也不同。因此，常用的减重膳食在限制总能量的基础上，应该将碳水化合物、蛋白质、脂肪的比例保持在合理水平。目前公认的减重膳食是高蛋白（供能比占20％～25％）、低脂肪（供能比占20％～30％）、低碳水化合物（供能比占45％～50％）膳食。该膳食不仅可有效减轻体重，改善代谢紊乱，而且可以增加饱腹感，提高依从性，有利于减重后体重的维持，有效防止反弹。同时，建议多增加富含优质蛋白质的豆类及其制品摄入，减少含嘌呤高的动物内脏的摄入量；脂肪的摄入可选用含不饱和脂肪酸丰富的油脂和食物，尽量少食富含饱和脂肪酸的动物油脂和食物；碳水化合物的摄入应选择谷类食物，优先选择粗杂粮，增加全谷物消费，减少精米白面摄入。

（2）保证维生素和矿物质的供应　机体内很多维生素和矿物质都参与了能量和物质代谢的调节，在节食减重时，保证充足的维生素和矿物质的摄入，不仅有助于减重，还能改善代谢紊乱。新鲜蔬菜和水果含有丰富的水溶性维生素，如B族维生素和维生素C。新鲜蔬菜和水果含能量很低，营养丰富且饱腹感明显，所以在节食减重时不宜过分限制。在保证充足蔬菜摄入的前提下，增加深色蔬菜摄入；优先选择低血糖生成指数的水果。

（3）增加膳食纤维的摄入　富含膳食纤维的食物有益于健康，尤其是对肥胖者，每天膳食纤维的供给量在25～30g为宜。优先选择高膳食纤维食物（粗粮、新鲜蔬菜水果等）。

（4）控制油、盐、糖和酒精等摄入　选择少油的烹调方式，少吃高盐和油炸食品，减少含糖饮料，鼓励足量饮水；提倡戒烟戒酒，改变不良饮食习惯和行为。

（5）三餐合理分配及适宜的烹调方法　进食餐次因人而异，通常一日三餐，同时鼓励少食多餐。三餐的食物能量分配可参照早餐27％、午餐49％、晚餐24％的比例进行调整。一日三餐的分配应体现两点：一是将动物性蛋白和脂肪含量多的食物尽量安排在早餐和午餐吃，晚上以清淡为主，利于消化；二是三餐的能量供应遵循午餐＞早餐＞晚餐的原则。膳食的烹调方法则宜采用蒸、煮、烧、汆等，忌用油煎和炸的方法。

3. 增加体力活动

任何肥胖的膳食治疗方案都应配合运动，以便取得更好的减重效果。运动不仅能够增加能量消耗和减少脂肪，还有下列益处：

① 有助于维持减重状态，防止反弹。

② 有助于改善机体代谢紊乱。

③ 有益于身心健康，改善心情和健康状态。

④ 增加身体活动可以预防多种慢性非传染性疾病，如心血管疾病、2型糖尿病、癌症等；增加有规律的身体活动可以降低全因死亡风险。

⑤ 增加对膳食治疗的依从性。

⑥ 有效消除压力，缓解抑郁和焦虑，改善认知、睡眠和生活质量。因此，不论是否进行膳食减重，都应该把运动作为任何减重计划的一个有机组成部分。

六、膳食举例

详见表9-7。

◈ 表9-7 肥胖膳食举例

餐次	食谱
早餐	豆浆220mL 煮鸡蛋(鸡蛋50g) 发糕(小麦面粉30g) 拌生菜(生菜150g)
加餐	苹果100g
午餐	杂粮馒头(富强粉70g,玉米粉30g) 西蓝花炒肉片(西蓝花100g,猪瘦肉50g) 炒白菜(白菜100g) 凉拌黄瓜(黄瓜150g)
加餐	圣女果100g
晚餐	杂粮饭(大米35g,糙米20g) 牛肉炒青菜(牛肉40g、青菜250g) 凉拌海带丝(海带丝50g)

注：全天食用油20g，钠盐5g。

七、中医药膳方

中医学认为“肥人多痰”，肥胖多与痰多、脾失健运有关。嗜食肥甘厚味等，阻碍脾胃运化，气机失畅，脾失于健运，易生痰湿；迁延日久，痰湿又会阻滞气机，导致气虚无力化湿，两者互为因果。主要病机表现为气虚、痰湿壅盛，主要责之于脾。所以在临床中，脾虚湿阻、痰湿内盛、脾肾阳虚的肥胖患者较为多见。

1. 茯苓饼子（《儒门事亲》）

【原料】白茯苓120g，精白面60g，黄蜡适量。

【做法】将茯苓粉碎成极细末，与白面混合均匀，加水调成稀糊状，以黄蜡代油，制成煎饼。

【用法】当主食食用。每周食用1～2次。

【功效】健脾抑胃，减食减重。适用于胃强脾弱所致的单纯性肥胖、多食难化、体倦怠动、脉细等。

【使用注意】本方原为“辟谷”而设，食后可致食欲降低，凡营养不良、贫血、脾虚食欲不振、神经性厌食等禁用。食用本膳后食欲下降，可任其自然，但必须防治胃肠空虚，原书嘱常用少许芝麻汤、米汤等，“小润肠胃，无令涸竭”。有饥饿感时再进正常饮食。老年人脱肛和小便多者不宜服食。

【附方】茯苓粥（《圣济总录》）由白茯苓（研末）20g，粳米100g组成。粳米淘净煮粥，将熟即下茯苓末。空腹食之。功能健脾益胃，利水消肿。适用于单纯性肥胖，老年性浮肿，脾虚泄泻，小便不利，水肿等。

2. 茯苓豆腐（《家庭中医食疗法》）

【原料】茯苓粉 30g，松子仁 40g，豆腐 500g，胡萝卜、菜豌豆、香菇、玉米、蛋清、食盐、黄酒、原汤、淀粉各适量。

【做法】

① 豆腐用干净棉纱布包好，压上重物以沥除水分。

② 干香菇用水发透，洗净，除去柄上木质物，大者撕成两半。

③ 菜豌豆去筋，洗净，切作两段。

④ 胡萝卜洗净切菱形薄片；蛋清打入容器，用起泡器搅起泡沫。

⑤ 将豆腐与茯苓粉拌和均匀，用盐、酒调味，加蛋清混合均匀，上面再放香菇、胡萝卜、菜豌豆、松仁、玉米粒，入蒸笼用武火煮 8 分钟，再将原汤 200g 倒入锅内，用盐、酒、胡椒调味，以少量淀粉勾芡，淋在豆腐上即成。

【用法】佐餐食用。

【功效】健脾化湿，消食减重。适用于脾虚所致肥胖、脘腹胀满、食欲不振、二便不畅、浮肿、舌苔腻、脉细滑等。亦可用于糖尿病。

【使用注意】本药膳方偏于寒凉，故阳虚肥胖者不宜服用。

3. 麻辣羊肉炒葱头（《中华临床药膳食疗学》）

【原料】瘦羊肉 200g，葱头 100g，生姜 10g，食用油 50g，川椒、辣椒各适量，食盐、味精、黄酒、醋各少许。

【做法】

① 先将瘦羊肉洗净，切成肉丝。

② 生姜洗净，刮去皮，切成姜丝。

③ 葱头洗净，切片。以上配料加工好备用。

④ 将炒锅置火上，放入素油烧热，投入适量川椒、辣椒（因人耐辣口味而定用量），炸焦后捞出。

⑤ 再在锅中放入羊肉丝、姜丝、葱头煸炒，加入精盐、味精、黄酒、醋等调味，熟透后收汁，出锅即成。

【用法】佐餐食用。

【功效】温阳化湿，利水减重。适用于阳虚水停所致肥胖，症见畏寒肢冷、怠动嗜卧、尿清便溏、肢腹虚浮等。

【方解】方中主料羊肉味甘性温，能助元阳、补精血、疗肺虚、益劳损，是一种滋补强壮药食，功能益气养血、温中补虚，用于虚劳羸瘦、虚冷腹痛、中虚反胃等症，在本膳中起温阳减肥作用。葱头辛温，能温通经脉，通阳宣肺，祛风达表。生姜、川椒、辣椒辛热，与羊肉、洋葱共用，更能温阳散寒，除湿化水，减重降脂。

【使用注意】本膳为热性食品，阴虚火旺者不宜。

学术视野：肥胖预防与治疗

问题探讨

1. 案例分析

分析患者存在的问题，并根据所学为其提出适宜解决方案。

2. 肥胖营养食疗的原则有哪些？

第四节　痛风

案例点击

患者，男，56岁，身高170cm，体重85kg，因“左足跖趾关节反复疼痛近2年，急性发作1日”就诊。诊断：原发性痛风急性关节炎期。患者2年前出现左足跖趾关节红肿、灼热、疼痛、活动受限，给予口服药治疗后好转，此后在劳累、饮酒后疼痛又多次发作。1日前晚餐吃火锅、喝啤酒后，午夜疼痛急性发作拟“痛风性关节炎”收住院。实验室检查：血白细胞 11.03×10^9/L，尿常规及肝、肾功能正常；血尿酸520mmol/L，红细胞沉降率18mm/h，抗“O”、类风湿因子均阴性，免疫球蛋白正常，腹部平片未见异常。

患者健康状况分析

序号	主要健康问题	原因分析
1	左足跖趾关节疼痛	痛风性关节炎
2	疼痛反复发作	
3	尿酸高	

痛风（gout）是嘌呤（purine）代谢紊乱和（或）尿酸排泄减少使体内尿酸聚集，致血尿酸增高的一组急、慢性炎症和组织损伤的异质性疾病，分为原发性和继发性两大类。原发性痛风由遗传因素和环境因素共同致病，大多数为尿酸排泄障碍，少数为尿酸生成增多。具有一定的家族易感性，除极少数是先天性嘌呤代谢酶缺陷外，绝大多数病因未明，常与肥胖、高血压、糖脂代谢紊乱、动脉硬化和冠心病等聚集发生。继发性痛风主要是由肾脏疾病致尿酸排泄减少，骨髓增生性疾病及放疗致尿酸生成增多，某些药物抑制尿酸的排泄等多种原因所致。

高尿酸血症是痛风发病的重要生化基础。临床上5%～15%高尿酸血症患者发展为痛风，表现为痛风性关节炎、痛风肾和痛风石等。痛风患者常有阳性家族史，属多基因遗传缺陷。

一、痛风的影响因素

1. 遗传因素

原发性痛风患者中，约10%～25%有痛风家族史，这种遗传可能受多种因素影响，如种族、年龄、性别、饮食及肾功能等，均可能影响痛风遗传的表现形式。

2. 环境因素

凡对嘌呤合成代谢或尿酸生成增加和/或使尿酸排泄减少的缺陷、疾病或药物产生影响的因素，均可导致高尿酸血症，例如：高嘌呤饮食、饮酒、饥饿、肥胖、高血压、慢性肾功能不全、糖尿病、使用利尿剂、使用小剂量水杨酸、滥用泻药等。在原发性高尿酸血症和痛风患者中90%是尿酸排泄减少，多数患者尿酸生成正常，患者的肾功能其他方面均正常，尿酸排泄减少主要是由于肾小管分泌尿酸减少所致，肾小管重吸收增加亦可能参与。

二、痛风的临床表现

临床多见于40岁以上的男性，女性多在更年期后发病，近年发病有年轻化趋势。常有家族遗传史。

1. 无症状期

仅有波动性或持续性高尿酸血症，从血尿酸增高至症状出现的时间可达数年，有些可终身不出现症状，但随着年龄增长，痛风的患病率也在增加，并与高尿酸血症的水平和持续时间有一定的关系。

2. 急性关节炎期

常有以下特点：①多在午夜或清晨突然起病，关节剧痛，呈撕裂样、刀割样或咬噬样，通常难以忍受；数小时内出现受累关节的红、肿、热、痛和功能障碍；②单侧第1跖趾关节最常见，其余为趾、踝、膝、腕、指、肘关节；③发作常呈自限性，大多数患者于数天或2周内自行缓解，受累关节局部皮肤脱屑和瘙痒；④可伴高尿酸血症，但部分患者急性发作时血尿酸呈正常水平；⑤确诊本病的依据为关节液或皮下痛风石抽吸物中发现双折光的针形尿酸盐结晶；⑥秋水仙碱可以迅速缓解关节症状；⑦可有发热等症状，常见的发病诱因有受寒、劳累、饮酒、高蛋白高嘌呤饮食、外伤、手术、感染等。

3. 痛风石及慢性关节炎期

痛风石是痛风的特征性临床表现，典型部位在耳郭，也常见于反复发作的关节周围。痛风石为黄白色赘生物、形态无规则，破溃长期不愈，有白色物排出，尿酸钠结晶析出。关节内大量沉积的痛风石可造成关节骨质破坏、关节周围组织纤维化、继发退行性改变等，临床通常表现为持续关节肿痛、压痛、畸形、关节功能障碍。

4. 痛风肾脏病变和肾结石

尿酸主要是由肾脏排泄，尿酸生成过多，尿酸盐在肾脏内沉积可引起肾脏病变，甚至产生尿酸结石。

三、痛风的营养防治

目前，痛风尚无根治的方法，但控制血尿酸水平可使病情好转，防治方法可包括药物缓解和饮食治疗。急性期痛风需要药物处理，可首选秋水仙碱，能迅速终止急性发作。此外，促进尿酸排泄和抑制尿酸生成的药物均对发作期和慢性期痛风患者可起到积极作用。

1. 控制能量摄入

患者多伴有超重或肥胖，应控制能量摄入尽量达到或稍低于理想体重，体重最好能低于理想体重的10%～15%。根据体力活动情况一般以每日每公斤体重104.5～125.4kJ(25～30kcal)计算为宜。超重/肥胖者应适当减重，能量的减少应该循序渐进，切忌猛减，快速降低摄入，否则会引起体脂分解过快导致酮症，从而抑制尿酸的排出，诱发痛风急性发作。

2. 低脂肪、低蛋白质饮食

痛风患者约有70%伴有高脂血症。脂肪可减少尿酸排泄，应适量限制脂肪的摄入量，可采用低量或中等量，每日脂肪的摄入量占总能量的20%～25%。痛风患者应适量限制蛋白质的摄入量从而控制嘌呤的摄取，其供给量可按每日每公斤体重0.8～1.0g计算，并以含嘌呤少的谷类、蔬菜类为主要食物来源，优质蛋白质宜选择牛奶、鸡蛋及植物蛋白质为好。

3. 低盐饮食

痛风患者多数伴有高血压，宜采用少盐饮食。过多摄入食盐会导致尿钠增加，在肾内与尿酸结合为尿酸钠，后者易沉积于肾脏，进而造成肾脏损害。因此，应限制钠盐摄入，食盐的摄入量通常为2～5g/d。

4. 增加蔬菜摄入

多选择蔬菜，可增加机体多种微量元素、B族维生素、维生素C、膳食纤维的摄入，维生素补充要充足，特别是B族维生素和维生素C，它们能促进组织内淤积的尿酸盐溶解，从而减少体内尿酸的形成与滞留，缓解痛风的临床症状。

5. 低嘌呤饮食

高尿酸血症及痛风患者应限制含嘌呤食物的摄入，以便有效地降低血尿酸水平，从而缓解和控制痛风的急性发作。痛风急性期应严格限制嘌呤在150mg/d之内，可选择低嘌呤含量的食物；缓解期可有限制地选用中等嘌呤含量的食物，自由摄取低嘌呤的食物。

6. 保证足量饮水

高尿酸血症和痛风患者应多饮水，充足的水分有利于体内尿酸的排出，这是饮食治疗中较为重要的环节。因尿酸的水溶性较低，肾脏排泄尿酸必须保证有足够的尿量，痛风患者饮水量每日约为2000～3000mL，有利于尿酸的排出，防止尿酸盐的形成和沉积，伴肾结石者最好能达到3000mL以上。水分摄入应以白开水、淡茶水、矿泉水等为主。为防止尿液浓缩，患者可在睡前或半夜适量饮水，确保尿量，有利于预防尿路结石的形成。

7. 限酒

酒精可促进嘌呤的分解，增加尿酸合成，同时酒精代谢可使乳酸浓度增高，抑制肾脏对尿酸的排泄，故酗酒常为急性痛风发作的诱因，应严格限制饮酒。

8. 建立良好的饮食习惯

暴饮暴食或一餐中进食大量的肉类常是痛风性关节炎发作的诱因，此外也不应随意漏餐，一日三餐应有规律，也可少食多餐。烹调方法也应注意，少用刺激性调味品，肉类煮后弃去汤汁可减少嘌呤含量。

四、膳食举例

1. 痛风急性期参考食谱

详见表9-8。

◈ 表9-8　痛风急性期膳食举例

餐次	食谱
早餐	脱脂牛奶100mL 刀切馒头(富强粉50g) 拌青菜100g
加餐	苹果80g
午餐	黄瓜炒肉片(瘦肉35g,黄瓜200g) 白煮鹌鹑蛋20g 米饭(大米100g) 橘子80g
晚餐	番茄蔬菜面(番茄100g,蔬菜100g,富强粉75g)

注：全天食用油9g，钠盐5g。

2. 痛风间歇期参考食谱

详见表9-9。

◈ 表9-9　痛风间歇期膳食举例

餐次	食谱
早餐	脱脂牛奶110mL 刀切面包(面粉35g) 煮鸡蛋30g 拌青菜100g
加餐	苹果80g
午餐	鸡丝炒卷心菜(鸡胸肉30g,卷心菜100g) 番茄蛋汤(番茄50g,鸡蛋25g) 花卷(富强粉150g) 白菜炒豆腐(白菜100g,豆腐100g)
加餐	梨80g
晚餐	芹菜炒猪肉(芹菜100g,猪瘦肉25g) 凉拌黄瓜番茄(黄瓜50g,番茄50g) 小米粥(小米50g)

注：全天食用油9g，钠盐5g。

五、中医药膳方

中医学对痛风的病因病机认识多样，大致可归纳为正虚为本，外邪为标。正虚包括先天禀赋不足，肝脾肾亏虚，气血不足，营卫失和；外邪包括后天肥甘厚味、辛辣之品食用过多，劳逸失调，情志不舒，外感风寒（热）湿之邪气。

1. 痛风急性关节炎期

山慈菇蜂蜜汁

【原料】山慈菇 3～6g，蜂蜜。
【用法】将山慈菇煎汁，加适量蜂蜜调服。
【功效】清热利湿。

2. 痛风间歇发作期

土茯苓粥

【原料】土茯苓 30g，生薏米 50g，萆薢 15g，川牛膝 10g，粳米 100g。
【用法】先用粳米、生薏米煮粥，再加入其他药（碾粉）混匀煮沸食用。
【功效】解毒、化湿浊、利小便。

3. 痛风慢性关节炎期

百合薏米粥

【原料】百合、薏米、粳米各 16g。
【用法】将上述三味洗净后放锅中煮粥，每日分中、晚两次服完，为痛风患者主食。连服，症状改善后仍须坚持，每周至少 1～2 次。
【功效】利水渗湿，祛风除痹。

4. 痛风晚期

菟丝子羊脊骨汤

【原料】羊脊骨 1 根，肉苁蓉 25g，菟丝子 18g，调料适量。
【用法】将菟丝子酒渍 3 日，晒干，倒捣。肉苁蓉酒渍一夜，羊脊骨洗净、斩块。将肉苁蓉、羊脊骨放入锅中，加清水适量，文火煮 2～3 小时。调入菟丝子末，调味即可。空腹随量饮用。
【功效】补益肝肾。

学术视野：痛风与营养

问题探讨

1. 案例分析
   分析患者存在的问题，并根据所学为其提出适宜解决方案。
2. 痛风患者如何进行营养食疗？

参考文献

[1] 葛均波，王辰，王建安．内科学［M］. 10版．北京：人民卫生出版社，2024.

[2] 孙长颢．营养与食品卫生学［M］. 8版．北京：人民卫生出版社，2017.

[3] 周芸．临床营养学［M］. 5版．北京：人民卫生出版社，2022.

[4] 许岭翎．糖尿病社区综合防治策略——五驾马车详解［J］. 中国社区医师（医学专业），2011，13（26）：3-5.

[5] 中华医学会糖尿病学分会．中国2型糖尿病防治指南（2020年版）［J］. 中华糖尿病杂志，2021，13（4）：315-409.

[6] 中华人民共和国国家卫生健康委．成人糖尿病食养指南（2023年版）［J］. 全科医学临床与教育，2023，21（5）：388-391.

[7] 谢梦洲，朱天民．中医药膳学［M］. 北京：中国中医药出版社，2021.

[8] 周建军，詹杰．公共营养学［M］. 2版．北京：中国医药科技出版社，2022.

[9] 李增宁．健康营养学［M］. 北京：人民卫生出版社，2019.

第十章
泌尿系统疾病的营养治疗

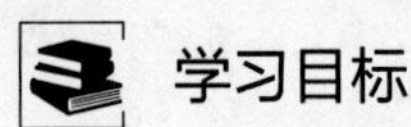

学习目标

知识目标： 1. 了解泌尿系统疾病的种类
2. 熟悉泌尿系统疾病临床症状
3. 掌握泌尿系统疾病营养治疗原则
4. 熟悉泌尿系统疾病中医食疗方法

能力目标： 1. 能够进行相关资料的搜集
2. 能够为泌尿系统疾病患者提供营养膳食指导
3. 能进行泌尿系统营养食疗方案设计

素质目标： 1. 具有仁厚高尚的职业道德和敬业精神
2. 具有“人民至上，生命至上”的以人为本的健康服务理念
3. 具有高度的优秀中医文化自信
4. 具有细心冷静、谨慎做事的工作态度
5. 具有良好的自我健康意识
6. 具有良好的科学精神和规范意识

肾脏是人体重要的器官之一，通过排泄功能排除体内代谢废物，调节水、电解质和酸碱平衡，以维持机体内环境的稳定，并通过内分泌功能参与机体的营养代谢过程。泌尿系统疾病是一类严重危害人类健康的疾病，当机体患有肾脏疾病时，常伴随糖尿病和高血压等疾病发病率的增高，出现相应的功能减退或障碍，导致水、电解质紊乱和酸碱平衡失调及能量与营养素的失衡，从而造成营养不良和内环境紊乱，影响患者的预后。

肾脏的疾病大多属于终身治疗性疾病，虽然所有慢性肾病的最终发展方向皆为肾功能的衰竭，但并非所有的肾病患者最终都会发展为尿毒症。只要认真对待，积极治疗，消除或控制一切导致肾功能损害的危险因素（如高血压、高血脂、高血糖、慢性炎症感染、吸烟、过劳等），大多患者可以避免肾脏疾病的恶化。

本章主要介绍肾小球肾炎、肾病综合征、肾结石和肾功能衰竭四种疾病，以及肾病的防治与养护。

第一节　肾小球肾炎

<table>
<tr><th colspan="3">案例点击</th></tr>
<tr><td colspan="3">患者，19 岁，自两年前起出现小腿和脸轻微浮肿，食欲很差，腹胀，吃不进多少东西，面色苍白，神倦，怕冷，伴有腰酸、腰痛，尿少，一直以来程度较轻；近 2 周发生频繁，并开始出现头晕、耳鸣现象，到医院检查诊断为慢性肾小球肾炎。</td></tr>
<tr><th colspan="3">患者健康状况分析</th></tr>
<tr><th>序号</th><th>主要健康问题</th><th>原因分析</th></tr>
<tr><td>1</td><td>身体浮肿</td><td rowspan="4">肾炎（慢性肾小球肾炎）</td></tr>
<tr><td>2</td><td>消化不良</td></tr>
<tr><td>3</td><td>尿少</td></tr>
<tr><td>4</td><td>头晕、耳鸣</td></tr>
</table>

肾小球肾炎简称肾炎，是最常见的肾脏病之一，指由于各种不同原因，发生于双侧肾脏肾小球，临床表现为一组症候群的疾病。主要分为急性肾小球肾炎和慢性肾小球肾炎两大类。肾小球肾炎共同的表现为：水肿、蛋白尿、血尿、高血压、尿量减少或无尿、肾功能正常或下降，以上可不同时出现。

一、肾小球肾炎类型

肾小球肾炎可分为：急性、慢性和急进性肾炎综合征、隐匿性肾炎（无症状血尿和/或蛋白尿）。一般所称肾小球肾炎如不加说明常指原发性慢性肾炎。

1. 急性肾小球肾炎

急性肾小球肾炎是由免疫反应引起的弥漫性肾小球炎症，免疫反应产生的抗原抗体复合物沉积在肾小球，造成肾小球损伤。常表现为急性发作的血尿、蛋白尿、水肿和高血压，且伴有肾功能下降。可见于各种肾小球疾病，常见如急性感染后肾炎，典型的急性肾炎为急性链球菌感染后肾炎，此外其他细菌和病原微生物菌如病毒、支原体、衣原体、真菌、寄生虫等都可导致；原发性肾小球肾炎发病时或病程中的某个阶段；继发于全身系统性疾病如系统性红斑狼疮和过敏性紫癜、血管炎等。常见于小儿、青少年，且男性发病率高于女性。

2. 慢性肾小球肾炎

慢性肾小球肾炎可见于任何年龄，多数起病隐匿，病情进展缓慢，病程较长，部分患者可反复急性发作，尤以青、中年男性多见。临床表现因病理类型不同可多种多样，典型症状为血尿、蛋白尿、管型尿、水肿、高血压等。此病在人群中发病率较高，但是症状和肾病进展存在个体差异性，表现也多样化。病情迁延，病变缓慢进展，后期可发展为肾功能不全，患者可出现贫血、血压升高等，肾功能进一步退化可出现慢性肾衰竭。肾穿刺活检对明确肾脏病理类型，了解肾病进展快慢具有重要意义。

3. 急进性肾小球肾炎

急进性肾小球肾炎是指在肾炎综合征（血尿、蛋白尿、水肿和高血压）基础上，短期内表现为少尿、无尿、肾功能急剧下降的一组临床综合征。急进性肾小球肾炎进展很快，如不及时诊断和治疗，患者很快会进入不可逆转的终末期肾衰竭。

4. 隐匿性肾小球肾炎

又称无症状性血尿和（或）蛋白尿。隐匿性肾小球肾炎一般指在体检或偶然情况下尿常规检查发现异常，泌尿系统局部症状不典型，无全身症状，且不伴有水肿、肾功能损害和高血压的一种肾小球疾病。临床表现为无症状性血尿或无症状性蛋白尿，或二者均有，但以一种表现更为突出。

二、临床表现

1. 蛋白尿

主要表现为突发的血尿、蛋白尿或尿中泡沫增多，且长久不消失。

2. 水肿

常见于眼睑、面部、下肢、会阴部和生殖器水肿。轻者伴随体重增加，重者可全身肿胀，甚至出现胸腔和腹腔积液。

3. 管型尿

尿中既有蛋白质又有管型时，提示肾小球的病变。

4. 高血压

肾小球肾炎导致肾脏排水和钠盐能力下降，影响血管内循环血容量；肾素产生增多，产生缩血管作用，出现高血压。

5. 贫血

肾病进展，肾功能受损害后，肾脏产生红细胞生成素减少，出现贫血。

三、营养治疗原则

1. 限制食盐的摄入

每1g盐可带进110mL左右的水，钠盐的摄入与机体水肿和血容量关系极大。肾炎患者排尿功能受损，食用过量的钠盐，加重水肿症状，扩大血容量，造成心力衰竭。每日盐的摄入量应控制在2～3g或食用酱油10～15mL，并注意食品中隐性钠的摄入，如咸菜、腐乳、加碱面食等，在原则上给予低盐饮食，防止水肿加重和血容量增加。对于严重浮肿患者，适当采取无盐饮食，控制钠的摄入，水肿消退后，逐渐恢复。常见的低钠食物有：大米、面粉、玉米、豆类、马铃薯、香蕉、大葱、洋葱、番茄及禽肉类、柑橘类等。若少尿或无尿，同时限制钾的摄入量，根据血钾水平，及时调整钾的供给量。避免食用含钾高的蔬菜及水果等食物，如鲜菇、香菇、红枣及贝类、豆类等。

2. 限制含嘌呤高及含氮高的食物

轻型患者出现少量蛋白尿时，无须严格限制蛋白质的摄入；但若病情加重，应限制高蛋白质、高嘌呤和刺激肾脏细胞食物的摄入，以减轻肾脏负担，如菠菜、芹菜、小萝卜，豆类、豆制品及鸡汤、鱼汤、肉汤等。肾功能受损，高嘌呤或高氮食物代谢物不能及时排出；患者肌酐水平、血尿素氮接近正常，每日可达到1000mL以上尿量时，逐渐增加饮食中蛋白质的摄入。选择蛋白质时，首先选择优质蛋白，如鸡蛋、牛奶、鱼、瘦肉；且全天蛋白质的摄入总量应平均分配到各餐中。动态观察尿蛋白和肾功能的变化。植物蛋白质中含大量嘌呤碱，会加重肾脏的代谢，不建议食用豆类及豆制品作为营养补充。

3. 限制液体的摄入量

肾炎患者无水肿时，可不控制总液体摄入量；伴随高血压、明显水肿或者尿量相对较少时，要限制每日液体的摄入量。液体每日摄入量应控制在前24小时排尿量增加500～800mL，严格记录液体每天的摄入量及排出量。对于严重水肿或少尿的患者，每日水的摄入量应控制在1000mL以内，液体总摄入量包括直接饮水、食物含有及菜肴中的水和静脉注射的液体量。

4. 忌食刺激性的调味品

刺激性的调味品如胡椒、芥末、咖喱、辣椒等对肾功能不利，应忌食。

5. 限制高脂食物摄入

脂肪可加重动脉硬化和抑制造血功能，尤其是动物脂肪对于高血压和贫血是不利因素，故肾小球肾炎患者不宜过多食用。但慢性肾炎患者若不摄入脂肪，机体会更加虚弱，饮食中仍要确保脂肪的供能比在20%～30%，多选取富含不饱和脂肪酸的食物。减少油炸食品及动物油脂的摄入。

6. 合理摄入碳水化合物、维生素及矿物质

当控制蛋白质摄入时，可适当提高碳水化合物的摄入量，以满足患者对能量的生理需求。每日应确保充足维生素的摄入，可选用多种颜色的果蔬。在患者的康复期，果蔬有利于调整尿液的pH值，且红枣、桂圆、莲子等具有一定的食疗作用。尤其合并贫血的患者，要进食富含铁的食物。

四、膳食举例

详见表10-1。

◎ 表10-1　肾小球肾炎膳食举例

餐次	食谱
早餐	小米粥(小米50g) 花卷(面粉80g) 萝卜蒸饺(萝卜150g,面粉50g)
加餐	牛奶200g
中餐	米饭(大米100g) 冬瓜鸡丝(冬瓜150g,鸡胸肉50g) 白灼娃娃菜(娃娃菜100g)

续表

餐次	食谱
加餐	苹果 100g
晚餐	米饭(大米 80g) 蒸鱼(黄花鱼 200g)

五、中医药膳方

赤小豆鲤鱼汤（《外台秘要》）

【原料】鲤鱼 1 条（250g 左右），赤小豆 100g，生姜 1 片，盐极少量，味精、料酒、食油适量。

【用法】将赤小豆洗净，加水浸泡半小时；鲤鱼留鳞去腮、内脏，洗净。起油锅，煎鲤鱼，加清水适量，放入赤小豆、生姜、料酒少许，先武火煮沸，改文火焖至赤小豆熟，调入少许盐、味精即可随量食用或佐餐。

【功效】健脾益肾，利尿消肿。主治脸肌、腹肌、肢肌微感浮肿。

学术视野：肾小球病

问题探讨

1. 案例分析

针对案例，请分析该患者应如何进行营养治疗，需要注意什么？

2. 肾小球肾炎临床表现有哪些？

3. 肾小球肾炎营养食疗原则是什么？

第二节　肾病综合征

案例点击

患者，女，24 岁。患者因 2 个月前出现双下肢水肿，呈凹陷性，晨轻暮重，并伴有肉眼血尿，尿量较前减少。就到当地医院，查尿常规：蛋白（＋＋＋），潜血（＋＋），B 超示：双肾积水（轻度），诊断为“微小病变型肾病”。

患者健康状况分析

序号	主要健康问题	原因分析
1	双下肢水肿	肾病综合征
2	尿检异常	
3	血尿、少尿	

肾病综合征是多种病因所致肾小球基底膜通透性增高，从而大量血浆蛋白由尿中丢失而导致的一种综合征。肾病综合征分为原发性和继发性：原发性肾病综合征最常见的病因是急、慢性肾小球肾炎。原发性肾病综合征主要病理改变为肾小球毛细血管滤膜损害，孔径增大，上皮细胞负电荷减少或消失，基膜增厚，有免疫复合物沉积，系膜细胞增生。临床表现为大量蛋白尿、低蛋白血症、水肿、高脂血症，常伴有营养不良，出现负氮平衡，严重者并发急性肾损伤。

一、临床表现

肾病综合征基本的特征是高蛋白尿（≥3.5g/d)、高度水肿、高脂血症和低白蛋白血症（≤30g/L)，即“三高一低”，以及其他代谢紊乱为特征的一组临床症候群。可合并感染、血栓/栓塞、营养不良和肾损伤等并发症。

1. 大量蛋白尿

在正常生理情况下，肾小球滤过膜具有分子屏障及电荷屏障作用，肾病综合征时，肾小球滤过膜的通透性增高，对血浆白蛋白的通透性增加，当其增多明显致使近曲小管无法全部吸收时，即形成大量蛋白尿。在此基础上，凡增加肾小球内压力及导致高灌注、高滤过的因素（如高血压、高蛋白饮食或大量输注血浆蛋白）均可加重尿蛋白的排出。

2. 低白蛋白血症

尿液中丢失了大量的血浆白蛋白，加之体内促进白蛋白肝脏代偿性合成和肾小管分解代谢的增加，导致低蛋白血症，血浆白蛋白降至＜30g/L。此外，肾病综合征患者因胃肠道黏膜水肿导致食欲减退，蛋白质摄入不足、吸收不良或丢失，也是加重低白蛋白血症的原因。患者易发生感染、高凝、微量元素缺乏、内分泌紊乱和免疫功能低下等并发症。

3. 水肿

低白蛋白血症、血浆胶体渗透压下降，使水分从血管腔内进入组织间隙，是造成肾病综合征患者水肿的基本原因。

4. 高脂血症

肾病综合征患者丢失大量白蛋白，促使肝脏代偿性增加白蛋白的合成；同时，肝脏脂蛋白的合成也增加，使血中的脂蛋白升高，胆固醇、低密度脂蛋白和极低密度脂蛋白浓度增加，从而引起高脂血症。高胆固醇血症主要是由于肝脏合成脂蛋白增加，周围循环分解减少。高甘油三酯血症则主要是由于分解代谢障碍所致，肝脏合成增加为次要因素。

二、营养治疗原则

营养治疗的目的主要是纠正蛋白质营养不良及消除浮肿，纠正电解质及微量元素紊乱。膳食中多采用高生物价蛋白质，并提供足够的热量。有严重水肿、低蛋白血症的患者需卧床休息。待水肿消失，一般情况好转后，可起床活动。

1. 慎用高蛋白饮食

根据病情调节蛋白质摄入量。肾病综合征患者通常表现为负氮平衡，易出现低白蛋白血症。通过高蛋白饮食，虽可以纠正负氮平衡，但血浆白蛋白水平增加不明显或略有增加，同时也导致尿蛋白增加，加重肾小球损害，并不建议使用高蛋白饮食。在肾病综合征严重低蛋白血症时期，即血浆白蛋白＜20g/L，大量蛋白尿（＞10g/d)，可适当增加饮食中的蛋白质，建议摄入量为1.2～1.5g/(kg·d)，且应选择优质蛋白，同时辅以血管紧张素转换酶抑制剂。一般肾病综合征患者推荐蛋白质摄入量为0.8～1.0g/(kg·d)，其中动物蛋白占2/3，植物蛋白占1/3；肾功能正常的肾病综合征患者可不采用低蛋白饮食；伴有肾功能不全的肾病综合征患者建议采用低蛋白饮食，蛋白质摄入量为0.6～0.8g/(kg·d)，或极低蛋白饮食，蛋白质摄入量为0.3g/(kg·d)，同时加用必需氨基酸。

2. 限制脂肪摄入

肾病综合征患者由于低蛋白血症促进肝脏合成蛋白质，同时也刺激肝脏增加胆固醇和脂蛋白的生成，而脂质清除障碍，使脂肪组织内储存的未经酯化的脂肪酸转运入肝脏，常诱发高脂血症，并可在疾病进入恢复期后持续存在。血中总胆固醇、甘油三酯、低密度脂蛋白、极低密度脂蛋白均有所增加，高密度脂蛋白/低密度脂蛋白比值降低，高密度脂蛋白正常或降低。因此脂肪的供能比应小于20%，可多选择富含多不饱和脂肪酸及富含可溶性纤维的食物，如植物油、鱼油、燕麦及豆类等。同时少进食富含饱和脂肪酸的食物，限制动物脂肪的摄入，特别是限制胆固醇含量较高食品的摄入，如鱿鱼、虾、蟹、肥肉、蹄筋及动物内脏等，每天胆固醇的摄入量应少于200mg。

3. 适量摄入碳水化合物

患者需卧床休息，能量供给以30～35kcal/(kg·d）为宜，总量为2000～2500kcal。碳水化合物应占每日总能量的65%～70%。但精制糖可使血液中甘油三酯含量升高，若患者肥胖，要控制精制糖的摄入量，摄入食物可以多糖为主，减少单糖、双糖的摄入。避免由于蛋白质缺乏，过量碳水化合物的摄入易在肝脏内以甘油三酯的形式堆积，从而形成脂肪肝。

4. 控盐

肾病综合征低蛋白血症易引起机体渗透压降低，血容量减少，肾素活性增高，抗利尿激素分泌增多，肾小管对钠的重吸收增加，引起水钠潴留，出现水肿。限钠饮食是纠正水钠潴留的一项有效治疗措施。根据患者水肿和高血压的不同程度，可以给予低盐、无盐或低钠饮食。因此要限制盐分摄入，建议1～3g/d，严重者采用无盐饮食。同时应注意禁食含钠较高的食物及含碱的主食，如白萝卜、菠菜、小白菜、油菜等。

5. 给予足够的水溶维生素和适当补充微量元素

肾病综合征患者可出现低钾血症或高钾血症。低蛋白血症导致与钙结合蛋白质减少，影响钙、磷的吸收和利用，出现低钙血症、骨质疏松等。铁、维生素等亦容易缺乏。同时增加膳食纤维的摄入量，有助于降低血氨。

另外，肾病综合征患者不宜多食酸、甜、苦、咸及生冷之品；少食蛋黄、鱼籽、肉皮及动物内脏；忌食虾、蟹、腌制品；不宜饮酒、吸烟。

三、膳食举例

详见表 10-2。

◎ 表 10-2　肾病综合征膳食举例

餐次	食谱
早餐	米粥(粳米 50g) 蒸蛋(鸡蛋 55g) 猪肉包(面粉 150g,猪瘦肉 50g,圆白菜 200g)
加餐	西瓜 70g
中餐	鸡块面(鸡肉 100g,面粉 150g) 肉沫冬瓜粉(猪瘦肉 50g,冬瓜 250g,粉丝 25g)
加餐	黄瓜 120g
晚餐	米饭(大米 100g) 炒白菜(鸡肉 50g,白菜 200g,食用油 8g)

四、中医药膳方

黄芪鲤鱼汤（《千金药方》）

【原料】鲤鱼 1 条（约 300～500g），生黄芪 30g，赤小豆 30g，莲子肉 30g，芡实 20g，砂仁 10g。浮肿明显者可加冬瓜皮 30g，茯苓 30g，脾虚便溏者，加白术 30g，茯苓 30g。

【做法】煎服法：布包浸泡 10～15 分钟，大葱白 1 根，姜 1 块洗净，葱切段，姜切片，不添加盐及其他调味料，水开后文火煎煮 1～2 小时。鱼汤煎至 100～150mL 为宜。

【用法】一剂分 2 次服用，喝汤吃鱼，每周 1～3 剂。

【功效】益气养阴，健脾和胃，活血利水。

学术视野：肾病综合征中医治疗

问题探讨

1. 案例分析

针对案例，请分析在治疗过程中应注意哪些营养问题？

2. 肾病综合征临床表现有哪些？

3. 肾病综合征营养食疗原则有哪些？

第三节　肾结石

案例点击

患者，男，36 岁，腰部胀痛不适一年多，无发热现象，疼痛以左侧较重，有时恶心、呕吐，尿血。通过 X 射线静脉造影检查，诊断为输尿管结石、双肾结石伴肾积水。

治疗：结合患者具体情况，给予超声波体外碎石治疗，并配合中药排石。术后观察 3 日，无异常，服排石药 3 周后，再无疼痛，积水和血尿现象消失。

患者健康状况分析

序号	主要健康问题	原因分析
1	腰部酸胀、疼痛	肾结石
2	恶心呕吐	
3	尿血	

肾结石是泌尿系统最常见的疾病之一，为泌尿系统的多发病。全世界大约有 12％的男性和 7％的女性会患肾结石疾病，多发生于青壮年，且患病人数逐年增长。

肾结石是指发生在肾脏的结石病症。结石的发生是人体病理性钙化的一种表现，内分泌（甲状旁腺功能）亢进、维生素 D 摄入过多、泌尿系统感染、高钙尿症及长期卧床等，均可导致肾结石的发生。由尿液中过度饱和的矿物质，晶体物质（如钙、草酸、尿酸、胱氨酸等）在肾脏的形成、生长、聚积和滞留所致。某些相对不溶性药物或它们的代谢物在尿液中过度饱和也会引起肾结石。左、右侧的发病率无明显差异，90％含有钙，其中草酸钙结石最常见。40％～75％的肾结石患者有不同程度的腰痛。较大结石，移动度很小，表现为腰部酸胀不适，或在身体活动增加时有隐痛或钝痛。较小结石引发的绞痛，常骤然发生腰腹部刀割样剧烈疼痛，呈阵发性。泌尿系统任何部位均可发生结石，但常始发于肾，肾结石形成时多位于肾盂或肾盏，可排入输尿管和膀胱，输尿管结石几乎全部来自肾脏。肾结石多见于成年男性。在我国，男性患此病比女性多 3～9 倍，其中尿酸结石男性尤为多见，含钙结石则以女性为多见。

一、临床症状

肾结石可引起绞痛、血尿、继发感染、梗阻，以及因梗阻而引起的肾积水，进而影响肾脏功能。其临床症状随结石的大小、形状、活动度、局部损害程度及有无梗阻或感染等而有所不同。可通过询问病史、体格检查、实验室检查及 X 射线检查而明确诊断。

1. 疼痛

肾结石的典型症状为绞痛，特点是间歇性发作性疼痛。疼痛的部位多位于腰部、肋脊角或上腹部，可向下腹部、腹股沟及大腿内侧、阴囊、睾丸、阴唇等部位放射，疼痛多较剧烈。劳累、剧烈运动、舟车颠簸等而引发或加重。

2. 血尿

结石在肾脏内移动或引发肾脏感染，导致损伤而引起肾脏出血所致。常在肾绞痛发作时或发作后出现，可为肉眼或镜下血尿，偶尔为无痛性血尿。

3. 排石史

患者可从尿中排出砂石，特别是在疼痛和血尿发作以后。

4. 肾积水等伴发症状

肾结石引起梗阻时，伴随肾积水或并发感染等相应的症状出现。因甲状旁腺机能亢进、痛风或高尿酸血症等引起的肾结石，则同时可有原发病的症状。

二、肾结石分类

1. 含钙结石

大部分肾结石是含钙结石，如草酸钙、磷酸钙等，草酸钙的形式较多。水果、蔬菜、坚果及巧克力中富含草酸。人体肝脏也会产生草酸。饮食因素、大剂量的维生素 D、胃肠道旁路手术和多种代谢紊乱可以增加尿液中钙或草酸的浓度。

2. 感染性结石

感染性结石通常形成于对感染的应答反应，比如尿路感染。这些结石生长迅速，变得很大，有些不引起症状或仅有轻微的警示症状。

3. 尿酸结石

尿酸结石通常在不摄入足够液体、丢失大量液体、摄入高蛋白饮食及痛风的人体内形成。某些遗传因素同样也会增加尿酸结石的风险。

4. 胱氨酸结石

这些结石通常形成于有遗传性疾病（肾脏排出过多的胱氨酸形成胱氨酸尿）的患者中。

三、肾结石的风险因素

1. 家族史或个人史

家族史有肾结石，或已经有 1 个甚至多个肾结石，机体患有另一个肾结石的风险大大提高。

2. 脱水

每天摄入水分不足会增加患肾结石的风险。居住在热带气候中的人和流汗较多的人发生肾结石的风险高于其他人。

3. 特定饮食习惯

高蛋白、高盐和高糖饮食可能会增加某些类型的肾结石的发生风险，尤其是高盐饮食，因为饮食中钠含量过多会增加肾脏内钙的含量。

4. 体型肥胖

较高的体质指数（BMI）、大腰围和体重增加与肾结石风险增加有关。

5. 消化系统疾病和手术史

胃肠道旁道手术、炎症性肠病或者慢性腹泻等可以导致消化过程的变化，从而影响钙和水分的吸收，增加尿液中形成结石的物质的水平。

6. 其他情况

包括肾小管酸中毒、胱氨酸尿症、甲状旁腺功能亢进、某些药物和一些尿路感染。

四、营养治疗原则

1. 多饮水

无论何种结石，推荐肾结石患者每天饮水量至少在 2L 以上，建议 3～4L，且要求睡前饮水 500mL，以保持一定的夜间尿量。优先选择磁化水或软水，改变水所携带的电荷，破坏离子之间的静电引力，增加尿液中晶体的溶解度。忌饮生水、硬水。可通过记录尿量及尿液的颜色以判断是否饮用了足够的水。若患者居住在天气炎热干燥的环境里或者经常进行体育锻炼，需要饮用更多的水以产生足够的尿液。

2. 限制动物蛋白、钠、钙和草酸盐的摄入

蛋白质提供酸性成分和一些可能的结石因子，因此与植物蛋白相比，动物蛋白对结石的影响更明显。减少动物蛋白的摄入量可引起尿液 pH 值的上升和尿酸产量的减少。减少钠盐的摄入可以增加尿柠檬酸盐的溶解度，以降低尿酸钠的饱和度，减少尿钙的形成。

3. 不同结石类型的饮食建议

（1）草酸钙型结石　低草酸、低钙饮食及碱化尿液。少吃菠菜、芦笋、核桃、甜菜、油菜、榨菜、海带、芝麻酱、香菇及各种豆类等；多食产碱食物以碱化尿液。

（2）磷酸钙和磷酸镁铵结石　采用低钙、低磷饮食及酸化尿液。限制高磷饮食，包括蛋类、动物内脏及鱼卵、沙丁鱼、黄豆、花生等；多食产酸食物，如粮谷类。

（3）尿酸结石　采用低嘌呤饮食，禁食肝、脑、肾等动物内脏、肉类豆类及蛤、蟹、菠菜、芦笋、香菇等；多吃水果、蔬菜，碱化尿液。含钙丰富的食物可少量摄入，但慎用钙补充剂。同时，低钙饮食也会增加肾结石形成的风险。

此外，结石患者可多吃水果蔬菜。患者应增加含草酸盐较少的水果和蔬菜的摄入量，尤其是富含钾元素的水果。晚餐不宜过晚。晚餐过晚易患尿路结石。进餐后的 4～5 小时是排出钙盐的高峰时期。如果晚餐过迟，人体进入睡眠状态后，血液流动速度减缓，尿液的排泄减少，使尿液中钙盐的浓度增加。高浓度钙盐尿液在尿道中停留时间越长，越易形成钙结石。

五、膳食举例

详见表 10-3。

◈ 表 10-3 肾结石膳食举例

餐次	食谱
早餐	米粥(大米 50g) 煎土豆饼(土豆 2 个,面粉 50g,鸡蛋 1 个)
加餐	香蕉 100g
中餐	米饭(大米 100g) 豆芽炒肉(豆芽 200g,瘦肉 25g,蒜苗 50g)
加餐	牛奶 200mL
晚餐	米饭(大米 100g) 炒苋菜(苋菜 300g,食用油 8g) 竹笋炒鸭肫(鸡内金 10g,鸭肫 50g,竹笋 10g,黑木耳 15g)

六、中医药膳方

胡桃粥(《中华临床药膳食疗学》)

【原料】胡桃仁 100g,粳米 100g。

【做法】二味加水,煮成稀粥。

【用法】加糖食用,每日 1～2 次。

【功效】清热利湿,排石通淋。方中胡桃仁味甘,性温,能补肾助阳,且能化结石;粳米健脾和中。

学术视野:肾结石的治疗方法

问题探讨

1. 案例分析

针对案例,请根据患者病情特征分析如何进行营养治疗。

2. 请描述肾结石的典型症状。
3. 肾结石患者营养食疗的原则有哪些?

第四节　肾功能衰竭

案例点击

患者，男，45岁。该患者于4年前无明显诱因出现乏力，懒言少动，无法干农活。伴食欲不振，时有恶心呕吐。近2个月，乏力、食欲不振加重，同时出现头晕，眼睑、下肢水肿，无尿急、尿痛情况。

患者健康状况分析

序号	主要健康问题	原因分析
1	乏力	疑似慢性肾功能衰竭，需结合检验结果判断
2	头晕	
3	眼睑、下肢水肿	

肾功能衰竭是肾脏功能部分或全部丧失的病理状态。按其发作之急缓分为急性和慢性两种。

一、临床表现

1. 急性肾衰竭

急性肾衰竭是由各种原因引起的肾功能在短期内，一般为数小时至数天内急剧下降。通常是因外伤或烧伤等，导致肾脏血流供应不足、肾脏因某种因素阻塞造成功能受损或是受到毒物的伤害而引起；肾前性、肾性和肾后性因素均可引起急性肾衰竭，导致氮质潴留、水和电解质紊乱、酸碱平衡失调。急性肾衰竭的病情进展快速，其他脏器的原发病如急性心肌梗死、急性胰腺炎、腹腔内脏穿孔等，也有可能导致急性肾衰竭。

根据临床表现和病程进展，急性肾衰竭可分为少尿或无尿期、多尿期和恢复期三个阶段。

（1）少尿或无尿期　病情最危重阶段，内环境严重紊乱。患者可出现少尿（＜400mL/d）或无尿（＜100mL/d）、低比重尿（1.010～1.020）、尿钠高、血尿、蛋白尿、管型尿等。严重患者可出现水中毒、高钾血症（常为此期致死原因）、代谢性酸中毒（可促进高钾血症的发生）及氮质血症（进行性加重可出现尿毒症）等，危及患者生命。此期持续几天到几周，持续愈久，预后愈差。

（2）多尿期　少尿期后尿量逐渐增加，当每日尿量超过500mL时，即进入多尿期。此后，尿量逐日成倍增加，最高尿量每日3000～6000mL，甚至可达到10000mL以上。在多尿期初始，尿量虽增多，但肾脏清除率仍低，体内代谢产物的蓄积仍存在。约4～5日后，血清尿素氮、肌酐等随尿量增多而逐渐下降，尿毒症症状也随之好转。钾、钠、氯等电解质从尿中大量排出可导致电解质紊乱或脱水，应注意少尿期的高峰阶段可能转变为低钾血症。此期持续1～2周。

（3）恢复期　尿量逐渐恢复正常，3～12个月肾功能逐渐复原，大部分患者肾功能可恢复到正常水平，只有少数患者转为慢性肾衰竭。

2. 慢性肾衰竭

慢性肾衰竭是各种慢性肾脏疾病，如慢性肾小球肾炎、继发性肾炎、肾动脉硬化、慢性肾盂肾炎及先天性肾脏疾患等持续发展，造成缓慢进行性肾功能损害，最终导致肾功能完全丧失，是以代谢废物潴留，水、电解质紊乱和酸碱平衡失调及出现全身各系统受累症状为主要特征的临床综合征。从原发病起病到肾功能不全的开始，间隔时间可为数年到十余年，发病率男性高于女性。其特点是进行性和不可逆性。

慢性肾脏病（CKD）是指任何原因所致肾脏损伤（肾脏结构或功能异常）在3个月以上，可有或无肾小球滤过率（GFR）下降，或肾小球滤过率<60mL/(min·1.73m^2)在3个月以上，有或无肾脏损伤证据的一组肾脏疾病。如果慢性肾脏病没有得到及时的治疗，就会发展为慢性肾衰竭。慢性肾脏病可基于估算肾小球滤过率（eGFR），分为5期，详见表10-4。

◈ 表10-4　基于估算肾小球滤过率的慢性肾脏病eGFR[mL/(min·1.73m^2)]分期

分期	eGFR/[mL/(min·1.73m^2)]	描述
G1	≥90	正常或增高
G2	60～89	轻度下降
G3a	45～59	轻至中度下降
G3b	30～44	中至重度下降
G4	15～29	重度下降
G5	<15	肾衰竭

二、营养治疗原则

1. 急性肾衰竭的营养治疗

急性肾衰竭患者早期营养支持中，过度营养与营养不足均可对预后产生不良影响。

25～30kcal/(kg·d)是急性肾衰竭患者营养支持指南推荐的能量补充量。热量摄入的增加并不能促进氮平衡与蛋白质合成，不能改善分解代谢。

急性肾衰竭患者每天蛋白质丢失可达150～200g，甚至更多，体内蛋白质分解的加剧和肾功能的损害，加速了氮代谢产物在体内的潴留，可出现尿素氮、肌酐等物质的血浆水平升高。

少尿期排尿减少，水分聚积体内。应严格限制入液量，通常根据液体排出量调整入液量。一般每日液体总入量为前一天排出液量加上500mL。排出液量中包括尿量、呕吐物量、创面渗液量及大便含水量等。少尿的同时还伴随排钾量的减少，而出现高钾血症，是主要的电解质紊乱表现。镁和钾都是细胞内主要的阳离子，二者浓度常同时上升。进入多尿期后，随着排尿量的增加，排钾也增加，又可能出现低钾血症。少尿期血磷轻度升高，若同时伴有明显酸中毒时，高磷血症较突出，酸中毒纠正后，血磷可有一定程度下降。低钙血症多继发于高磷血症。少尿期可出现低钠血症和低氯血症，两者多同时存在。低钠血症可由于饮水过多而引起，此时细胞外钠离子进入细胞内造成血钠降低，但体内总体钠不少，为稀释性低钠血症。

合并高血糖患者常需要使用胰岛素来控制血糖，同时减少置换液中糖的含量或选用无糖置换液饮食宜清淡，多补充一些富含维生素、纤维素和矿物质的蔬菜、水果、五谷杂粮及蛋白等，并适当补水，有助于调节身体平衡。

进入多尿期后，随着血尿素氮的下降，患者的食欲有所改善，能量供给必须充足，可按

35～55kcal/(kg・d) 计算。蛋白质可按 0.5～0.8g/(kg・d) 供给，其中优质蛋白质应占50%以上，以满足组织修复的需要。此时，机体仍然易出现低钾血症，应及时对患者血钾进行跟踪检验，根据检查结果选择饮食中含钾高的食物。患者存在水肿、高血压时，应给予限钠饮食。而出现低钠血症时，则应及时予以补钠。还应注意维生素的补充，特别是水溶性维生素补充，尽量通过食物补充，必要时可使用维生素制剂。

恢复期能量应供给充足，每日在 3000kcal 左右。增加蛋白质供应，可逐渐增加至 1.0g/(kg・d) 或更多，优质蛋白质应占 35%～50%，并根据肾功能恢复情况随时进行调整。病情稳定一段时间后，可恢复正常饮食。尿量恢复正常后，入液量可达 1500～2000mL/d。

2. 慢性肾衰竭的营养治疗

慢性肾衰竭患者肾小球滤过率降低，体内氮代谢产物，如尿素、肌酐等排出减少，潴留增加。患者常伴有蛋白质和能量摄入不足，加之感染、出血及体内激素与酶异常的影响，导致蛋白质分解增加而合成减少，长期处于负氮平衡状态。患者肌肉组织减少，血浆白蛋白、前白蛋白、转铁蛋白等水平下降。患者血中氨基酸比例失调，必需氨基酸水平下降，可低于正常人 25%～30%，非必需氨基酸升高，可高于正常人 15%，支链氨基酸/芳香族氨基酸比值下降。由于体内组氨酸前体生成减少及苯丙氨酸羟化酶活性降低，对于正常人属于非必需氨基酸的组氨酸和酪氨酸，在慢性肾衰竭患者体内合成减少，因而成为慢性肾衰竭患者的必需氨基酸，必须由外界提供。植物蛋白能减轻肾内的高负荷，动物蛋白质有助于减少蛋白尿；患者要控制好蛋白质的摄入量，过少容易引起营养不良，过多又容易伤肾。

蛋白质及热量摄入：对于非糖尿病慢性肾脏病 G1、G2 期患者，原则上宜减少蛋白质摄入，推荐蛋白质摄入量为 0.8～1.0g/(kg・d)，以蛋白尿为主要临床表现者，控制蛋白质摄入量为 0.6～0.8g/(kg・d)；从 G3 期起开始低蛋白饮食治疗，推荐蛋白质摄入量为 0.6g/(kg・d)。实施低蛋白饮食治疗时，热量摄入应维持在 30～35kcal/(kg・d)，60 岁以上患者活动量较小、营养状态良好者可减少至 30kcal/(kg・d)。对于糖尿病慢性肾脏病 G1、G2 期患者，推荐蛋白质摄入量为 0.8g/(kg・d)，G3 至 G5 期推荐蛋白质摄入量为 0.6～0.8g/(kg・d)，必要时可补充复方 α-酮酸。实施低蛋白饮食治疗时，患者的热量摄入应基本与非糖尿病慢性肾脏病患者相似，但对于肥胖的 2 型糖尿病慢性肾脏病患者需适当限制热量（总热量摄入可比上述推荐量减少 250～500kcal/d)，直至达到标准体重。

肾脏保持及调节钠平衡的能力降低，水和钠的摄入，既可以引起水、钠潴留，也可以引起水、钠缺乏。肾脏的排钾功能减退，严重的酸中毒，长期使用保钾利尿剂，摄入高钾食物等，可导致高钾血症。呕吐、腹泻、钾摄入量不足及使用排钾利尿剂等，可导致低钾血症。慢性肾衰竭患者常出现高磷血症和低钙血症。高磷血症主要与肾小球滤过率下降，尿磷排泄减少有关。血磷升高，可形成磷酸钙在骨与软骨组织沉积，可抑制肾脏的维生素 D 活化功能，可影响肠道对钙的吸收，从而造成低钙血症。

患者有水肿现象，应控制矿物质，尤其是钠的摄入，并限制蛋白质的摄入量；如果水肿程度较轻，可适当摄入适量的低钠盐。患者的肾脏较虚弱，容易影响消化和吸收，不应食用大辛大热、带刺激性、易致过敏的食物，也不要吃补品、补药，尤其是阴虚内热的患者，容易导致上火、过敏、水肿等。患者应补充水分，但不宜过量，否则容易造成身体水肿、血压升高、肺水肿等，通常经口腔摄入的水分约等于全日排尿量加 500mL 为宜。成人慢性肾衰竭患者钠摄入量＜90mmol/d（氯化钠 5g/d）。

三、膳食举例

详见表 10-5。

◈ 表 10-5　肾功能衰竭膳食举例

餐次	食谱
早餐	牛乳(牛奶 200mL,白糖 10g) 馒头(面粉 100g) 西蓝花 100g
加餐	香蕉 200g
中餐	低蛋白米饭 50g 拌番茄(番茄 200g,白糖 20g) 炒冬瓜(冬瓜 200g,花生油 8g)
加餐	苹果 200g
晚餐	低蛋白米饭 50g 素炒鸡毛菜(鸡毛菜 300g,花生油 8g)

四、中医药膳方

五汁饮（《温病条辨》）

【原料】梨汁、荸荠汁、鲜苇根汁、麦冬汁、藕汁或蔗汁。

【用法】取上五汁，临时斟酌多少，和匀凉服。不甚喜凉者，重汤炖温服。

【功效】甘寒清热，生津止渴。治太阴温病，热灼津伤，口渴，吐白沫，黏滞不快者。

学术视野：慢性肾衰竭中西医结合诊疗指南

问题探讨

1. 案例分析

针对案例，请分析患者的饮食宜忌和营养治疗方案。

2. 学习本章后，请思考作为工作人员，如何对泌尿系统的患者开展健康教育工作。

参考文献

[1]　焦广宇，蒋卓勤．临床营养学［M］．3 版．北京：人民卫生出版社，2010.

[2]　周芸．临床营养学［M］．5 版．北京：人民卫生出版社，2022.

[3]　陈佳．肾病综合征中医治疗的研究进展［J］．中国当代医药，2022，29（20）：40-43.

[4]　戴京璋．实用中医肾病学［M］．北京：人民卫生出版社，2002.

[5]　唐琪琳，年莉．中医药治疗肾结石的现代研究概况［J］．西部中医药，2020，33（3）：140-150.

[6]　黄承钰．医学营养学［M］．北京：人民卫生出版社，2006.

[7]　吴国豪．实用临床营养学［M］．上海：复旦大学出版社，2006.

第十一章
肿瘤的营养治疗

学习目标

知识目标： 1. 了解肿瘤患者的发病机理
2. 熟悉肿瘤患者的营养状况评定
3. 掌握肿瘤患者的营养支持方法

能力目标： 1. 能够查阅肿瘤相关材料
2. 能够对肿瘤患者进行营养状况评定
3. 能够根据肿瘤患者的营养状况选择相应的营养支持方法

素质目标： 1. 具有良好的医学人文素养
2. 树立具体问题具体分析的科研精神
3. 具有自主独立解决问题的能力
4. 具有倡导健康生活的良好意识
5. 具有社会主义核心价值观

肿瘤是人体中正在发育的或成熟的正常细胞，在某些不良因素的长期作用下，细胞群出现过度增生或异常分化而生成的新生物，可在局部形成肿块。但它与正常的组织和细胞不同，不按正常细胞的新陈代谢规律生长，变得不受约束和控制，不会正常死亡，导致细胞呈现异常的形态、功能和代谢，以致可以破坏正常的组织器官的结构并影响其功能。

肿瘤有良性肿瘤和恶性肿瘤之分。良性肿瘤对局部的器官、组织只有挤压和阻塞的作用，一般不破坏器官的结构和功能，也很少发生坏死和出血。恶性肿瘤细胞还能向周围浸润蔓延，甚至扩散转移到其他器官组织，继续成倍增生，对人体或生命造成极大的威胁。癌症（cancer）即指所有的恶性肿瘤。癌症的发病率受人体内因和外部环境的影响。癌症的致病内因有：先天性免疫缺陷、遗传因素、内分泌失调、年龄因素和胚胎残存组织等。癌症的致病外因有：化学性因素、物理性因素、生物因素和其他因素等。例如，病毒可引起肿瘤，亚硝胺类化合物、慢性炎症、溃疡、烧伤、紫外线等因素均是诱发癌症的危险因素。

癌症是在环境因素与内在因素的相互作用下分阶段、多步骤产生和发展起来的。越来越多的证据表明，在人类癌症的产生、发展和治疗中，营养是重要因素之一，不合理营养占诱发癌症因素的35%。营养因素可以影响癌症的启动、促进、进展任意一个阶段，而癌症患者的营养治疗在癌症的治疗、预后及癌症患者的生活质量等方面均具有重要作用。

第一节　常见肿瘤

案例点击

患者，男，36岁，于10日前无诱因下出现左上腹部阵发性隐痛并伴有嗳气，进食后疼痛加剧，按压后稍有缓解。无恶心、呕吐。近期无发热，大便量少，小便正常，肛门排气次数频繁，睡眠可，精神可，纳差，发病至今体重减轻2kg。经检查诊断患者为胃癌早期。

患者健康状况分析

序号	主要健康问题	原因分析
1	腹痛、嗳气	胃癌
2	体重减轻	
3	纳差	

一、胃癌

胃癌又称胃腺癌，是起源于胃黏膜上皮的恶性肿瘤，可发生于胃的各个部位，可侵犯胃壁的不同深度和广度。癌组织局限于黏膜内或黏膜下层的称为早期胃癌，已侵入肌层或浆膜、浆膜外者称为进展期胃癌。胃癌是常见的恶性肿瘤，我国胃癌在各种恶性肿瘤中居第一位。好发于50岁以上者，男、女发病率之比为2∶1。

胃癌多见于胃窦部，这个部位的胃癌占胃癌总体人群的一半左右；胃体较少。95%为腺癌，其他有腺鳞癌、鳞状细胞癌、未分化癌及未分化类癌等。

胃癌转移有直接浸润、血行转移、种植转移、淋巴转移四种形式。

1. 病因

胃癌的确切病因尚未明确，其发生与地域环境，饮食生活习惯（如长期食用熏烤、腌制等含亚硝酸盐、真菌毒素、多环芳烃化合物的食物，食物中长期缺乏新鲜蔬菜与水果），吸烟，遗传因素，职业，血型（A型血者多发）及幽门螺杆菌（HP）感染有关。此外，胃息肉、慢性胃炎（尤其是萎缩性胃炎）、胃酸缺乏症、胃部分切除术后残胃炎的患者其胃癌的发病率明显增高，这些疾病称为癌前期病变。

2. 症状

胃癌早期多无明显症状，少数患者有恶心、呕吐或类似溃疡病或消化不良的表现，无特异性。疼痛与体重减轻是进展期胃癌最常见的临床症状。患者出现较明显的消化道症状，如上腹部不适、进食后饱胀、食欲减退，伴有乏力、贫血和体重减轻。胃窦癌可出现幽门部分或完全性梗阻的表现，贲门部或高位小弯侧癌可有进食梗阻感。癌肿如侵袭到血管，则可引起呕血和黑便，亦可发生急性穿孔。晚期，可有上腹部固定性肿块或其他转移引起的症状，如左锁骨上淋巴结肿大，癌性腹水，肝大呈硬结块，直肠或阴道指诊有盆腔或卵巢肿块及恶病质等。

二、肺癌

肺癌（lung cancer）是最常见的恶性肿瘤之一，大多数起源于支气管黏膜上皮。在我国肿瘤死亡率中，肺癌在男性占常见恶性肿瘤的第一位，在女性中占第五位。发病年龄多在40岁以上，发病年龄高峰在60～79岁。

1. 病因

肺癌的病因复杂，至今不完全明确，可能与下列因素有关：

（1）吸烟　长期大量吸烟是肺癌重要的致病因素，大量资料证明80%的肺癌与吸烟有关。吸烟者肺鳞癌和小细胞癌的发病率比不吸烟者高4～10倍。

（2）职业接触　长期接触某些致癌物质如：石棉、氡、铬、镍、铜、锡、砷、放射性粉尘或气体等可诱发肺癌。

（3）大气污染　城市居民肺癌的发病率比农村高，可能与大气污染中的致癌物质含量高有关。

（4）内在因素　家族因素、遗传因素、免疫状态、代谢活动等可能对肺癌的发病有影响。

2. 症状

早期肺癌特别是周围型肺癌可无任何症状。刺激性干咳或有少许白色泡沫样痰，痰中带血丝或间断的少量咯血和胸痛是肺癌的主要症状。肺部感染、肿瘤坏死组织吸收和肿瘤组织分泌致热原均可以引起发热。肿瘤造成较大支气管不同程度的阻塞，发生阻塞性肺炎或肺不张时可出现胸闷、哮喘、气促。

肺癌晚期压迫、侵犯邻近组织和器官时可出现声音嘶哑、膈神经麻痹、霍纳（Horner）综合征、吞咽困难、上腔静脉综合征、胸水等症状。

部分患者可有肺外非转移性的全身症状，常见有杵状指、骨关节病、重症肌无力、库欣（Cushing）综合征、男性乳腺增大等症状，手术切除肿瘤后这些症状多可以消失。肿瘤发生远处转移时按侵入脏器的不同可产生不同的症状。

三、肝癌

原发性肝癌简称肝癌，是指由肝细胞或肝内胆管上皮细胞发生的恶性肿瘤，分为肝细胞肝癌、肝内胆管细胞癌、混合型肝癌。肝癌是我国常见恶性肿瘤之一，其死亡率在消化系统恶性肿瘤中仅次于胃癌和食管癌，列第三位。我国每年约有11万人死于肝癌，占全球肝癌死亡数的45%左右，可发生于任何年龄，以40～49岁最多，男、女之比为5∶1。

1. 病因

肝癌的病因和发病机制尚未完全明确。我国肝癌的主要发病因素有：

（1）肝炎病毒感染　慢性病毒性肝炎是肝癌发病最主要的因素。流行病学调查显示，肝癌高发区人群乙型肝炎表面抗原（HBsAg）阳性率高于低发区，肝癌患者血清乙型肝炎标志物的阳性率高达90%以上。乙型肝炎病毒（HBV）感染到慢性肝炎，到肝硬化，到肝癌是最主要的发病机制。

（2）食物及饮水　长期酗酒导致酒精性肝病，在此基础上的肝纤维化及肝硬化过程都可能引发肝癌。HBV及丙型肝炎病毒（HCV）感染者经常饮酒，将加速肝硬化的形成和发展，促进肝癌的发生。长期进食霉变食物（粮食受黄曲霉毒素污染）、含亚硝胺食物，食物缺乏微量元素及饮用被蓝绿藻类毒素污染的水等都与肝癌发生有密切关系。

（3）其他　遗传因素与肝癌的家族聚集现象，不同种族人群肝癌发病率不同。

2. 症状

起病隐匿，早期缺乏典型症状，本病常在肝硬化的基础上发生，或者以转移病灶症状为首发表现。当出现症状时多已是中晚期。

（1）肝区疼痛　是肝癌最常见的症状，常为首发症状。多呈持续性胀痛或钝痛，是由于肿瘤增长迅速而牵拉肝包膜所致。当肝表面癌结节破裂，坏死的血液流入腹腔而引起肝区突然剧痛并迅速波及全腹，可出现腹膜刺激征及血性腹水。如癌肿生长缓慢，则可完全无痛或仅有轻微钝痛。

（2）黄疸　一般出现在肝癌晚期，可因肝功能异常引起肝细胞性黄疸，亦可因肿瘤压迫胆道引起梗阻性黄疸。

（3）全身表现　有进行性消瘦、发热、食欲不振、乏力、营养不良和恶病质等。

（4）伴癌综合征　主要表现为自发性低血糖症、红细胞增多症；其他罕见的有高钙血症、高脂血症、类癌综合征等。

（5）转移灶症状　向肺部转移可出现咯血、胸痛；转移至胸腔可出现胸水（右胸多见）；骨骼或脊柱转移可有局部疼痛、压痛或神经受压症状，也可有骨折、截瘫；颅内转移可出现神经定位征。

四、乳腺癌

乳腺癌是女性常见恶性肿瘤，我国乳腺癌发病率逐年呈上升趋势。乳腺癌好发年龄为40～50岁，近年来发病趋于年轻化，男性也可患乳腺癌，约占1%。

1. 病因

病因尚未完全明确。相关因素有：

（1）内分泌因素　雌激素与乳腺癌发病明显相关，催乳素在乳腺癌发病过程中有促进作用。月经初潮早于12岁、停经迟于55岁、未婚未育、第一胎生产迟于35岁者及生育后未哺乳女性发病率较高。

（2）饮食与肥胖　长期高脂高热量饮食、肥胖的妇女，发病率明显增高。

（3）电离辐射　胸部多次小剂量或一次大剂量暴露于放射线下，患乳腺癌的危险性升高。

（4）其他　乳腺癌家族史、乳腺良性肿瘤病史、长期服用避孕药物、环境污染、经常吸烟饮酒、精神长期紧张或压抑等均是乳腺癌发病的相关因素。

2. 症状

早期无明显症状，约90%患者为无意中自己发现或经体检发现乳腺内无痛性包块，其中在外上象限者居多。少数患者因乳头溢液、乳头糜烂、皮肤红肿就诊。个别患者发现较晚，如癌细胞侵入大片皮肤，可出现多数小结节，甚至彼此融合。有时皮肤可溃破而形成溃疡，这种溃疡常有恶臭，容易出血，可伴有较剧烈的疼痛。

体格检查于乳腺内可触及形状不规则的肿块，与周围组织界限不清，质硬，表面不光滑，难以推动。肿瘤侵犯乳房悬韧带（也称 Cooper 韧带）时牵拉表面皮肤可出现凹陷（酒窝征），也可出现乳头内陷。肿瘤与皮肤广泛粘连时可因淋巴回流受阻而出现橘皮样外观。炎性乳腺癌常有皮肤红肿、局部温度升高等类似炎症的表现。

学术视野：未来十年 10 大抗癌策略

问题探讨

1. 案例分析

分析患者状况，并为其提出解决方案。

2. 我国肝癌的发病因素有哪些？

第二节　肿瘤患者的营养治疗

案例点击

患者，男，55 岁，右上腹疼痛。患者于 40 日前无明显诱因出现右上腹疼痛，呈持续性钝痛，以夜间为明显，不伴有发热及恶心、呕吐等表现。患者自发病以来疼痛逐渐加重，且出现乏力、腹胀、食欲下降，体重下降约 3kg，有乙型肝炎病史十余年，未规范治疗。

患者健康状况分析

序号	主要健康问题	原因分析
1	右上腹疼痛	原发性肝癌
2	体重下降	
3	乙型肝炎病史十余年	

一、肿瘤患者临床营养状况评定

肿瘤发病率及死亡率均逐年上升，在肿瘤患者中营养不良不仅发病率高，还会增加并发症发病率和病死率，降低患者生存质量，延长住院时间，削弱治疗效果及缩短生存时间等。研究显示，约 20% 恶性肿瘤患者的直接死亡原因是营养不良而非肿瘤本身。营养评定对肿瘤患者是非常重要和必要的，对处于营养不良高风险和营养不良的患者人群，可以起到帮助患者选择正确营养治疗方法的作用。

在患者初诊和每一次复诊进行营养干预以前需对患者进行营养状况评定以决定治疗方案。由中华医学会肠外肠内营养学分会制订的《肿瘤患者营养支持指南（2017 版）》建议：

肿瘤患者一经确诊，即应进行营养风险筛查及营养评定，包括饮食调查、体重丢失量、体检、人体测量及实验室检查。营养风险筛查及营养评定在肿瘤患者治疗过程中应多次进行。

目前临床上常用的营养诊断工具包括营养风险筛查 2002（NRS 2002）、微型营养评估（MNA）、营养不良通用筛查工具（MUST）、主观全面评定（SGA）、患者参与的主观全面评定（PG-SGA）等。其中 SGA 是临床营养评估的金标准，PG-SGA 是肿瘤患者首选营养评估工具，MNA 是老年人首选营养评估工具。

患者参与的主观全面评定（patient-generated subjective global assessment，PG-SGA）是在主观全面评定（subjective global assessment，SGA）基础上发展而成的，是专门为肿瘤患者设计的营养状况评估方法。临床研究提示，PG-SGA 是一种有效的肿瘤患者特异性营养状况评估工具，因而得到美国营养师协会等单位的大力推荐，亦得到中国抗癌协会肿瘤营养与支持治疗专业委员会的推荐，是推荐用于肿瘤患者营养评估的首选方法。

PG-SGA 由患者自我评估及医务人员评估两部分组成，具体内容包括体重、摄食情况、症状、活动和身体功能、疾病与营养需求的关系、代谢方面的需要、体格检查 7 个方面，前 4 个方面由患者自己评估，后 3 个方面由医务人员评估。总体评估结果分为定性评估和定量评估两种。定性评估将肿瘤患者营养状况分为 A（营养良好）、B（可疑或中度营养不良）、C（重度营养不良）三个等级。定量评估为将 7 个方面的计分相加得出最后积分，根据最后积分将患者分为 0～1 分（无营养不良）、2～3 分（可疑或轻度营养不良）、4～8 分（中度营养不良）、≥9 分（重度营养不良）。

二、营养支持的决定

原则上所有存在营养不良的肿瘤患者均需营养支持。一般临床上可分为四种情况。第一种情况是在开始治疗前就需营养支持，通常指已经存在营养不良现象，且患有特殊种类肿瘤，包括患食管癌、胃癌、头颈部肿瘤的患者。这些患者接下来常需接受放疗、化疗或手术治疗，很容易加重营养不良，需要在治疗前接受肠内或肠外营养以纠正其营养不良，改善创口愈合或减少并发症。第二种情况是在治疗中加用营养支持，如食管癌在放疗中常发生一过性的完全梗阻以致需要静脉营养。其他肿瘤患者在化疗中如有严重恶心、呕吐发生也需进行营养支持。第三种情况是在治疗后的患者中因治疗所致发生营养不良，或因治疗并发症的发生而需营养支持。前者如颈部或上消化道的手术以后，后者包括外科术后的各种并发症。最后一种情况是各种进展期的患者，大多伴有营养不良，给予营养支持可以减少患者痛苦、耐受治疗和提高生活质量。

终末期肿瘤患者的营养支持是一个复杂问题，涉及面广。患者接近生命终点时，已不需要给予任何形式的营养治疗，仅需提供适当的水和食物以减少饥饿感。但受传统观念与文化的影响，是否需要积极的营养支持仍是有争论的问题，一般要听取患者本人和家属的意见，并根据是否还有治疗手段来决定。

三、营养支持方法

肿瘤患者处于慢性消耗状态，当不能或不愿意进食以满足营养需求时，应考虑通过各种途径进行营养支持。营养治疗应该遵循阶梯原则，首先选择营养教育和饮食指导，合理经口进食，在强化饮食指导仍无法经口摄入足够营养时，鼓励口服营养补充（ONS）；对经口进食受限者，应积极开放并维持经口进食通路；口服不足或不能时，用管饲补充或替代；管饲仍然不能满足营养需求时，应加用肠外营养以补充肠内营养的不足；完全不能进行肠内营养时使用全肠外营养。

1. 口服营养补充与四类基本食物

口服营养补充作为一种常见的日常饮食外营养补充手段，被广泛应用于肿瘤患者的营养补充。ONS 的效果已经得到大量研究证实，在绝大多数情况下它是保证生存质量的最好营养方式。

已经证实有 50 多种不同的营养素是保证身体健康所需要的，营养学家制订了便于使用的普及指导材料，以帮助选择每天的食物。应用最广泛的是为健康人制订的“四类基本食物方案”。

把食物分成四类，并分别规定了一个适合健康成人的最小需要量，手术或体重减轻时，这些需要量显然要有相应的增加。

(1) 蛋白质类　富含蛋白质的食物有豆类、蛋类、肉类、坚果等。这类食物是蛋白质的主要来源，同时还富含 B 族维生素和铁。四类基本食物方案要求每天有两份蛋白质类食物。

每一份是：1 杯豆类，2 个蛋，100g 左右的肉，或 4 汤匙的花生酱。

(2) 乳类　乳类食物包括所有的乳制品，如乳酪、奶粉、炼乳、牛奶、冰激凌。乳类食物是蛋白质、维生素 A、B 族维生素和钙的重要来源。四类基本食物方案要求每天有两份乳类食物。

每一份是：30g 干酪或 100g 软干酪，半杯炼乳，1 杯半冰激凌，1 杯牛奶。

(3) 蔬菜水果类　包括所有的水果及蔬菜。这类食物能供给人体所需要的维生素及矿物质。要求每天有四份蔬菜水果类食物，其中一份是富含维生素的水果（如橘子或柚子等），另一份是富含大量维生素 A 的深绿色或深黄色的蔬菜。

每一份是：1 个中等大小的新鲜水果，半杯果汁或半碗蔬菜。

(4) 米面类　米面类食物有面包、饼干、麦片、米饭等。这类食物为人体提供碳水化合物、B 族维生素和铁。碳水化合物是能量的主要来源。要求每天有四份米面类的食物。

每一份是：1 片面包，1 杯干麦片，2 块粗面粉饼干，半杯煮面条或米饭。

除了以上四类基本食物外，每天还应当摄入适量的脂肪或油类，如黄油、人造黄油、奶油、蛋黄酱、色拉调味油或植物油，这类食物供给人体能量和维生素 E。此外，维生素和矿物质也必须从膳食中补充。对于大部分可以摄食平衡饮食的患者来说没有必要再另外补充维生素和矿物质。而对于不能进食平衡饮食，或食欲缺乏、吸收不良等肿瘤患者，可适当补充维生素和矿物质。如果患者需要服用比推荐量还高的治疗剂量的维生素，应该作为一种药物由医生开处方。患者自己滥服维生素是危险的，水溶性的维生素可通过尿排出体外，但脂溶性的维生素会沉积在组织中，造成中毒现象。另外必须指出，一些用大剂量维生素或用矿物质来治疗肿瘤的说法，都是没有充分科学根据的。许多著名专家认为，大量服用任何维生素对于肿瘤治疗都没有好处。

2. 全肠内营养

全肠内营养（TEN）指在完全没有进食条件下，所有的营养素完全由肠内营养制剂提供的一种营养支持疗法。对无法经口进食，但其消化功能正常患者宜通过 TEN 给予营养支持。如食管癌完全梗阻、吞咽障碍、严重胃瘫患者，TEN是理想选择。营养不良条件下的TEN实施，多数需要管饲，常用的喂养途径有鼻胃管和鼻肠管。管饲一般可在4周内短期应用，超过4周要考虑胃、肠造瘘。另外，在食管完全梗阻的条件下，优先选择胃、肠造瘘。

3. 全肠外营养

全肠外营养（TPN）是指对肠内营养存在禁忌证或重度肠功能衰竭的患者，通过胃肠道以外的途径，即周围静脉或中心静脉将营养液以浓缩的形式输给患者。当患者的胃肠道完全不能使用或失去功能时，TPN是患者获得营养来源并借此生存的唯一方法。但如果缺乏有效的抗肿瘤治疗，营养不良的患者极少甚至不能从TPN中获得好处。目前对癌症终末期患者是否采用TPN，仍应考虑多方面因素，许多学者持否定态度。

四、营养成分的补充

1. 水

大多数肿瘤患者没有额外的水分丧失，不需要特别补液。水的不足大多由治疗的副作用所致，如外科术后的胃肠减压、放疗所致的放射性肠炎及化疗所致的恶心、呕吐，这种情况下可以适当补液。

2. 能量

在肿瘤生长和抗肿瘤治疗的双重作用下，恶性肿瘤患者的能量代谢产生变化，且具有其特殊性。确定能量需要量应当依据疾病情况、患者基础代谢状况、生理指标情况、身体活动能力等进行个性化评估，以确定适宜的能量目标需求量。中国抗癌协会肿瘤营养与支持治疗专业委员会建议采用20～25kcal/(kg·d)计算非蛋白质热量（肠外营养），采用25～30kcal/(kg·d)计算总热量（肠内营养），同时兼顾患者的应激系数、年龄系数及活动系数。不同类型的肿瘤患者的能量代谢不同，血液系统肿瘤患者常有较高的代谢率，可用35～40kcal/(kg·d)计算总热量，少数高代谢患者可多至80～100kcal/(kg·d)。

3. 蛋白质

肿瘤患者推荐提高蛋白质摄入量，尤其是提高优质蛋白摄入比例。肝肾功能无明显异常者，蛋白质供给量建议1.2～1.5g/(kg·d)，根据营养消耗程度和患者肝肾功能状态可达到2.0g/(kg·d)。

4. 维生素

多种维生素缺乏与肿瘤的发生发展密切相关，如鳞状细胞癌患者常见维生素A的缺乏，乳腺癌和膀胱癌患者常见维生素B_6的缺乏。肿瘤患者因为营养摄入受限、机体消耗增加等诸多因素，有较大可能反过来导致维生素缺乏。但一般来说肿瘤患者的维生素补给量约等于生理剂量，如不存在明确的维生素缺乏，不推荐大剂量补充维生素。

5. 微量元素

多项流行病学研究结果显示，微量元素与多种肿瘤的发病有密切关系，消化道肿瘤、肺癌、肝癌、乳腺癌等常见恶性肿瘤患者的血硒、锌水平低于健康人群。此外，在肿瘤治疗过程中，机体微量元素的水平与放化疗效果、耐药及药物不良反应也有密切联系。建议参考《中国居民膳食营养素参考摄入量（2023版）》，摄取符合生理需要量的矿物质，在无明确缺乏症状的情况下避免使用高剂量矿物质补充剂。

学术视野：肿瘤患者营养支持重要性

问题探讨

1. 案例分析

分析患者状况，并为其提出解决方案。

2. 肿瘤患者营养治疗应遵循什么原则？

参考文献

[1] 闫金辉．临床医学概要［M］．北京：中国中医药出版社，2018.
[2] 周蕾．临床疾病概要［M］．北京：人民卫生出版社，2018.
[3] 张爱珍．医学营养学［M］．4版．北京：人民卫生出版社，2020.
[4] 中国抗癌协会肿瘤营养专业委员会，中华医学会肠外肠内营养学分会．中国肿瘤营养治疗指南（2020）［M］．北京：人民卫生出版社，2020.

第十二章
营养教育与营养咨询

学习目标

知识目标： 1. 了解营养教育和营养咨询的意义
2. 掌握健康人群和患病人群营养教育的内容
3. 掌握健康人群和患病人群营养咨询的内容

能力目标： 1. 能够为患病人群提供正确的营养教育
2. 能够为患病人群提供正确的营养咨询

素质目标： 1. 具有传承中国饮食文化的精神
2. 在膳食结构与平衡膳食中做到科学合理、敬业奉献
3. 具有守正创新意识和吃苦耐劳、爱岗敬业的职业精神
4. 具有使人人享有卫生保健的使命感和服务健康中国的责任意识
5. 具有崇尚科学、救死扶伤、慎独严谨意识

营养教育和营养咨询是通过营养信息的交流，帮助个体或群体获得食物与营养知识，培养健康生活方式的活动与过程。对现代人群的身心健康具有重要的指导作用。

第一节　健康人群的营养教育与咨询

案例点击

患者，男，20岁，某校大二学生，身高178cm，体重85kg。日常饮食以油炸食品、碳酸饮料为主，蔬菜摄入不多，水果从来不吃。饮食也极不规律，经常不吃早饭。半年后，患者体重降至65kg，逐渐出现心慌、胸闷、气短等健康问题。

患者健康状况分析

序号	主要健康问题	原因分析
1	心慌	饮食不规律，缺乏健康意识
2	胸闷	
3	气短	
4	体重下降	

一、营养教育和咨询的概念

营养教育（nutrition education）是以改善人们营养状况为目标，通过营养科学的信息交流，帮助个体和群体获得食物与营养知识，形成科学合理饮食习惯的教育活动和过程。

营养咨询（nutrition consultation）就是营养咨询工作者对咨询者进行营养分析的过程。在营养咨询工作者的指导下，咨询者可以通过这个过程获得改善健康的信息，进而达到改善健康的目的。

二、营养教育和咨询的意义

营养教育是依照个体和群体的需要、食物的来源，通过教育活动使人们理解并提高其对营养的认识，帮助个体和群体获得食物与营养知识，从而转变态度，逐渐形成科学的、合理的饮食习惯，并付诸正确的行动，以达到改善人们营养与健康状况和提高生活质量的目的，是健康教育的重要组成部分。

随着生活水平的提高，人类的饮食组成不断地转变，由于饮食营养不够合理而导致的疾病与日俱增，营养不良和营养过剩并存。如何吃得科学、吃得符合饮食营养原则，并非人人皆知，因此有必要对健康人群及患病人群进行饮食营养知识教育和帮助，提倡合理营养与合理饮食，这就是营养咨询的内容。随着人们对健康的认识程度的提高，营养咨询逐渐成为人们判定自身营养状况、获取营养知识、得到膳食指导、学习相关技能的最直接、最简单和最可行的方式之一。营养教育的开展需要依靠营养咨询的进行。

三、营养教育和咨询的内容

1. 营养教育的内容

（1）营养教育的目的　通过有计划、有组织、有系统和有评价的营养教育活动，达到改善、维护、促进个体和社会的营养健康状况的目的。具体包括：

① 提高各类人群对营养与健康的认识。

② 消除或减少不利于健康的膳食营养因素。

③ 改善营养状况。

④ 预防营养性疾病的发生。

⑤ 提高人们的健康水平和生活质量。

概括地说，营养教育既要传播营养方面的知识，也应传授相关的操作技能，更应提供改善营养的服务。大量调查研究表明，营养教育是一项具有多途径、低成本和覆盖面广等特点，并且能最大程度提高居民营养水平和提高国民健康素质的好方法。

（2）营养教育的对象

① 按照教育对象的健康及营养不良程度，可分为健康人群、亚健康人群和患病人群。

② 按照教育对象的数目，可分为个体和群体。

③ 按照教育对象所处的场所，可分为个人、群体、组织、社区和社会等不同层面。个

体主要指从事公共营养和临床营养工作的对象。各类组织机构包括学校、部队或食品企业。社区包括街道、居委会、餐馆、食品店、社区保健等各种社会职能机构。社会层面包括相关社会各界及政府部门的有关领导和工作人员。

（3）营养教育的主要工作领域

① 广泛的开展群众性营养宣传活动，对广大居民进行营养健康知识的普及，倡导合理的膳食模式和健康的生活方式，纠正不良饮食习惯等营养教育活动。

② 以营养相关行业的从业人员为目标人群，如农业、食品加工业、餐饮业、商业及医疗卫生、疾病控制、社区保健服务业等部门的工作者，有计划地进行营养知识、营养教育方法、食品监督等方面的培训。

③ 对重点人群进行规范的营养教育，如将营养知识纳入中小学的教育内容和教学计划，安排一定课时的营养知识教育，使学生懂得平衡膳食的原则，培养良好的饮食习惯，提高自我保健能力。

④ 将营养工作内容纳入到初级卫生保健服务体系，提高初级卫生保健人员及其服务居民的营养知识水平，合理利用当地食物资源改善营养状况。

（4）营养教育的主要内容　根据我国目前的情况，营养教育包括以下两个方面的内容。

① 一般性的营养知识教育　即营养知识普及教育，使民众明确营养与健康的关系，了解主要营养素的生理作用和不同人群的需求情况及主要的食物来源，能指导自己在日常膳食中如何注重食物的营养评价和种类、数量、质量的搭配。

② 饮食文化教育　我国的饮食文化因其源远流长、绚丽多彩而著称于世。虽然菜系众多，风味鲜美，但我们应该以科学的态度对其进行研究评议，以取其精华，去其糟粕地继承。在我国的饮食文化中，一些名不副实的高贵食品，如海参、鱼翅、熊掌、猴头之类，其实际营养价值如何，都有重新评价的必要。除此之外，我国部分省市已出现食物消费特别是肉食消费增长过猛的趋势，部分人群营养过剩，而青少年又有能量摄入不足的倾向，需尽早大力加以调控。为此，要强化实施膳食营养平衡的指导原则，对这类地区和人群要调整动物性食品的结构，降低动物性脂肪的摄入量，平衡膳食能量，按照营养科学目标安排食物结构。在消费水平偏低的一般地区，尤其是农村，我们需要引导其提高合理的消费水平和膳食营养质量，科学地指导和经济安排每日膳食，花较少的钱摄入更多的营养素。

（5）营养教育的实施步骤　一个完善的营养教育项目应当包括下述六个方面的工作。

① 了解教育对象　对待教育的目标人群进行简略的调查和评估，发现和分析其主要的营养健康问题，以及其对生活质量的影响；进一步从知识、态度、行为等方面分析问题的深层次原因；同时对与营养有关的人力、财力、物力资源，以及政策和信息资源进行了解和分析；指导该人群在膳食营养方面哪些行为可以改变，哪些行为不能改变或很难改变，以便充分认识教育对象特别需要的营养健康信息，为制订计划提供可靠依据。

② 制订营养教育计划　为确保某项营养教育活动有依据、有针对性、有目标地进行，必须设计具体的营养教育计划。首先根据与知、信、行（即知识、态度、行为，knowledge、attitude and practice，KAP）关系的密切程度、行为的可改变性、外部条件、危害性及受累人群数量，确定优先项目。在此基础上确定营养干预目标，包括总体目标与具体目

标。接着制订传播、教育策略及实施计划，包括确定与分析目标人群、实施机构和人员、教育内容及活动日程等。

另外，还需要预先制订评价计划，包括评价方法、评价指标、实施评价的机构和人员、实施评价的时间及结果的使用等。经费预算也是制订计划所不可忽略的重要内容之一。

③ 确定营养教育途径和资料　根据设计计划，在调查研究的基础上，明确教育目标和教育对象，选择适宜的交流途径，制作有效的教育材料。为此需要考虑以下几个方面的内容：a. 确认是否有现成的、可选用的营养教育材料。能收集到相关的营养宣传材料可直接选用，如果收集不到，可以自行设计制作，如小册子、宣传海报、横幅、传单等。b. 确定对教育对象进行营养教育的最佳途径。宣传途径包括个体传播、面对面交流、讲座、现场培训、大众传播等。c. 确定营养教育最适合的宣传方式。宣传方式包括小册子、光盘、讲座、现场培训等。

④ 教育的前期准备　首先根据要求编写相关的营养教育材料，要求内容科学、通俗易懂、图文并茂。为了宣传材料的内容准确、合适，在大多数设计工作完成后，还需要对准备好的宣传材料进行预试验，以便得到教育对象的反馈意见，进行修改完善。这时需要进行下列工作：a. 了解教育对象对这些资料的反应、意见和要求，对宣教内容、形式、评价等有何修改意见。b. 了解教育对象能否接受这些信息，能否记住宣传的要点，是否认可这种宣传方式，一般可采用专题小组讨论或问卷调查等方式了解有关情况。c. 根据教育对象的反应，需要对教育资料的形式做哪些修改。d. 需要考虑好信息如何推广，材料如何分发，如何追踪执行。

⑤ 实施营养教育计划　实施营养教育计划，包括确定宣传材料和活动时间表，让每个工作者都明白自己的任务，并通过所确定的传播途径把计划中要宣传的营养内容传播给教育对象。在教育传播的过程中，要观察教育对象对宣传材料的反馈，他们愿意接受还是反对这些新知识，如果反对，原因是什么，要按每一步骤查找原因，以便及时进行纠正。

⑥ 教育效果评价　通过近期、中期和远期的效果评价说明营养教育的效果。近期效果指短期内目标人群的知识、态度、信息、服务的变化。中期效果指行为和相关危险因素的变化。远期效果指人们的营养健康状况和生活质量的变化。例如，反映营养状况的指标有身高、体重变化，影响生活质量变化的指标有劳动生产力、智力、寿命、精神面貌的改善及保健、医疗费用的降低。

根据以上几个方面的内容，以目标人群的营养知识、态度和行为的变化为重点，写出营养教育的评价报告。通过上述评价，将取得的经验总结归纳，以便进一步推广。

2. 营养咨询的内容

营养咨询是通过营养咨询工作者对咨询者进行营养分析，在营养咨询工作者对健康人群和患病人群进行饮食营养知识教育和帮助，提倡合理营养与合理饮食的指导下，咨询者可以获得改善健康的信息，进而达到改善健康的目的。

营养咨询的范畴包含营养状况调查、饮食调查、能量消耗调查、营养缺乏症的调查及实验室的检查等。咨询对象可以是健康人群、亚健康人群、患病人群。不同人群营养咨询的重点不一样，例如门诊患者主要是进行饮食营养指导，加强饮食保健意识；住院患者则应给予相应的治疗饮食，并和临床医生取得联系，观察饮食治疗的效果。个人营养咨询包括营养体格状况检查、饮食营养史调查及必要的实验室检查，以此做出营养状况评价，然后提供营养咨询意见。

在健康人群中主要采用SOAP营养咨询方法，其为目前国外比较流行的营养咨询方法，其主要内容分为主观询问（subjective）、客观检查（objective）、营养评价（assessment）和营养计划（plan）四个部分。

（1）主观询问　主观询问是指营养咨询工作者要询问来访者的饮食营养状况，包括其饮食史、饮食习惯嗜好、餐次和分配比例、有无偏食、烹调加工方法等情况。如来访者无法描述，则需要对其进行膳食营养调查。

（2）客观检查　客观检查是指来访者的营养状况检查，包括3个方面：

① 体格测量，如身高、体重、三头肌皮褶厚度、上臂围等。

② 实验室检查和辅助仪器检测，如血液、尿液、头发检测及X射线检查等。

③ 营养不良体征检查。

（3）营养评价　营养评价是根据主观询问和客观检查，对服务对象进行全面的评价。如首先参考《中国居民每日膳食营养素参考摄入量标准》，对饮食调查结果进行评价，即首先了解食物结构是否合理，各种营养素是否满足机体需要等，随后根据服务对象营养状况的检测结果评价其当前的营养状况。

（4）营养计划　营养计划是结合来访者的营养状况、生理特点、经济条件和饮食习惯等，在饮食原则方面给予指导，包括饮食禁忌、食物种类的选择、食物数量的调整、食物的等价互换、参考食谱及注意事项等。

作为营养教育和咨询工作者，需要具备的知识和能力如下：

① 掌握营养与食品卫生学、食品学、预防医学、卫生经济学等方面的专业理论知识。

② 了解社会、经济、有关政策及文化因素对膳食营养状况的影响。

③ 具有社会心理学、认知、教育及行为科学的基础。

④ 具有传播营养知识的能力。

⑤ 有一定的现场组织协调和研究能力。

学术视野：大学生营养健康状况与受教育情况

问题探讨

1. 案例分析

分析案例中患者的健康问题。

2. 谈谈健康人群的营养教育原则。

3. 谈谈针对健康人群开展营养教育和营养咨询的意义。

第二节　患病人群的营养教育与咨询

案例点击

患者，女，68岁，某村村民，小学学历，家境贫寒。年轻时过度劳累，不按时吃饭，得了胃病，没有接受正规治疗。近半年来，患者身体状况越来越差，烧心、恶心、呕吐等现象越来越严重。

患者健康状况分析

序号	主要健康问题	原因分析
1	烧心	过度劳累，饮食营养情况差
2	恶心	
3	呕吐	

一、患病人群的营养教育

1. 疾病对营养的影响

患病人群的营养教育需要关注所患疾病对营养是否会造成影响，如肿瘤的化学治疗和放射治疗会引起食欲降低和胃肠道消化吸收功能障碍，进而引起营养不良（低蛋白质血症、电解质紊乱等），影响治疗效果，导致住院时间的延长。

2. 患病人群的膳食原则

① 保持膳食平衡，根据病情选择食物。每日饮食中均应含五类食物，即谷类和薯类、肉禽蛋类、蔬菜类、奶类及豆类、水果类。

② 应遵循“高蛋白、高能量、高矿物质、高维生素、低脂肪、低盐”即“四高二低”的膳食原则。高蛋白包括瘦肉、鸡鸭鱼类、蛋类、奶类、豆类及其制品；高能量包括鸡蛋、牛奶、蛋糕、奶油、坚果、香蕉等；高矿物质包括木耳、香菇、芦笋、海带、紫菜、坚果、南瓜及动物内脏、海产品等；高维生素包括动物肝脏、禽蛋豆类、谷物及牛奶、鱼肝油、西蓝花、菠菜、空心菜、胡萝卜、红心红薯、柿子、松果、杏、卷心菜、菜花、番茄、苋菜、芹菜、辣椒、猕猴桃、红枣、山楂、橘子、橙子、柚子、植物油、麦胚、坚果等；低脂肪以谷类、蔬菜、水果为主，配以容易消化的鸡肉、鱼肉和鸡蛋等；低盐饮食是指限制盐量摄入，如饮食过咸，容易引起水钠潴留，加重患者的心肾负担，不利于患者的康复。

3. 针对性地进行膳食营养教育

根据患者的病情及患病所引起的症状，亦可有针对性地进行膳食营养教育。如对营养不良的患者，应鼓励进食，不足部分由特殊医学用途食品补充；对超重及肥胖患者，应限制能量及营养素的摄入，养成良好的饮食和生活习惯；对口腔炎、口干的患者应多喝水，另外饮食中可增加一些滋阴生津的食物，如梨汁、橙汁、橄榄、酸梅汤、无花果、罗汉果等；对食道炎导致吞咽困难的患者，可以给流食或者半流食，如牛奶、鸡蛋羹、米粥、果蔬汁等，避免过冷、过热、酸辣等刺激性食物。

4. 特殊性的营养支持

如果患者进食困难，进食过少超过7～10日或者预计不能进食超过7日，则需要根据患者的疾病情况制订个体化的营养支持方案，如口服或管饲补充肠内营养制剂或静脉营养支持等。具体营养治疗方案建议在营养门诊咨询临床营养医师。

二、患病人群的营养咨询

患病人群的营养咨询应根据病种进行。

1. 患病人群的营养咨询形式

① 由各病区护理部组织，利用讲座、答疑的方式进行特殊疾病的营养咨询。

② 根据"世界日"，如"高血压日""糖尿病日""肾病日"等，联合临床科室组织义诊。

③ 利用电台、电视台、报纸、杂志等媒体进行疾病的营养咨询。

2. 患病人群的营养咨询注意事项

① 咨询者的仪表整洁。

② 内容应生动、通俗易懂，科学性强。

3. 其他步骤

除 SOAP 营养咨询方法外，还应包括收集病史、采集饮食史、饮食调查、诊断和营养评价程序等内容。

（1）收集病史　影响患病人群营养状况的因素，可包括何种营养素缺乏，有关的心理和社会因素（如饮酒、吸烟、经济状况、罹患急性和慢性病），与营养可能有关的药品，与营养有关的其他病史。了解对患病人群已产生的影响，或是可能产生的影响，或是可能产生影响的资料，包括药物作用、诊断过程、外科手术和治疗情况（如化学治疗和放射治疗）等。了解饮食营养史，收集患者的一般健康状况、饮食习惯和饮食方式等资料，包括生活习惯，食物购买力，吃零食情况，进餐地点，饮食嗜好，食物过敏，过去的饮食制度，维生素、矿物质及微量元素的补充情况，口味的变化，服用未经处方的药物，体重改变，排便习惯，锻炼和活动情况等。

（2）采集饮食史　营养咨询所采用的咨询形式很多，对于不同的目的可选用不同的方法进行营养筛查，发现高危人群，优先进行营养治疗。根据咨询对象的饮食习惯，用简单的方法让患者或其家属懂得如何具体进行饮食营养干预，并尽可能地配合，这样才能保证营养咨询的效果。咨询方法有 24 小时回顾法、经常性进食状况调查、食物频率法和食物记录法等。饮食结构评价用食物成分表或营养计算软件计算营养素的摄入量，将结果与推荐的营养素参考摄入量进行比较，以评价患者的饮食是否合理。

（3）饮食调查　饮食调查即饮食营养调查，这是营养咨询的基础，通过调查可了解不同地区、不同生活条件下特定的人群或个人的饮食习惯、日常所食的食物种类和数量，根据食物成分表计算每人每日各种营养素的平均摄入量，与有关的标准进行比较，为改进食物的结构和合理营养及合理饮食提供科学依据。通常将饮食调查分为个人调查和团体调查两种。

（4）诊断　有某种营养素缺乏的典型症状时，缺乏症的诊断并不困难，如同时有表皮角化和眼结膜干燥，便可诊断为维生素 A 缺乏。但如只有单一症状，则不能轻易做出诊断，因许多疾病的症状相似，特别是营养缺乏病早期，应结合其检查再做合理的诊断。以下原则可供参考：

① 如同一单位有多人出现某种营养素缺乏的相同体征，且此种营养素摄取不足，则可明确地诊断为某种营养素缺乏。

② 有某种营养素缺乏所表现出两个以上的体征或症状，即可明确诊断为某种营养素的缺乏。同一单位有许多人发生，更有诊断价值。

③ 有营养素缺乏的体征个别出现时，可作为某种营养素缺乏的参考，同单位多人发病，则有较大诊断价值。正确诊断应结合膳食调查、生化检验及必要的试验治疗，才能做出综合性结论。当然，有些营养缺乏病也可能是食物消化、吸收和利用不好或其他疾病引起，因此在诊断时还应考虑是原发性还是继发性营养缺乏病。

检查前应做好准备工作，如统一方法、准备体检表和器材、确定检查次序、人员分工等，以免检查时忙乱；体检用房要光线充足，最好是自然光，冬季室内应取暖；体检要仔细，抓住重点，营养缺乏病的体征多发生于上皮组织，而且检查时易于发现，故应作为重点；记录符号要统一、明了，以免统计时产生疑问。

(5) 营养评价程序　对不同的咨询对象可采用相应的方法进行，一般按照一定的程序，以免遗漏体征或误诊，然后根据结果选择营养治疗方案。可按以下顺序检查是否有下列情况。

① 近期体重减轻 4.5kg 以上，淋巴细胞总数少于 1.5×10^9/L，病程超过 3 周，血清白蛋白低于 35g/L。近期是否曾做手术或需做手术，如有则延期做选择性手术及治疗，如无则按病情进行治疗。

② 人体测量的所有结果是否小于标准值 85%，如有则应检查氮平衡和血清白蛋白含量。

③ 如肌酐身高指数小于标准值 60%，皮肤试验阴性，血清铁蛋白小于 1.5g/L，应暂停选择性手术，直到营养状况改善。

学术视野：我国学生营养健康教育的发展历程与现状分析

问题探讨

1. 案例分析

分析案例中患者出现症状加剧的原因。

2. 谈谈患病人群的营养教育原则。

3. 谈谈针对患病人群开展营养教育和营养咨询的意义。

参考文献

[1] 中国营养学会．中国居民膳食营养素参考摄入量（2023 版）[M]．北京：人民卫生出版社，2023.

[2] 程音．新时代营养与膳食课程思政育人实践与探索 [J]．安阳工学院学报，2021，20（4）：3.

[3] 徐颖，杨媛媛，张倩．国内外学生营养健康教育概况分析与启示 [J]．中国食物营养学，2022，28（6）：12-16.

附录

案例解析